成人看護学⑪
運動器

✕ メヂカルフレンド社

まえがき

　医療をとりまく環境の変化は，加速度を増している。社会情勢，人口構造の変化，人々のニーズの多様化，医療の高度化・専門化，在院日数の短縮による臨床業務の過密化，流行感染症など医療現場への影響が押し寄せている。さらに患者の自宅を含む医療の場の広がりと医療機関どうしの連携は，すべての医療者が医療の本質を踏まえ，今の医療に求められているもの，期待されているものを的確にとらえ，応えていかなければならない。このようななかで，チーム医療の一翼を担う看護師の資質向上はきわめて重要である。

　看護師には，単に知識をもつだけでなく，それを臨床における行動に結びつける思考力をもち判断して，どのような状況においても最善の看護を提供できることが求められている。看護基礎教育には，そのような看護師へと成長していくための基盤を与えることが期待されている。

　この期待に応えられる教科書を目指し，2007 年に本シリーズ「成人看護学」各論の再編成にあたった。その際に，看護を行ううえでの基礎知識となる「疾患の診療」を扱う第 1 編と「疾患をもつ患者の看護」を扱う第 2 編の 2 編編成とし，器官系統別の巻構成とした。現行カリキュラムの「人体の構造と機能」にあたる内容の一部，「疾病の成り立ちと回復の促進」にあたる内容の一部，およびそれらを踏まえた「成人看護学」の内容となった。この基礎知識となる第 1 編から看護編である第 2 編へと内容がつながることで，この構成が生かされる。また 2010 年には，新たに序章を設け，患者がどのような困難をもって生活することになるのか，どのような医療が提供されるのか，というマクロな視点からみたイメージをもって本書の内容に入っていけるようにした。2018 年には，さらなる強化のために第 1 編の構成の見直しを行い，医療現場において看護師に求められる疾患と治療についての知識を強化した。

　今回の改訂では，疾患をもつ患者の理解と看護の全体像を示すことを目的とした従来の第 2 編第 1 章を序章へ統合した。このマクロの視点は，医学・看護のどちらにおいても，また，両者のつながりを理解するうえでも重要であると考え，書籍全体の冒頭へと組み込んだものである。これ以外にも，新カリキュラムおいて，地域における看護の視点の強化を行うべく，病院，そしてまた日常生活の場である地域へと戻っていく際の看護師の役割についても盛り込んだ。

本書が目指した内容のつながりとは，たとえば「人体の構造と機能」の知識と「疾病の成り立ちと回復の促進」の知識のつながりである。人体における生理的な過程が，病気の原因により，どのように変化するのかという観点から，解剖生理学の知識と症状や疾患の知識を一本につなげることはこの分野の学習の基本といえる。もう一つは，上記のような症状や疾患についての知識と，それを踏まえた看護編とのつながりである。疾患をもった患者の身体で進行している生理的・病理的過程はどのようなもので，その結果もたらされる状態はどのようなものか，患者の生命と生活にどのような影響を与えるかを把握する。それに応じて，患者一人ひとりに個別の看護上の対策を挙げ，組み立てていく力が，看護には必要である。

　近年，看護師の活躍の場は多様化し，その役割は顕著に拡大し，これに伴い求められる知識・技能も高度専門的になってきた。このような時代の看護基礎教育の教材に必要なことは，卒業後もさらにその上に積み上げていけるだけの，しっかりした基礎を据えることだけでなく，記述内容も臨床での傾向に合わせレベルアップすることである。そのため，卒業後のレファレンスとしての使用にもある程度耐えるレベル感を目指すこととした。

　今回の編集では，本書の構成の大幅変更を含むいっそうの改善を図った。読者諸氏の忌憚のないご意見をいただければ幸いである。

2022 年 11 月

編者一同

執筆者一覧

編集

金子　和夫	順天堂大学医学部整形外科学講座名誉教授
青木きよ子	順天堂大学医療看護学研究科名誉教授

執筆（執筆順）

《序章》

青木きよ子	順天堂大学医療看護学研究科名誉教授
宮澤　初美	順天堂大学医学部附属静岡病院看護師長／慢性疾患看護専門看護師

《第1編》

金子　和夫	順天堂大学医学部整形外科学講座名誉教授
幡野佐己依	順天堂大学医学部整形外科学講座非常勤助教
高澤　祐治	順天堂大学大学院スポーツ医学教授
野尻　英俊	順天堂大学医学部整形外科学講座准教授
馬場　智規	順天堂大学医学部整形外科学講座准教授
越智　宏徳	順天堂大学医学部附属練馬病院助教
髙木　辰哉	順天堂大学医学部整形外科学講座先任准教授

《第2編》

池田　　恵	順天堂大学医療看護学研究科先任准教授
田中　朋子	順天堂大学医療看護学部准教授
瀬尾　昌枝	順天堂大学医療看護学部助教
小元まき子	順天堂大学保健看護学部准教授
粟子　嘉美	富山県立大学看護学部教授
下西　麻美	順天堂大学医学部附属順天堂医院看護師長／慢性疾患看護専門看護師
高桑　優子	順天堂大学保健看護学部先任准教授
加藤かほり	東京都リハビリテーション病院／慢性疾患看護専門看護師
長瀬　雅子	順天堂大学大学院医療看護学研究科先任准教授

目次

| 序章 | 運動器疾患をもつ成人を理解するために | 001 |

I 運動器疾患の近年の傾向
青木きよ子 002
- A 主な運動器疾患の動向 002
  - 1 骨粗鬆症 003
  - 2 骨折 003
  - 3 変形性膝関節症 003
  - 4 変形性股関節症 004
  - 5 椎間板ヘルニア 004
- B 高齢社会と運動器疾患 004

II 運動器疾患をもつ成人の特徴 005
- A 身体的特徴 005
  - 1 疼痛 006
  - 2 関節可動域障害 006
  - 3 筋力低下, バランス能力低下 006
  - 4 移動能力の低下 006
  - 5 メカニカルストレス不足 (運動不足) 006
  - 6 低栄養 007
- B 心理・社会的特徴 007

III 運動器疾患をもつ成人の経過と看護 008
- A 運動器疾患をもつ成人の経過と主な支援 008
  - 1 頸椎症性脊髄症が悪化して手術となったAさんへの支援 008
- B 運動器疾患をもつ成人に対する看護職の役割 011

IV 多職種と連携した入退院支援と継続看護
宮澤初美 012
- A 入退院支援における看護師の役割 013
  - 1 運動器疾患をもつ成人に対する入退院支援の特徴 013
  - 2 入院中の看護と退院支援 013
- B 退院に向けた多職種連携・地域連携 014
  - 1 運動器疾患とチーム医療 014
  - 2 退院後の生活を見据えた多職種連携 014
  - 3 地域包括ケアシステム実現を目指した多職種連携 016
- C 継続看護 016
  - 1 運動器疾患患者に対する継続看護 016
  - 2 看護をつなげる工夫 017
- D 入退院支援の実際 017
  - 1 入院前支援 017
  - 2 入院時支援 017
  - 3 入院中の支援 018
  - 4 退院時支援 019

| 第1編 | 運動器疾患とその診療 |

| 第1章 | 運動器の構造と機能 | **金子和夫** 021 |

I 骨 022
- A 骨の構造 022
  - 1 骨の組成 と構造単位 022
  - 2 骨の発生 022
  - 3 骨形成と骨吸収 022
  - 4 骨の形態・種類 025
- B 骨の機能 025

II 関節 026
- A 関節の構造 026
  - 1 可動関節 026
  - 2 不動関節 026
- B 関節の機能 026
  - 1 関節の形態による種類 026
  - 2 主な関節の運動 028

III 筋肉 034
- A 筋肉の構造 034
- B 筋肉の機能 034

IV 腱・靱帯 036
- A 腱の構造と機能 036
- B 靱帯の構造と機能 036

V 神経 036
- A 神経の構造 036
- B 神経の機能 039

VI 脊柱 039
- A 脊柱の構造 039

B 脊柱の機能　039

Ⅶ 痛みの生理　040

国家試験問題　41

第 2 章　運動器疾患の症状と病態生理
幡野佐己依　043

Ⅰ 疼痛　044

Ⅱ 関節運動の異常　049
A 拘縮　049
B 強直　050
C 動揺関節　051

Ⅲ 形態異常　052
A 奇形・先天性変形　052
B 変形　053
　1　変形とは　053
　2　部位別の変形　053

Ⅳ 神経障害　059
A 運動麻痺　059
B 感覚障害　060

Ⅴ 筋肉の障害（筋疾患）　061

Ⅵ 歩行障害　062
　1　疼痛回避歩行　062
　2　麻痺性歩行　063
　3　失調性歩行　063
　4　墜下性歩行　063
　5　間欠性跛行　064

　　国家試験問題　65

第 3 章　運動器疾患にかかわる
診察・検査・治療　幡野佐己依　067

Ⅰ 運動器疾患にかかわる診察　068
A 問診　068
B 身体所見　068
　1　視診　068
　2　触診　068
　3　打診　069
　4　聴診　069
C 四肢長の測定　069
　1　上肢長と下肢長　069
　2　四肢周囲径　069
D 可動域の測定　070
E 神経学的診察法　071
　1　運動機能　071
　2　感覚機能　071
　3　反射機能　072

Ⅱ 運動器疾患にかかわる検査　074
A 画像検査　074
　1　X線検査　074
　2　MRI検査　076
　3　超音波検査　077
　4　関節造影検査　077
　5　脊髄造影検査　077
　6　椎間板造影検査，神経根造影検査，
　　神経根ブロック　078
　7　血管造影検査　078
　8　骨シンチグラフィー　078
B 骨密度測定　079
C 電気生理学的検査　079
　1　筋電図　080
　2　誘発筋電図と神経伝導速度　080
D 関節鏡検査　080
E 関節液検査，脳脊髄液検査　080
　1　関節液検査　081
　2　脳脊髄液検査　082
F 血液検査　082
G 生検術，筋生検術　082

Ⅲ 運動器疾患にかかわる治療　083
A 外固定法　083

1	ギプス(キャスト)包帯法	084
2	絆創膏包帯法	084
3	副子法	085
B	理学療法	085
1	運動療法	086
2	牽引法	087
3	温熱療法	091
4	電気療法	091
5	水治療	093
C	作業療法	093
D	薬物療法	094
1	関節内注射	094
2	腱鞘内注射	094
3	神経ブロック	094
E	手術療法	095
1	骨の手術	095
2	関節の手術	097
3	脊椎・脊髄の手術	100
4	腱・靱帯の手術	101
5	末梢神経の手術	102
6	四肢切断術	103
7	皮膚移植(植皮術)	104
F	義肢,装具	105
1	義肢	105
2	装具	107
	国家試験問題	111

第 **4** 章 運動器の疾患と診療　113

I	**骨折** Digest	高澤祐治 114
1	骨折とは	114
2	分類	114
3	転位	117
4	治癒過程と病態生理	117
5	症状,副損傷・合併症	119
6	検査,診断	123
7	治療	123
A	上肢骨折	127
1	鎖骨骨折	127
2	肋骨骨折	127
3	上腕骨近位部骨折	128
4	上腕骨骨幹部骨折	129
5	上腕骨遠位部骨折	129
6	肘頭骨折	131

7	前腕骨(橈骨・尺骨)骨幹部骨折	132
8	ガレアッツィ骨折,モンテジア骨折	132
9	橈骨遠位端骨折	132
10	手指の骨折	133
11	ベネット脱臼骨折	134
12	PIP関節背側脱臼骨折	134
13	舟状骨骨折	134
B	脊椎骨折	135
C	下肢骨折	136
1	骨盤骨折	136
2	大腿骨近位部骨折	137
3	大腿骨骨幹部骨折	138
4	膝蓋骨骨折	139
5	下腿骨骨幹部骨折	139
6	足関節果部骨折	141
7	踵骨骨折	141
D	小児骨折の特徴	142
1	若木骨折	142
2	骨端軟骨板損傷	142
3	自家矯正と過成長	143

II	**捻挫,打撲**	143
A	捻挫(靱帯損傷) Digest	143
1	足関節捻挫	145
2	むち打ち損傷	146
3	腰部捻挫	146
B	打撲	146

III	**脱臼** Digest	147
1	肩鎖関節脱臼	149
2	肩関節脱臼	150
3	肘関節脱臼	151
4	肘内障	151
5	外傷性股関節脱臼	152
6	頸椎脱臼	152
7	環軸関節回旋位固定	153

IV	**筋・腱・靱帯などの損傷**	野尻英俊 153
A	筋断裂(肉ばなれ)	153
B	アキレス腱断裂	153
C	手指の腱断裂	154
1	マレットフィンガー	154
2	手の腱の断裂	155
D	膝内障	155

1 半月板損傷 ……………… 155
2 靱帯損傷 ……………… 156
3 ばね膝 ……………… 157
E 肩腱板損傷 ……………… 158
F 足関節の靱帯損傷 ……………… 159
G 筋区画症候群 (コンパートメント症候群) ……………… 159

Ⅴ 神経の損傷 ……………… 159
A 脊髄損傷 ……………… 159
B 末梢神経の損傷 ……………… 162
1 腕神経叢損傷 ……………… 163
2 橈骨神経損傷 ……………… 164
3 正中神経損傷 ……………… 165
4 尺骨神経損傷 ……………… 166
5 腓骨神経損傷 ……………… 166

Ⅵ 神経の疾患 ……………… 167
A 脳性麻痺 ……………… 167
B 急性灰白髄炎 (ポリオ) ……………… 168
C 末梢神経障害 (ニューロパシー) ……………… 168
1 絞扼性神経障害 ……………… 168
2 多発ニューロパシー ……………… 171
D カウザルギー, 反射性交感神経性ジストロフィー (RSD) ……………… 171
E 進行性神経障害 ……………… 172
1 筋萎縮性側索硬化症 (ALS) ……………… 172
2 脊髄性筋萎縮症 ……………… 172
3 遺伝性運動感覚神経障害 ……………… 172

Ⅶ 脊椎の疾患 ……………… 173
A 側弯症 ……………… 173
B 斜頸 ……………… 174
C 椎間板ヘルニア Digest ……………… 175
D 脊椎分離症, 脊椎すべり症 ……………… 179
E 変形性脊椎症 (椎間板症) ……………… 181
F 腰痛症・ぎっくり腰 ……………… 182
G 腰部脊柱管狭窄症 ……………… 183
H 脊柱靱帯骨化症 ……………… 183
1 後縦靱帯骨化症 ……………… 183
2 黄色靱帯骨化症 ……………… 184
3 強直性脊椎骨増殖症 ……………… 184
Ⅰ 二分脊椎 (脊椎披裂) ……………… 184

J 頸椎症性脊髄症, 神経根症 ……………… 185
K 脊髄腫瘍 ……………… 185

Ⅷ 筋・腱の疾患 馬場智規 186
A 狭窄性腱鞘炎 ……………… 186
1 ドゥケルヴァン病 ……………… 186
2 ばね指 ……………… 187
B アキレス腱周囲炎 ……………… 187
C ガングリオン ……………… 188
D 筋ジストロフィー Digest ……………… 189

Ⅸ 先天性の疾患 越智宏徳 189
A 先天性筋性斜頸 ……………… 189
B 先天性内反足 ……………… 190
C 先天性骨系統疾患 ……………… 191
1 軟骨無形成症 ……………… 192
2 先天性脊椎骨端異形成症 ……………… 192
3 骨形成不全症 ……………… 193
D そのほかの先天性疾患 ……………… 193
1 手の先天異常 ……………… 193
2 マルファン症候群 ……………… 193
3 エーラス–ダンロス症候群 ……………… 194

Ⅹ 骨・関節の炎症性疾患 馬場智規 194
A 骨・関節の感染症 ……………… 194
1 骨髄炎 Digest ……………… 194
2 そのほかの感染症 ……………… 197
B 痛風 ……………… 199
C 偽痛風 ……………… 200
D 脊椎関節炎 ……………… 200
1 強直性脊椎炎 Digest ……………… 201
2 乾癬性関節炎 ……………… 202
3 サフォー (SAPHO) 症候群 ……………… 202
E 関節の変性疾患：変形性関節症 Digest ……………… 203
1 変形性股関節症 ……………… 203
2 変形性膝関節症 ……………… 204
3 そのほかの変形性関節症 ……………… 205

Ⅺ 上肢の疾患 野尻英俊 205
A 頸肩腕症候群 ……………… 205
B 胸郭出口症候群 ……………… 206

C 野球肩 206

D 五十肩 (肩関節周囲炎) 207

E 月状骨軟化症 (キーンベック病) 207

F テニス肘 (上腕骨外側上顆炎) 208

G 野球肘 208

XII 下肢の疾患 208

A 骨端症 208

　1 ペルテス病 209

　2 オズグッド-シュラッター病 209

　3 そのほかの骨端症 210

B 関節遊離体 (関節ねずみ) 210

　1 離断性骨軟骨炎 210

　2 滑膜性骨軟骨腫症 211

C 膝大腿骨顆部骨壊死 211

D 発育性股関節形成不全　越智宏徳 211

E 大腿骨頭壊死症　野尻英俊 214

F 大腿骨頭すべり症 215

G 滑液包炎 216

H 扁平足 217

I 外反母趾 217

J 下肢深部静脈血栓症 218

XIII ロコモティブシンドローム，運動器不安定症　幡野佐己依 219

XIV 廃用症候群 (生活不活発病) 219

XV 骨腫瘍，軟部腫瘍　高木辰哉 221

A 良性骨腫瘍 221

　1 内軟骨腫 221

　2 骨軟骨腫 (外骨腫) 222

　3 骨巨細胞腫 223

　4 孤立性骨囊腫 223

　5 類骨骨腫 224

　6 非骨化性線維腫 224

B 悪性骨腫瘍 224

　1 骨肉腫 Digest 224

　2 がんの骨転移 227

　3 軟骨肉腫 228

　4 ユーイング肉腫 229

C 良性軟部腫瘍 229

　1 脂肪腫 229

　2 血管腫 229

　3 神経鞘腫 230

D 悪性軟部腫瘍 230

　1 未分化多形肉腫 230

　2 脂肪肉腫 231

XVI 代謝性骨疾患 232

　1 骨粗鬆症 Digest 232

　2 くる病 235

　3 骨軟化症 235

　4 ビタミンD依存性くる病 236

　5 ビタミンD抵抗性くる病 236

　6 副甲状腺機能亢進症 236

　7 骨パジェット病 236

　8 腎性骨ジストロフィー 237

XVII 自己免疫疾患 237

A 関節リウマチ Digest　馬場智規 237

B 重症筋無力症 241

C リウマチ性多発筋痛症 242

　国家試験問題 242

第2編 運動器疾患患者の看護

第1章 主な症状に対する看護 243

A 疼痛　池田恵 244

　1 疼痛のある患者のアセスメント 244

　2 看護の視点 246

　3 看護の実際 246

B 歩行困難 247

　1 歩行が困難な状態にある患者のアセスメント 247

　2 看護の視点 248

　3 看護の実際 249

C ものを持つことの困難 251

　1 ものを持てない状態にある患者のアセスメント 251

　2 看護の視点 252

　3 看護の実際 252

D 拘縮 253

　1 拘縮のある患者のアセスメント 253

　2 看護の視点 254

3 看護の実際 254

E 寝返り困難・起座困難 　　　　　　　田中朋子 256

  1 寝返りが打てない（寝返り困難）患者の
アセスメント 257

  2 看護の視点 261

  3 看護の実際 261

  4 座位がとれない（起座困難の）患者の
アセスメント 265

  5 看護の視点 266

  6 看護の実際 267

第②章 主な検査と治療に伴う看護 269

Ⅰ 診察時の看護 　　　　　　　　　瀬尾昌枝 270

Ⅱ 主な検査に伴う看護 271

A 筋電図検査を受ける患者の看護 271

B 関節鏡検査を受ける患者の看護 272

C 生検術（針生検・切開生検）を
受ける患者の看護 274

D 関節液検査（関節穿刺），脊髄液検査
（脊椎穿刺）を受ける患者の看護 275

  1 関節穿刺 275

  2 腰椎穿刺 276

E 画像検査を受ける患者の看護 　小元まき子 277

Ⅲ 主な治療・処置に伴う看護 279

A ギプス固定を受ける患者の看護 279

  1 治療前の看護 279

  2 治療中の看護 281

  3 治療後の看護 283

B 牽引法を受ける患者の看護 285

  1 治療前の看護 286

  2 治療中の看護 288

  3 治療後の看護 291

C 薬物療法を受ける患者の看護 291

  1 疼痛緩和を目的とした薬物療法時の看護 291

  2 感染予防および除菌を目的とした
薬物療法時の看護 294

D 手術療法を受ける患者の看護 295

  1 人工関節置換術を受ける患者の看護 295

  2 四肢の切断術を受ける患者の看護 298

第③章 運動器疾患をもつ患者の看護 303

Ⅰ 大腿骨頸部骨折患者の看護
　　　　　　　　　　　　　　　　莱子嘉美 304

A アセスメントの視点 304

  1 身体的側面 304

  2 心理的側面 305

  3 社会的側面 305

B 生じやすい看護上の問題 305

C 看護目標と看護の実際 306

**Ⅱ 変形性膝・股関節症
患者の看護** 308

A アセスメントの視点 308

  1 身体的側面 308

  2 心理的側面 309

  3 社会的側面 309

B 生じやすい看護上の問題 309

C 看護目標と看護の実際 309

  1 手術前の看護 309

  2 手術中の看護 311

  3 手術後の看護 312

  4 在宅療養移行の看護 315

Ⅲ 悪性骨腫瘍患者の看護 　下西麻美 316

A アセスメントの視点 317

  1 身体的側面 317

  2 心理的側面 318

  3 社会的側面 319

B 生じやすい看護上の問題 319

C 看護目標と看護の実際 320

  1 急性期・増悪期の看護 320

  2 周術期の看護 322

  3 慢性期（在宅・地域における療養生活）の看護 323

  4 終末期の看護 323

Ⅳ 椎間板ヘルニア患者の看護
　　　　　　　　　　　　　　　　高桑優子 324

A アセスメントの視点 325

  1 身体的側面 325

  2 心理的側面 326

  3 社会的側面 326

B 生じやすい看護上の問題 326

C 看護目標と看護の実際 326
  1 急性期・増悪期 326
  2 周術期 329
  3 慢性期（在宅・地域における療養生活と看護） 332

V 脊髄損傷患者の看護 　加藤かほり 334

A アセスメントの視点 335
  1 身体的側面 335
  2 心理的側面 337
  3 社会的側面 337

B 生じやすい看護上の問題 338

C 看護目標と看護の実際 338
  1 急性期の看護 338
  2 回復期の看護 339
  3 在宅療養移行の看護 340

第4章 事例による看護過程の展開 345

I 椎間板ヘルニア患者の看護
　　　　　　　　　　高桑優子 346

A 事例の概要 346

B 経過による事例の展開 346
  1 入院時の状況 346
  2 急性期の看護計画 347
  3 周術期の入院までの状況 349
  4 周術期の看護計画 350
  5 術後の状況 353
  6 回復期の看護計画 353

II 筋強直性ジストロフィー患者の看護
　　　　　　　　　　長瀬雅子 355

A 事例の概要 356

B アセスメントと看護のポイント 357
  1 アセスメント 357
  2 看護上の問題 359
  3 看護目標 359
  4 看護の実際 359

  国家試験問題　解答・解説 361
  電子付録　情報関連図 362
  索引 363

本書では，看護師国家試験出題基準に掲載されている疾患について，当該疾患の要点をまとめた **Digest** を掲載しました。予習時や試験前の復習などで要点を確認する際にご活用ください。

序章

運動器疾患をもつ成人を
理解するために

運動器とは，身体活動を担う筋・骨格・神経系の総称であり，筋肉，腱，靱帯，骨，関節，神経（運動・感覚），脈管系などの身体運動にかかわるいろいろな組織・器官によって構成されている。運動器は，人が自分の意志で活用できる唯一の組織・器官である。人はその機能を活用して，立って，歩いて，行動するという身体的な動作や行動によって自分の活力・能力を表現し，自己の存在や尊厳を示すことを可能にしている。これまで，運動器の障害は痛みや生活への支障が大きくても，一部の疾患を除くと延命が重要視される治療との関係が薄いことから，その重大性が指摘されない傾向にあった。しかし，高齢社会において運動器疾患は，安寧な生活を送り，自己の存在や尊厳の維持に重要な意味をもつことが周知されるようになってきている。

本書では，立って，歩いて，行動するという身体的な動作や行動に関連する運動器疾患の診療と看護について学習する。序章では，運動器疾患をもつ成人とは看護の目からどのようにとらえられるのかを解説する。

I　運動器疾患の近年の傾向

A　主な運動器疾患の動向

厚生労働省の「令和元年国民生活基礎調査」によると，全国民の自覚症状のうち，「腰痛」，「肩凝り」，「関節の痛み」が上位を占め，傷害分類別外来受療率において，多い順に

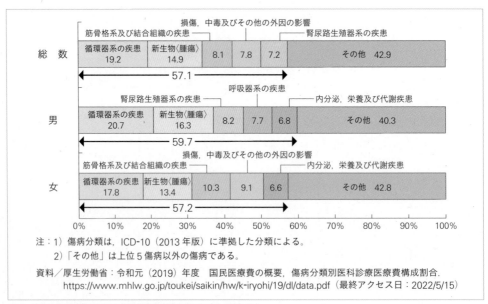

注：1）傷病分類は，ICD-10（2013年版）に準拠した分類による。
　　2）「その他」は上位 5 傷病以外の傷病である。
資料／厚生労働省：令和元（2019）年度　国民医療費の概要，傷病分類別医科診療医療費構成割合.
https://www.mhlw.go.jp/toukei/saikin/hw/k-iryohi/19/dl/data.pdf（最終アクセス日：2022/5/15）

図1　傷病分類別医科診療医療費構成割合（上位 5 位）

「消化器系の疾患」「循環器系の疾患」「筋骨格系及び結合組織の疾患」となっている。このことを反映してか，傷病分類別医科診療医療費構成割合は図1のようになっており，「筋骨格系及び結合組織の疾患」は，高齢社会を背景に医療・医療費を要する特に女性にとって主要な疾患となっている。しかも，人々にとって，運動器の機能である「行動する」という身体的な動作や行動が，痛みや，腫脹，骨折などで制限されることは，身体的な苦痛を伴うだけでなく，生活活動や社会参加を制限させ，生活・人生の質（QOL）が脅かされる状況となる。これらの課題を生じさせる「筋骨格系及び結合組織の疾患」としての運動器疾患には，骨が弱くなる骨粗鬆症，骨粗鬆症関連骨折，膝や股関節の痛みの原因となる変形性関節症，麻痺やしびれの原因となる変形性脊椎症，サルコペニア（筋肉減少症），エンテソパチー（腱・靱帯付着部症），腫瘍の骨転移などが含まれる。ここでは，代表的な運動器疾患について概説する。

1. 骨粗鬆症

骨粗鬆症は，骨量の低下と，骨組織の微小構造の破綻によって，骨の脆弱性が亢進し，骨折の危険率が増大した状態である。女性は閉経後の女性ホルモンの減少から骨の代謝が亢進し，骨吸収が骨形成を上回って急速に骨量が減少し，閉経後に骨粗鬆症が起きやすい。一方では，老化に伴い，骨形成の低下が骨吸収の低下を上回り，ゆっくりと骨量が減少し，男女問わず老人性骨粗鬆症が起きる。そのほか，高齢者の場合は，カルシウム摂取量や腸管からの吸収低下，および体内ビタミンD量の低下などにより，骨量の減少がもたらされることもあげられる。骨粗鬆症では，特に，合併症として骨折が問題とされる。

2. 骨折

骨折のうち外傷性骨折以外は，高齢者にみられるものが多く，高齢者の骨折は骨強度の低下が原因で発生する脆弱性骨折である。骨折部位は大腿骨頸部，脊椎，上腕骨頸部，橈骨遠位端，骨盤，肋骨などである。高齢者の場合は，脊椎などに，すでに骨折を起こしていることも多い。骨折は，高齢者の介護を要する主な原因にあげられ，高齢者の自立を妨げるリスク要因である。

3. 変形性膝関節症

変形性膝関節症は，加齢に伴い，関節を構成する軟骨，軟骨下骨，滑膜の生物学的変化と，構造の変化，異常な負荷や外傷などがかかわって起こる関節軟骨の退行性疾患である。発生頻度が高く，特に女性に多い。症状として関節痛や関節可動域制限，関節の腫脹が起こり，それに伴い日常生活活動が制限され，生活の質を低下させる。誘因には，遺伝的素因，労働やスポーツなどの生活習慣・生活様式，肥満などの複数の要素の関与があげられている。

4. 変形性股関節症

変形性股関節症は，関節軟骨の変性や摩耗に始まり，様々な関節変化が進行する疾患であり，「1次性」と「2次性」に分類される。1次性股関節症は原因が不明なタイプで，2次性股関節症は，先天性股関節脱臼や臼蓋形成不全，外傷や感染症などに続発するもので女性に多い。変形性股関節症が起こると，動くにも歩くにも痛みが生じ，日常生活に支障をきたし，生活の質を低下させる。

5. 椎間板ヘルニア

椎間板ヘルニアは，髄核の一部が正常の椎間腔を超えて突出した状態で，上半身を支える動きの多い腰椎，特に腰椎4-5，腰椎5-仙椎1間に多くみられる。脊髄や神経根の圧迫によって，坐骨神経痛，腰痛，腰から足先にかけてしびれや痛み，感覚障害，冷感，筋力の低下が起こり，重度の場合は，排尿障害などもみられる。椎間板ヘルニアの好発年齢は20〜50歳代とされていて，男性に多く発症する。発生要因は加齢，労働やスポーツ，喫煙などの生活習慣，遺伝的素因があげられている。

B 高齢社会と運動器疾患

高齢社会を迎えているわが国では，運動器の障害によって，日常生活に支援や介護が必要とされる人々が増加している。2016（平成28）年の介護が必要とされる原因の運動器障害として「高齢による衰弱」，「骨折・転倒」，「関節疾患」があげられ（図2），これらを合

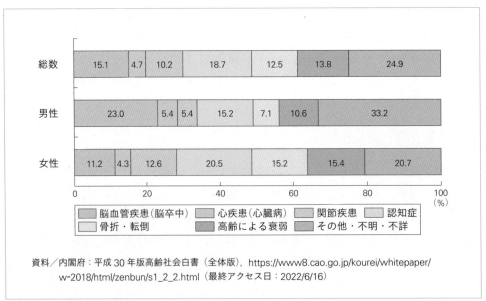

資料／内閣府：平成30年版高齢社会白書（全体版），https://www8.cao.go.jp/kourei/whitepaper/w-2018/html/zenbun/s1_2_2.html（最終アクセス日：2022/6/16）

図2 介護が必要とされる原因（65歳以上の要介護者等）

わせると全体の 35％ 以上となる。さらに，脳血管障害では，後遺症による麻痺などの運動器障害により介護が必要とされている。

　運動器は，ふだんの生活で身体を動かして負荷をかけることで維持される。**ロコモティブシンドローム**（locomotive syndrome）とは，運動器の障害のために移動機能の低下をきたした状態をいい，略称は「**ロコモ**」，日本語名は「**運動器症候群**」とされる。ロコモが進行すると，将来介護が必要になるリスクが高くなる。加齢による筋肉量の減少および筋力の低下した状態を**サルコペニア**という。サルコペニアになると，歩く，立ち上がるなどの日常生活の基本的な動作に影響が生じ，転倒しやすくなったり介護が必要になったりする。サルコペニアは，運動器疾患だけでなく他領域の各種疾患の重症化や生存期間にも影響する。ロコモ，サルコペニア予防には，若い頃から適度に運動する習慣をつけることが重要となる。

Ⅱ　運動器疾患をもつ成人の特徴

A　身体的特徴

　運動器は，①身体を支持する骨，②骨格の中の動く部分である関節，脊椎の椎間板，③骨格を動かしたり制御したりする筋肉，靱帯，神経系，という 3 要素で構成されている。これらの要素が連携することにより，運動が可能となっている。

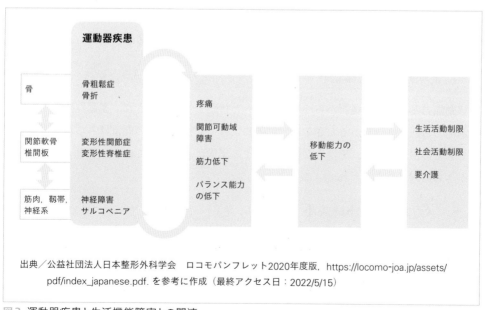

出典／公益社団法人日本整形外科学会　ロコモパンフレット2020年度版. https://locomo-joa.jp/assets/pdf/index_japanese.pdf. を参考に作成（最終アクセス日：2022/5/15）

図3　運動器疾患と生活機能障害との関連

運動器疾患では，これらの3要素が関連し，疼痛，関節可動域障害，筋力低下，バランス能力低下を起こす。さらに，これらの症状や障害は起立や移動といった移動能力を低下させ，生活活動・社会活動の全般を制限させ，介護を必要とするようになる（図3）。

1. 疼痛

　運動器疾患では，3か月間を超えて持続もしくは再発する，急性組織損傷の回復後1か月を超えて持続する，治癒に至らない病変に随伴するなどの慢性疼痛が問題とされる。慢性疼痛の原因となる運動器疾患としては，変形性関節症，椎間板ヘルニア，関節リウマチ，靱帯断裂，神経障害性疼痛，線維筋痛症などがある。疼痛が持続すると，患者の思考は疼痛に集中しやすくなり疼痛への閾値が低下し，さらに疼痛の持続・増悪につながる悪循環になりやすい。

2. 関節可動域障害

　関節可動域とは，各関節が運動を行う際の生理的な運動範囲（角度）を示す。関節可動域は，靱帯・腱・筋肉および関節包がどの程度強固に関節を取り巻いているかによって決まり，これらの構造がより緩く柔軟であればあるほど，より大きく動くことができ，逆に強固であるほど動きは小さくなる。

3. 筋力低下, バランス能力低下

　加齢に伴って活動量や筋力量は低下していく傾向にある。筋力量が低下すると，急にバランスを崩した時に踏ん張ることができずに転倒する可能性が高くなる。また，筋持久力の低下でも姿勢を保持することが困難になり，転倒しやすくなる。さらに，平衡感覚・表在感覚・深部感覚・視覚といった様々な感覚が大脳や小脳で処理され，バランス能力の維持に関与しているが，これらの感覚の低下も転倒の可能性を高める。

4. 移動能力の低下

　移動能力とは，ある場所からほかの場所へと移動する能力とされ，運動器疾患の存在は移動能力の低下につながる。さらに，加齢によっても移動能力の低下はみられる。移動能力としての歩行速度は，男性も女性もすべての年代において遅くなり，男性より女性のほうがさらに遅くなるとされている。

5. メカニカルストレス不足（運動不足）

　骨や軟骨，筋肉は「分解」と「形成」という代謝の過程でつくり替えられている。この代謝の調節にはメカニカルストレスが重要である。メカニカルストレスとは，生物が生命活動を営むなかで受けるストレス（圧力，張力，振動力などの力学的な刺激）をさし，運動器の構造の維持には，このメカニカルストレスが適正であることが必要である。

メカニカルストレスが過剰な状態としては，疲労骨折，肉ばなれが起こる。また，からだの動く部分である関節の軟骨や背骨の椎間板では，メカニカルストレス過剰となる場合もある。しかし，現代社会では，骨や筋肉にとってのメカニカルストレス不足である運動不足が問題となることが多く，運動不足は骨折や転倒のリスクを高くし，介護が必要な要因となる。さらに，メカニカルストレス不足は，運動器疾患だけでなく，ほかの領域の疾患や障害の経過や予後を左右する。

6. 低栄養

骨，筋肉には血流があり，またそれぞれ骨芽細胞，サテライト細胞など修復にかかわる細胞が存在している。一方，軟骨や椎間板髄核には血流がなく，また修復にかかわる専用の細胞は存在しておらず，修復されにくい組織である。運動器は常に代謝の過程で作り替えられていることから，栄養として骨に対するたんぱく質，カルシウム，ビタミンＤや，筋肉に対するたんぱく質などが大切となる。これらのたんぱく質において分解が優位になると低栄養になりやすく，サルコペニアとなる。サルコペニアでは骨粗鬆症が目立つようになり，転倒・骨折のリスクを高める。反面，肥満は腰痛，膝関節痛を起こす要因となり問題視される。

Ｂ 心理・社会的特徴

運動器疾患に伴う身体的変形，支持機能，移動機能，感覚機能の低下は，食事，排泄，着脱衣などのADL（日常生活動作）を低下させる。また，疼痛，関節可動域の障害，筋力の低下，知覚の異常などの自覚は今後の生活への不安を生じさせる。これらの不安は，不眠や食欲不振，集中力の低下，イライラなどの症状を引き起こし，うつ傾向になったり，家に閉じこもるようになったりし，社会生活や社会参加に支障をきたす原因になる。さらに，人は身体的な動作や行動をとおして，自分らしさを表現し，自己の存在を外部に認めてもらうことに運動器の構造や機能を活用している。運動器の障害は生命の危機に至ることが少ないが，機能障害や機能の低下はボディイメージの変化を余儀なくされ，自尊感情の低下をもたらし，自己の尊厳を脅かす苦痛な体験となる。

運動器疾患に伴う痛みや，変形，ADLの障害は，運動量や活力を減退させ，筋肉の萎縮，関節の拘縮が進むといった悪循環が起きる。これらの悪循環は，加齢と相まって介護が必要となる状況を促進させる。運動器疾患と共に生活するには，治療や療養の場の選択など様々な選択が必要とされ，その際，望ましい生活を送るには本人の自己決定が重要となる。しかし，要介護者であることから，周囲の人々に配慮し自己の意向を言いにくい状況に置かれることも想定される。運動器疾患と共に生きることは，病気をもつ本人，支援をする人々の意向や関係性，さらには，生活全般に影響を及ぼす。

III 運動器疾患をもつ成人の経過と看護

A 運動器疾患をもつ成人の経過と主な支援

　運動器疾患をもつ成人期にある人への支援では，その人が，治療法や療養法について自己決定でき，病気をもちながらも，できる限りその人らしい生活が送れるようにすることがポイントとなる。ここでは，運動器疾患をもつ成人の事例として，加齢や生活習慣から椎体・椎間関節・靱帯などに変化が起きることが多い，変性・退行疾患患者（頸椎症性脊髄症）の支援の概略を考える。

1. 頸椎症性脊髄症が悪化して手術となったAさんへの支援

1 │ 術前の治療およびケア

❶Aさんの入院時の状況

- 50歳代前半の農家の主婦で，2人の子どもは自宅から離れたところに在住し，夫と2人暮らしである。
- 頸椎症性脊髄症により，左手の手指の開閉が困難で，巧緻性障害とともに，両第Ⅳ指・Ⅴ指から手掌にかけての腫脹，下肢のもつれ・引きずり歩行があり，左側が強度である。排尿障害もある。椎弓形成術を予定し入院した。
- 入院時には杖をつきながら1人で交通機関を利用して来院した。入院後は，杖を使用し，術前検査などへの独歩が可能である。
- 手術に対しては，「首って痛いのかしら」「手術は寝ていれば終わるけど，麻酔が切れてからがつらいのよね」と，術後の苦痛を心配している。
- 今後の生活については，退院後も今まで行っていた野菜作りを希望している。
- 「なるようになる」を座右の銘とし，「クヨクヨしても起きたことは変えられないし，今を精一杯生きよう」との信条をもっている。
- 障害児を出産し亡くすという体験や，訪問看護などを利用し亡くなるまで在宅で母親を介護した経験から，他人に依存する姿勢はみられない。

❷術前のケア

①入院時オリエンテーションとしては，手術の目的，方法，術後の経過，起こりやすい合併症，準備する物品について説明し，必要な身体的な準備を患者と一緒に行い，不安の軽減に努めた。

②手術後の合併症や症状の変化を把握するために，手術前の神経症状や自覚症状とともに疾患の理解度を把握した。

③巧緻性障害とともに，歩行障害や排泄障害などADLに支障をきたしているので，退院後の生活にスムーズに移行できることを目指し，Aさんおよびキーパーソンである夫から手術に対する期待，退院後の生活への期待，本人の生活信条などの情報収集を行い，Aさんおよび家族の病の予測を理解した支援をした。

④ADLに支障をきたしているので，安全に配慮し，必要な日常生活の援助を行った。

❸ 手術前のケアの視点

頸椎症性脊髄症の一般症状としては，手掌全体のしびれや足のしびれ・手指巧緻運動障害・四肢の筋力低下・痙性歩行障害・排尿障害などがある。症状が進行性で手指の運動障害や歩行障害が強く，日常生活に支障をきたすような場合には手術が必要とされる。患者は症状の改善を期待して手術を選択するので，まずは，手術が安全に施行できるための援助が求められる。

椎弓形成術は，椎弓に切り込みを入れて開き，間に人工骨や患者自身の骨を挿入して脊柱管を広げ，脊髄の圧迫を取り除く手術である。術後は一般的に1〜3日目から離床する。合併症として，手術部位の周辺の組織や神経の損傷，脊髄や神経根の損傷，髄液漏，

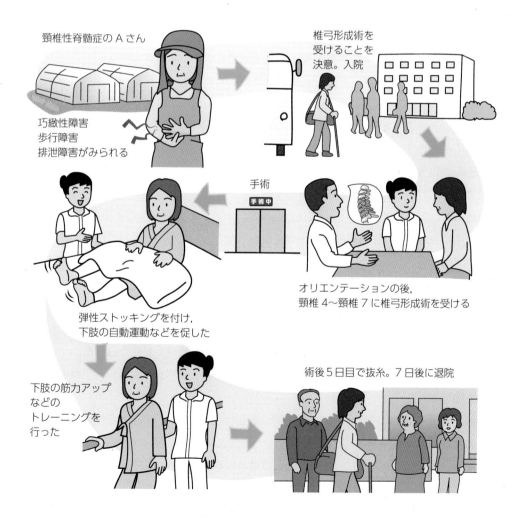

頸椎性脊髄症のAさん

巧緻性障害
歩行障害
排泄障害がみられる

椎弓形成術を
受けることを
決意。入院

オリエンテーションの後，
頸椎4〜頸椎7に椎弓形成術を受ける

手術

弾性ストッキングを付け，
下肢の自動運動などを促した

下肢の筋力アップ
などの
トレーニングを
行った

術後5日目で抜糸。7日後に退院

移植骨のずれ，深部静脈血栓症，血腫(けっしゅ)がある。これらについて，患者の理解が得られるように主治医から説明してもらい，不明確な点については看護師からも説明し，不安の軽減に努める。

　手術の効果や術後の合併症の早期発見につなげるために，手術前に患者に現在出現している神経症状や自覚症状を把握し，経過を追って比較できるようにする。この際，患者および家族が，手術に対してどんな期待をもっているか，退院後どのような生活を送ることを期待しているか，そのためのサポート資源はどのようなものがあるか，本人の物事への対処方法などの情報収集を行い，患者および家族の病の予測を理解した支援をする必要がある。

　頸椎症性脊髄症患者は，支持機能・移動機能・感覚機能障害に伴い ADL が障害されるため，動作時に転倒などの事故を起こすことのないように安全への配慮をする。同時に，移動，排泄，睡眠など患者の基本的ニードが満たせるように支援することが重要である。

2 ｜ 術後の治療およびケア

❶術後の経過

- 頸椎症性脊髄症に対して，頸椎 4-7 に椎弓形成術を施行した。
- 術中・術直後の経過および麻酔覚醒も順調で，全身状態は安定していた。
- 術後の合併症は起こらず，神経圧迫症状は改善していった。
- 痛みも「思っていたよりもつらくないです」と言い，セルフケアへの意欲も高く前向きに入院生活を送った。本人は頸部の安静を保ち，屈曲捻転(ねんてん)をしないように注意していた。術後 1 日目から食事は自力で行い，2 日目から車椅子(くるまいす)による排泄移動を開始した。3 日目で歩行器にて歩行可能となり，術後 4 日目に独歩，シャワー浴が可能となり，衣服の着脱なども 1 人で行えるようになった。
- 術後の身の回りの世話は，都内に住む姉妹が行い，子どもたちは時々面会に来ていた。入院中，夫の面会は仕事の関係で一度もなかったが，A さんから電話で毎日，経過報告をしていた。
- 手術後 5 日で抜糸し，7 日目に最小の荷物を持って 1 人で退院した。

❷術後のケア

①術後合併症，症状の変化の有無などの神経症状の観察を行った。
②頸椎(けいつい)の安静と疼痛(とうつう)コントロールを行い，麻酔の副作用の観察と対処を行った。
③深部静脈血栓症を予防するために，弾性ストッキングを着用してもらい，下肢の自動運動を指導した。
④巧緻性(こうち)障害や下肢の神経症状による転倒に十分な注意を払い，安全な離床が行えるように付き添い，安心感を与えた。
⑤身体の清潔を保つとともに，術後の感染徴候の観察をした。
⑥下肢の筋力アップを目的に歩行練習を取り入れ，階段昇降のトレーニングを行った。

⑦退院後の生活を見据えて，頸部の良肢位の保持，負担の軽減について指導した。しかし，家庭生活を想定した歩行練習・筋力アップ，地域資源の利用・活用への支援は不足していた。

❸ 術後のケアの視点

術後は術後合併症の早期発見と対処が必要不可欠である。手術操作や手術中の不適切な肢位によるしびれの悪化や可動制限，神経損傷や硬膜下血腫（けっしゅ）の形成などから神経圧迫症状が生じることがある。そのため，術前にみられた症状と比較して，症状が悪化している場合は医師に報告する。同時に頸椎の安静と疼痛のコントロールを行い，苦痛を最小限とするよう配慮する。また，術前に準備しておいた弾性ストッキングを介助で着用してもらい，静脈血栓を予防するために自動運動が実施できるように支援することも重要である。

麻酔の副作用や静脈血栓などの合併症を予防するために，また，患者の回復意欲を高めるうえで早期離床は重要な働きかけとなる。この際には，神経圧迫症状による筋力の低下や神経障害による転倒予防に十分な注意を払い，不安や苦痛から離床への意欲が減退しないように配慮し離床を進めていく。また，これらのケアの際には，日常生活動作から神経圧迫症状の改善や筋力のアップの状況を毎日評価していくことが大切である。

入院期間が短縮化された現在は，入院期間内で運動機能が十分回復しないうちに退院となることが多い。そのため，入院中と退院後の生活には格差が大きく，退院後の生活に支障が出ることが想定される。したがって，退院後の生活に視点を置いた援助を早期から計画的に行うことが重要となる。そのためには，術前からその人の生活状況や，発達課題，社会的役割，サポート資源などを把握し，自己管理やリハビリテーションに必要な地域資源の利用も含めた効果的で実践的な計画を早期に立案し，実施する。また，継続的な療養が必要となる場合には，地域の保健・医療・福祉関係者と連携をもった支援が重要である。

Ⓑ 運動器疾患をもつ成人に対する看護職の役割

疾患の診断を受け医療機関を訪れた患者に対しては，生命維持を図ることはもちろん，痛みなどの症状のコントロールを図り安寧を維持するとともに，早期から運動機能の維持や改善を目指すリハビリテーションが重要となる。

治療法や療養法の選択においては，自己決定が尊重される必要がある。たとえば保存療法で経過をみるのか，手術療法を選択するのかなどのように，その決定においては自己の意思が尊重されなければならない。そのためには，病態や今後の予測について患者が十分理解し，納得いく選択ができるような看護職の倫理的調整も重要とされる。この際，心理的不安を軽減するためには，人的・社会的支援が得られるような援助を行う。

運動器疾患は，加齢とともに病態が進行し，完治することが少ない。そのため，生活習慣を見直して病気の進行を予防するとともに，生活の再構築を図ることが大切となる。そ

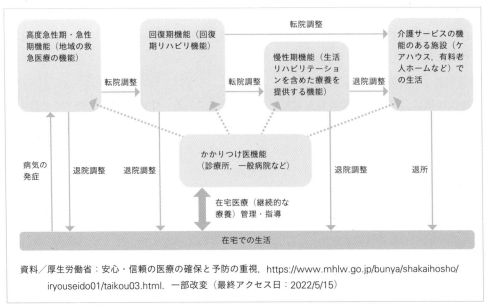

資料／厚生労働省：安心・信頼の医療の確保と予防の重視，https://www.mhlw.go.jp/bunya/shakaihosho/iryouseido01/taikou03.html，一部改変（最終アクセス日：2022/5/15）

図4 地域連携クリティカルパス

の際，痛みや，変形，ADL の障害から運動量や活力が減退することにより，筋肉の萎縮，関節の拘縮が進み，生活活動制限や社会参加の制限が起こりやすい。そのためには，生活習慣を見直し，ボディメカニクスに沿った生活のしかたの指導や支援が重要となる。

　患者の生活の再構築では，生活活動制限や社会参加の制限が起こらないように，患者・家族の意向を尊重し，在宅，地域での療養が可能となる，医療・療養施設の確保，療養環境の整備や改善，職場環境の調整などの支援をする（図4）。これらの支援は，看護職のみで実施できるものではないので，関連する保健・医療・福祉職と連携して支援する。

IV 多職種と連携した入退院支援と継続看護

　運動器は，人が自立して生きるために重要な役割を果たしているため，運動器の障害は単にからだの一部分の問題ではなく，人のからだと心と生活に関連する大きな問題となる。また，日常生活動作（ADL）の低下は患者個人の問題に限らず，患者を取り巻く人々の生活にも影響を及ぼしかねない。そのため，運動器疾患患者に対しては，患者と家族のからだ・心・生活の問題に目を向け，日常生活を見据えた早期からの支援が必要となる。

1. 運動器疾患をもつ成人に対する入退院支援の特徴

　運動器疾患は，突然の事故や怪我，疼痛の出現といった不測の事態により発症するものや，加齢に伴う変性疾患のようにゆっくりと発症し徐々に進行するものなど，その病態は多様である。運動器の障害は，人のからだと心と生活に大きな問題をもたらすため，患者や家族が現状をどう受け止めているのかを知ったうえで，今後の生活をどのように送るのかを考えられるように支援する必要がある。

　運動器疾患には，手術をしたらすぐに退院や在宅復帰を目指すものもあれば，手術を行うまでに待機期間があるもの，治療そのものに時間がかかり，リハビリテーション期間も含めると長期的な入院生活が必要となるものまで様々なものがある。また，治療のゴールも患者によって様々であるため，患者の望む生活と，治療やリハビリテーションのゴールに乖離がないかを把握し，同じ目標に向かって治療，リハビリテーションが進められるように，入院早期から調整をする必要がある。

　高齢者においては，要支援，要介護状態となった原因における運動器疾患の割合は高く（表1），運動器疾患の羅患を契機に日常生活に何らかの支援が必要となる可能性が高い。在宅環境を整える際にも，単に身体的問題の解決策としてサービスを調整するのではなく，これまで当たり前に行ってきた自分の日常生活に誰かの助けを借りなければならないという，人の尊厳の問題としてもとらえ，患者のからだと心と生活を支える体制をつくるための調整を行う必要がある。

2. 入院中の看護と退院支援

　運動器疾患では，日常生活そのものがリハビリテーションとなる場合が多い。患者の病態によっては動作に制限がかかることもあるが，その制限のなかで患者が安全に行動できるように工夫し，調整することが看護師の役割である。退院後の生活を患者と共にイメージし，入院中からできることを考え実践することが退院支援につながる。その際には，患者に行動を無理強いするのではなく，患者が先の生活をイメージし，自らADLの拡大を目指せるように，できることに目を向け，患者のもつ力を最大限に生かすためのかかわりが必要となる。

表1　要支援者・要介護者別の介護が必要となった主な原因（上位3位）　　　　　　　　（単位:%）

	第1位		第2位		第3位	
要支援者	関節疾患	19.3	高齢による衰弱	17.4	骨折・転倒	16.1
要介護者	認知症	23.6	脳血管疾患	19.0	骨折・転倒	13.0

資料／厚生労働省：2022年国民生活基礎調査の概況，結果概要，介護の状況．

1. 運動器疾患とチーム医療

　運動器疾患は，単に1つのからだの部位の問題ではなく，それが日常生活全般に影響する問題につながるため，からだと心と生活のあらゆる側面から患者のニーズをとらえ，必要な支援を行う必要がある。そのためには，患者，家族を中心としたチームで問題を共有し，同じ目標に向かって進めるように調整することが重要である（図5）。常に患者の近くにいる看護師は，患者の思いをとらえ，必要な時に必要な専門職につなげられるようにすることも大きな役割である。

2. 退院後の生活を見据えた多職種連携

　入院中の患者は，日常生活とは切り離された環境で，治療や検査を優先させた生活を送ることを余儀なくされている。退院に向けた支援を進める際には，患者がどのような生活をしてきたのか，今後どのような生活を望んでいるのかをチームで共有し，連携する必要がある。

　ICF（International Classification of Functioning：国際生活機能分類）は，様々な専門分野や立場の人々が，「生きることの全体像」をとらえるための共通言語として活用されている[1]。ICF は，〈心身機能・構造〉〈活動〉〈参加〉の3つの「生活機能」の分類と，それに影響する〈環境因子〉〈個人因子〉といった「背景因子」で構成され，これに「健康状態」を加えたものが「生活機能モデル」である（図6）。医療者は医療や健康に関する専門家であ

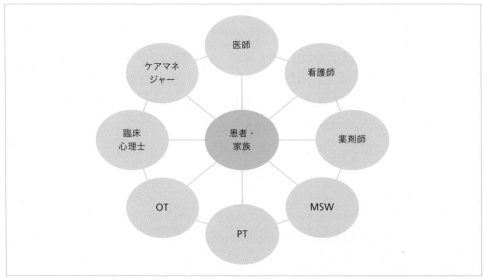

図5　患者・家族中心のチーム医療

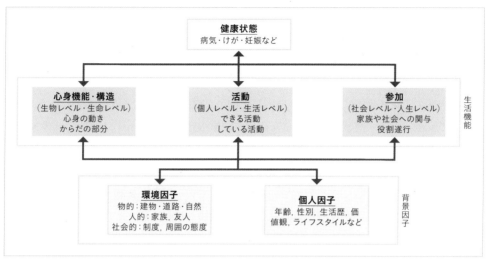

図6 ICFの生活機能モデル

り，患者・家族はその人の生活や人生においての専門家である。患者・家族を含めた様々な立場の人たちが，共通の言語・認識をもって生活機能の向上を目指すために，ICFを有効なツールとして活用した実践事例も報告されている[2]。運動器疾患を抱えた患者が，病気や障害，症状を抱えながらも，その人のもつ力を活用し，家族や社会での役割を果たしながら，その人らしく生きていけるよう，生活や人生も視野に入れた退院支援，多職種連携が求められる。

長期的視野で患者への支援を考える際に，社会資源をうまく活用して，可能な限り自立した生活が送れるように援助することも重要である（表2）。制度を知らないと利用できな

表2 運動器疾患患者が利用できる主な制度

経済的負担を軽減するための制度	
高額療養費制度：医療保険	医療機関，薬局で支払う医療費が1か月で上限額を超えた場合，超えた額が支給される制度。上限額は年齢や所得に応じて定められる。窓口は加入している保険者（健康保険組合，協会けんぽなど）
障害者への医療費助成制度	身体障害者手帳を持つ障害者が医療機関や薬局で支払った医療費を助成する制度。各都道府県の独自制度のため，自治体によって対象の障害等級や助成の範囲が違う。
難病医療費助成制度：難病の患者に対する医療等に関する法律	指定難病と診断され，重症度分類で病状の程度が一定程度以上の場合，医療費助成の対象となる。
傷病手当金（社会保険加入者）	社会保険に加入している被保険者の病気休業中の生活を保障するための制度。
障害年金	病気や怪我によって生活や仕事が制限されるようになった人に支給される年金。
生活の質を高めるための制度	
介護保険サービス	65歳以上と，40歳以上で16の特定疾病に該当する場合で，要介護・要支援状態にあると認定された人は，介護保険サービスを利用できる。運動器疾患では，関節リウマチ，後縦靱帯骨化症，骨折を伴う骨粗鬆症，脊柱管狭窄症，両側の膝関節または股関節に著しい変形を伴う変形性関節症が特定疾病に該当する。
障害者総合支援法によるサービス	身体障害者手帳を持っている人は，障害者総合支援法によるサービスを利用できる。介護保険法により要支援，要介護認定を受けている場合は，介護保険サービスを優先的に利用し，介護保険にないサービスや介護保険だけでは十分に確保できない場合は障害者総合支援法によるサービスを利用できる。

いものもあるため，必要な時に利用できるように窓口を案内したり，医療ソーシャルワーカーに相談できるように支援したりすることも看護師の役割である。

3. 地域包括ケアシステム実現を目指した多職種連携

地域包括ケアシステムは，「ニーズに応じた住宅が提供されることを基本としたうえで，生活上の安全・安心・健康を確保するために，医療や介護のみならず，福祉サービスを含めた様々な生活支援サービスが日常生活の場（日常生活圏域）で適切に提供できるような地域での体制」[3]と定義されている。住み慣れた地域，人間関係のなかで，その人らしい暮らしを人生の最期まで続けることができるよう，住まい・医療・介護・予防・生活支援が一体的に提供されることを目指している。病院や施設の垣根を超えて，地域で暮らす人にかかわる様々な支援者が参加してつくり上げていくシステムである。病院での入退院支援，地域での日常的な療養生活，看取りの時期などといった療養過程によって中心的にかかわる職種は変わってくるが，患者・家族から見て切れ目のない支援が受けられるような体制づくりが必要となる。

C 継続看護

1. 運動器疾患患者に対する継続看護

運動器疾患には，突然の事故や怪我（けが）により発症するものや，加齢に伴う身体的変化が原因となるものなど，様々な病態がある。看護師が運動器疾患を抱える患者に出会う場面も，健康の保持や疾病予防の段階から，外来治療が必要な時期，入院急性期，入院リハビリテーションの時期，退院後の在宅生活の時期など様々である。患者にかかわるそれぞれの場面，時期において短期的な看護目標は変わってくるが，長期的な目標は患者がその人

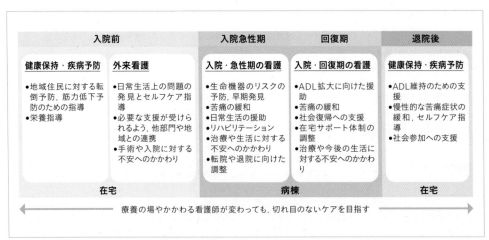

図7 運動器疾患患者に対する継続看護のイメージ

らしく生きていけるように支援することであり，どの時期，どの場所にいても切れ目のない看護が提供されるよう，継続的な視点で看護を考えることも重要である（図7）。

2. 看護をつなげる工夫

運動器疾患患者への看護は，一施設だけでは完結しない。患者のからだと心と生活の問題に着目し，住み慣れた地域で安心して暮らせるようにするために，組織を超えた看護師どうしの連携が必要となる。連携の方法にも様々なものがあり，情報提供書を使って患者の情報を伝えたり，退院前カンファレンスなどで患者・家族と共に，複数の施設の看護職が退院後の生活について話し合ったりすることもある。また，ふだんから顔の見える連携体制を築くために，地域の看護職が協働して活動する取り組みも多く報告されている[4]。

D 入退院支援の実際

1. 入院前支援

病院の入退院支援は，患者が入院する前から始まっている。手術や検査のために入院することが決まった段階で，入院生活のオリエンテーションや，手術・検査に向けた準備についての説明を行い，患者が安心して入院生活を送れるようにするための支援を行っている施設も多い。同時に，日常生活状況の確認や，利用している社会資源の確認を行い，入院治療による ADL の変化によって退院に向けた支援が必要となりそうな患者のアセスメントも行っている。患者・家族が入院の目的を理解し，治療後の生活を見据えた準備を入院前から行えるようにするためのかかわりとなる。

運動器疾患では，術後の回復に時間を要するものも多い。リハビリテーション期間も含めて長期間の入院が必要となるものもある。治療のために休職が必要となったり，家庭生活での役割調整が必要であったり，個々の患者によって抱える問題は変わってくる。入院により日常生活にどのような影響が出るのか，患者と共に整理しながら必要な準備が整えられるように支援する。

2. 入院時支援

入院前支援が介入している予定入院の患者に対しては，オリエンテーション内容の理解度や情報収集の内容を確認しながら，入院前の患者の生活状況を把握し，退院に向けた支援の必要性の有無をアセスメントする。緊急入院の患者に対しては，患者の苦痛の緩和を第一に援助しながら，突然の入院による患者・家族の不安の緩和に努める。同時に，入院前の患者の状態，生活状況についても情報収集を行い，退院に向けた支援の必要性の有無についてアセスメントを行う。多くの病院では，入院時に退院支援の必要性のアセスメントができるよう，スクリーニングシートなどのツールを活用して情報収集を行っている

表3 退院支援スクリーニング項目の例

患者情報	主疾患	□悪性新生物　□脳血管疾患　□難病　□心疾患　□骨折 □呼吸器疾患　□糖尿病　□認知症　□その他（　　　　　　　）
	入院目的	□検査　□手術　□治療　□教育　□分娩
	介護保険	□未申請　□申請中 □介護認定あり（□要支援（　　）□要介護（　　　））
	利用している 社会保障制度・ 社会資源	□特定疾患（　　　　　　　　） □生活保護　□身体障害者手帳　□障害福祉サービス □訪問看護　□訪問介護　□訪問診療　□介護サービス
スクリーニング	入院形態	□緊急　□1か月以内の再入院　□予定入院以外の入退院を繰り返している
	ADL	□病態によりADL/IADLの低下が予測され，生活様式の再編が必要
	医療処置	□医療処置がある，または導入される予定がある
	家庭環境	□独居・介護者不在　□高齢者世帯　□日中介護者不在 □同居者に要介護者がいる

（表3）。

　入院前から介護保険サービス等を利用していた患者については，ケアマネジャーやサービス担当者と連絡をとり，入院時カンファレンスを開催したり，情報提供書を利用したりして情報共有を行うと，入院前の生活状況をより詳しく知ることができる。入院早期から連携することで，退院後の生活を見据えた問題点を共有し，解決に向けたかかわりを開始できる。運動器疾患では，手術や治療を終えても機能障害が残存する患者もいる。運動器の障害は日常生活の問題に直結するため，早い段階から患者の治療のゴールを共有し，入院・治療によるADLの低下を最小限にしながら，安心して退院できるようにするためにチームでかかわる準備をする。

┃ 3. 入院中の支援

　運動器の疾患はADLに直結するため，治療開始と同時に患者が自分でできることと，援助が必要なことをアセスメントし，患者のもつ能力を引き出すかかわりが重要となる。その際にも，単に身体的機能の問題として「できる」「できない」を判断し，患者に動作を促すのではなく，患者が現状をどうとらえているのか，心の問題にも着目し，できることをやろうという気持ちを引き出すかかわりが重要となる。そのためには，排泄や更衣など，当たり前にできていたことができなくなったことへの配慮や，患者の尊厳を守るかかわりが大切となる。また，動作の工夫によってできることが増える可能性もあるため，リハビリテーションスタッフとも情報共有を行い，ADL拡大に向けた援助を行う必要がある。退院後，患者がどのように生活したいと考えているのかをチームで共有し，退院後の生活を見据えた訓練や，入院中の過ごし方ができるようにかかわる。

　患者が望む退院後の生活と，家族の希望とが一致しないこともある。特に，介護が必要な状態での退院は，その程度にかかわらず家族の負担も大きい。患者も，家族への負担がかかることに遠慮して，本当の思いを伝えられずにいる可能性もある。患者自身が，介護が必要な現状をどのようにとらえているのか，家族は，どのような状態でなら自宅での介

護，療養が可能と考えているのか，それぞれの思いを確認する必要がある。可能な限り患者のリハビリテーションの様子や病棟での日常を家族に見てもらい，具体的なイメージを共有しながら，今後の方向性を検討できるように調整することも必要である。また，利用できる社会資源やサービスについても情報提供し，介護保険サービスについては，具体的にどのような場面でサービスを利用できるのかについても説明しながら，退院後の生活を一緒にイメージするように支援することも重要である。

▌4. 退院時支援

　患者・家族が望む退院後の生活についての情報を共有し，退院に向けた具体的な準備をするために，退院前カンファレンスを開催することもある。退院前カンファレンスでは，退院後に在宅でかかわる職種が参加し，入院中の様子や日常生活上の注意点について情報共有し，退院後の生活環境調整やサービス調整を行う。

　運動器に障害を抱えた状態で退院となる患者については，排泄や入浴，移動など，病院の設備では自立した動作が可能であっても，自宅の環境によっては難しくなることもある。患者の状態を知る専門家が実際に自宅を訪問し，福祉用具の利用や手すりの設置などを検討し，退院前に準備することで，安心して退院後の生活をスタートすることもできる。

　病院と在宅で協働して退院支援を行った患者については，退院後の生活状況についての情報も共有して，行った退院支援が適切であったのかを振り返る機会がもてるとよい。ふだんからそのような機会をもつことで，施設の垣根を超えた連携，より良い退院支援につながる。

文献
1）厚生労働省：第 1 回社会保障審議会統計分科会　生活機能分類専門委員会参考資料，https://www.mhlw.go.jp/stf/shingi/2r9852000002ksqi-att/2r9852000002kswh.pdf（最終アクセス日：2022/4/27）
2）仲村英一他：「生活機能」向上をめざして－ICF の保健・医療・介護・福祉・行政での活用－，平成 17 年度厚生労働科学研究推進事業研究成果発表会，2006．https://www.dinf.ne.jp/doc/japanese/resource/icf/nakamura/index.html（最終アクセス日：2022/4/27）
3）地域包括ケア研究会：地域包括ケア研究会報告書，平成 20 年度老人保健健康増進等事業，p.6，2009．
4）地域包括ケアを支える看護連携を円滑にする体制の構築に関する研究 研究班：病院看護管理者のための看護連携体制の構築に向けた手引き －地域包括ケアを実現するために－，平成 29 年度厚生労働行政推進調査事業費補助金 地域医療基盤開発推進研究事業，https://www.mhlw.go.jp/content/10800000/000538278.pdf（最終アクセス日：2022/4/27）

参考文献
・骨粗鬆症の予防と治療ガイドライン作成委員会編：骨粗鬆症の予防と治療ガイドライン 2015 年度版，ライフサイエンス出版，2015．
・日本老年医学会編集：改訂版 健康長寿ハンドブック，第 2 版，メジカルビュー社，2019．
・サルコペニア診療ガイドライン作成委員会編：サルコペニア診療ガイドライン 2017 年版，ライフサイエンス出版，2017．
・金森昌彦：運動器人間科学入門　よりよく生きるための「からだ」と「こころ」の調和，新生出版，2009．
・宇都宮宏子監：退院支援ガイドブック「これまでの暮らし」「そしてこれから」をみすえてかかわる，学研メディカル秀潤社，2020．

第 1 章

運動器の構造と機能

この章では

- 骨，関節の構造と機能を理解する。
- 関節の種類と可動域について理解する。
- 筋肉の構造と機能，それぞれの筋の特徴を理解する。
- 神経の種類，分布，構造を理解する。
- 脊柱の構造と機能を理解する。

I 骨

Ⓐ 骨の構造

　一般に，骨（bone）の最外層は**骨膜**（periosteum）で覆われ，次いで緻密な**皮質骨**（緻密骨）（cortical bone），薄い板状の**骨梁**が網状・海綿状になった**海綿骨**（cancellous bone），中心部の**骨髄**（bone marrow）からなる（図1-1）。長管骨（本項-4「骨の形態・種類」参照）の両端は関節を構成する関節軟骨で覆われるが，それ以外の部分は骨膜で覆われている。骨膜には，骨形成に大切な骨芽細胞が存在する。

1. 骨の組成と構造単位

　骨は，細胞成分（**骨芽細胞**［osteoblast］，**骨細胞**［osteocyte］，**破骨細胞***［osteoclast］）（図1-2）と，骨基質（膠原線維やムコ多糖など），そしてこれらに沈着した無機質（カルシウムやリンなど）からなる。

　骨の構造単位は，**オステオン**とよばれる。オステオンは血管が通っている**ハバース管**を中心として，骨細胞が放射状に配列している円柱であり，骨細胞の細胞突起は骨小管内で互いに接続している。ハバース管は，骨皮質を横走または斜走する**フォルクマン管**によって互いに吻合している。多数のオステオンが集まって，骨が形づくられている（図1-2）。

2. 骨の発生

　骨組織の形成過程には大きく分けて，**結合組織内骨化**（膜性骨化）と**軟骨内骨化**（内軟骨性骨化）の2つがある。結合組織内骨化は軟骨形成を介さず，直接骨が形成される様式で，頭蓋骨*や鎖骨の一部などがそれにあたる。一方，長管骨をはじめとする骨格の大部分が軟骨内骨化によって形成される。軟骨内骨化とは，軟骨内に骨化中心が現れて，その後，軟骨から骨へと置換されていく骨の形成様式である。

3. 骨形成と骨吸収

　骨は絶え間なく，骨芽細胞による**骨形成**，破骨細胞による**骨吸収**を繰り返し，**再造形**（リモデリング，remodeling）を続けている（図1-3）。骨組織の基質要素の1つである**類骨**の骨化により，隣接する骨細胞は新しい骨組織になる。これらの過程は，副甲状腺ホルモン，ビタミンD，カルシトニンなどの種々の化学物質，さらには力学的負荷などの物理的因

---

* **破骨細胞**：骨組織の骨表面に波状縁を形成し，ハウシップ窩とよばれる。
* **頭蓋骨**：「ずがいこつ」との読みもある。

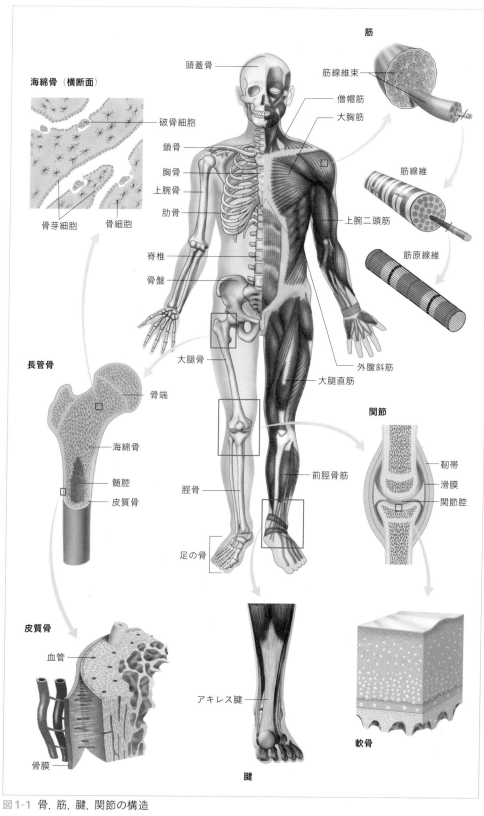

第1編

1

構造と機能

症状と病態生理

診察・検査・治療

疾患と診療

症状に対する看護

検査と治療に伴う看護

疾患をもつ患者の看護

事例による看護過程の展開

海綿骨（横断面）

破骨細胞

骨芽細胞　　骨細胞

筋

頭蓋骨

筋線維束

僧帽筋

大胸筋

鎖骨

胸骨

上腕骨

肋骨

上腕二頭筋

脊椎

骨盤

筋線維

筋原線維

長管骨

骨端

海綿骨

髄腔

皮質骨

大腿骨

外腹斜筋

大腿直筋

関節

靱帯

滑膜

関節腔

前脛骨筋

脛骨

足の骨

皮質骨

血管

骨膜

アキレス腱

軟骨

腱

図1-1 骨，筋，腱，関節の構造

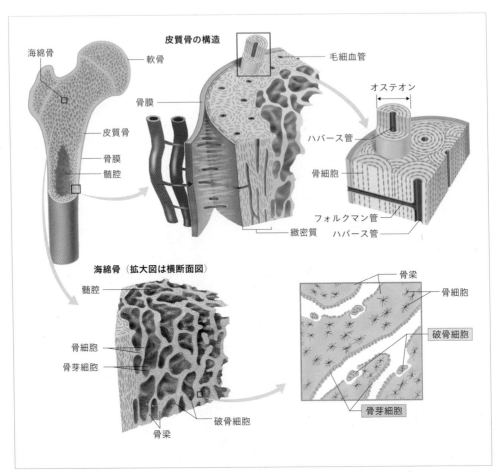

図1-2 骨の構造と組織

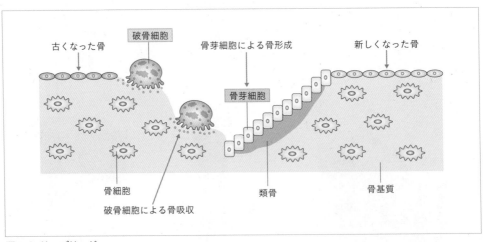

図1-3 リモデリング

第1編

1

構造と機能

症状と病態生理

診察・検査・治療

疾患と診療

症状に対する看護

検査と治療に伴う看護

疾患をもつ患者の看護

事例による看護過程の展開

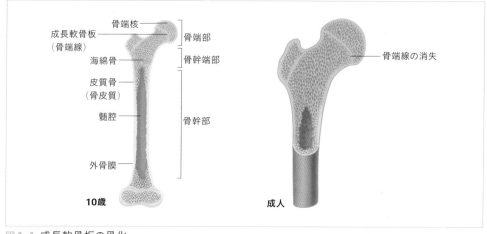

図 1-4 成長軟骨板の骨化

子によって調整されている。何らかの原因で，骨吸収が骨形成を上回れば**骨減少**（骨萎縮，骨粗鬆症など）が起こり，骨形成が骨吸収を上回れば**骨増加**（骨硬化*）が起こる。

4. 骨の形態・種類

　骨はその形態によって，四肢を形作る**長管骨**，手根骨や足根骨などの**短骨**，頭蓋骨，肩甲骨，腸骨などの**扁平骨**，指や趾の腱内にある小さな球形の**種子骨**などに分類される。

　長管骨の両端は**骨端部**（diaphysis）とよばれ，海綿骨が豊富である。成長期の長管骨には，**骨端核**（nucleus）と**骨端線**（epiphyseal line）があり，この 2 つを合わせて**成長板**という。ここで骨は長軸方向へと成長する。長管骨の中央部は**骨幹部**とよばれ，円筒状になっている。また，骨幹部から骨端に移行する部分は，**骨幹端**（metaphysis）とよばれる。成長期に骨端と骨幹端を境界する**成長軟骨板**（骨端線，growth plate）は，成長終了後には，板状の骨，すなわち骨端板になる（図 1-4）。

B 骨の機能

骨の機能には，次のようなものがあげられる。

❶**支持作用**：頭や内臓を支え，からだの支柱となる。
❷**保護作用**：いくつかの骨が集まり骨格を形成し，脳や内臓などの重要な器官を収め保護する作用。
❸**運動作用**：付着している筋の収縮により，関節を支点として運動を行う。
❹**造血作用**：造血機能のある赤色骨髄において，赤血球，白血球，血小板を絶えず新生する。
❺**電解質の貯蔵作用**：カルシウム，リン，ナトリウム，カリウムなどの電解質を（骨中に）蓄え，必要に応じて骨から引き出し，全身に送り出す。

＊ **骨硬化**：骨が増加または緻密化する状態をいう。

Ⅱ 関節

Ａ 関節の構造

　2つ以上の骨が連結し，骨相互間の運動が行われる部分を，**関節**（joint）という。関節には，可動関節と不動関節がある。

1. 可動関節

　可動関節は可動性を有する関節で，四肢の関節の大多数がこれに属し，**滑膜関節**ともよばれている。連結している2つ以上の骨の骨端のうち，一般的に突出しているほうを**関節頭**（骨頭），へこんでいるほうを**関節窩**という。骨端は**関節軟骨**（硝子軟骨）で覆われ，**関節包**とよばれる袋に包まれている。成熟した関節軟骨は，細胞の形態，基質の性状から，表層，中間層，深層，石灰化層の4層に分けられる。さらにその深層には，軟骨下層がある。関節包の内面には，関節の潤滑や関節軟骨の栄養に役立つ**関節液**（滑液）を産生する**滑膜**がある。関節液の主成分であるヒアルロン酸は，多糖類の一種で，関節液の粘性を高めて関節軟骨を保護する働きをしている。関節包の外側に**靱帯**があり，過剰な関節運動が起こらないよう制御して，関節を安定化させている（図1-5）。膝関節のように関節腔内に靱帯をもつ関節もある。

2. 不動関節

　不動関節は，可動性がまったくないか，ごくわずかの可動性しかない関節を指す。椎間板や恥骨結合のような骨と骨が軟骨によって結合しているものを**線維軟骨結合**，頭蓋骨の縫合や仙腸関節の後方部のような2つの骨が直接線維性組織で結ばれたものを**靱帯結合**という（図1-6）。

Ｂ 関節の機能

1. 関節の形態による種類

▶ からだの面　関節の動き・運動の方向を表示する場合，あるいは種々の画像検査における断層撮影の断面を表す場合，①**矢状面**，②**前額面**（冠状面），③**水平面**などの用語が使用される（図1-7）。

第1編

1

構造と機能

症状と病態生理

診察・検査・治療

疾患と診療

症状に対する看護

検査と治療に伴う看護

疾患をもつ患者の看護

事例による看護過程の展開

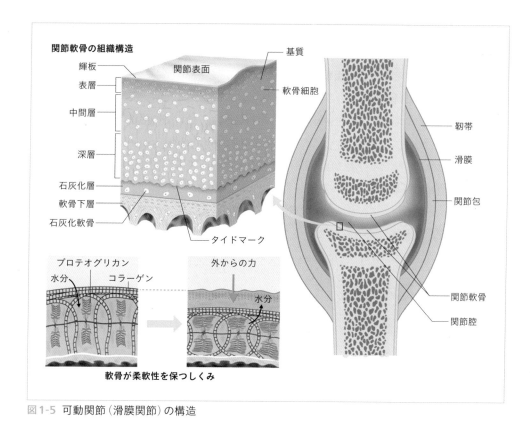

図1-5 可動関節（滑膜関節）の構造

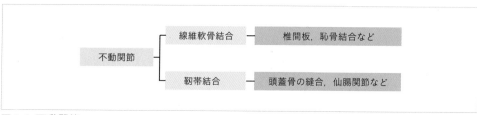

図1-6 不動関節

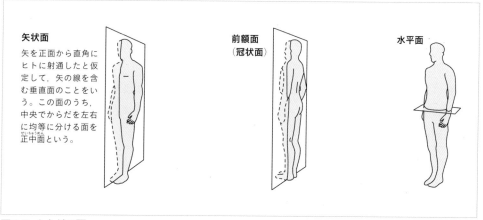

図1-7 からだの面

▶種類と機能　関節には，その形態によって，**球関節**（肩関節，股関節），**蝶番関節**（肘関節），**車軸関節**（環椎と軸椎のあいだの環軸関節），**顆状関節**（膝関節），**楕円関節**（橈骨手根関節），**鞍関節**（母指の手根中手関節），**平面関節**（肩鎖関節など）がある（図 1-8）。

　機能としては，鞍関節のように 1 つの軸を中心に屈曲と伸展のみ可能なものから，球関節のようにあらゆる方向への運動が可能なものまで様々である。

▶関節可動域（ROM）　関節の動く範囲を，**関節可動域**（range of motion；ROM，単位は度）という。ROM の測定は，運動器疾患の重症度や治療前後の評価に用いられるため重要である。関節可動域には，日本整形外科学会および日本リハビリテーション学会で定めた表示法がある（図 1-9）。ただし，年齢，性別，個体差による変動が大きいため，正常値は定めず，これまでの正常値という表現の代わりに**参考可動域**という用語が使われるようになった。四肢では，両側測定し，患側と健側を比較することが重要である。

▍2. 主な関節の運動

1 ▍ 肩関節

　いわゆる肩の運動は，上腕骨骨頭と肩甲骨関節窩でつくる肩関節（肩甲上腕関節）と肩甲骨自体の運動（肩甲胸郭関節），さらには肩鎖関節と胸鎖関節の総合運動である。

　矢状面に沿って上肢を前方に挙上する運動を**屈曲**（前方挙上），後方に挙上する運動を**伸展**（後方挙上）という。参考可動域は，屈曲が 180 度，伸展が 50 度である（図 1-9a）。

　前額面に沿って，上肢を外側に挙上する運動を**外転**（側方挙上），元へ戻る運動を**内転**という。参考可動域は外転 180 度で，内転は体幹部までで 0 度である（図 1-9b）。

　上腕骨の長軸を軸とするネジ回し様運動で，上腕を体幹につけ，肘関節を前方に 90 度屈曲した位置を 0 度として，外側に回す運動を**外旋**，内側に回す運動を**内旋**という。参考可動域は外旋が 60 度，内旋が 80 度である（図 1-9c）。

2 ▍ 肘関節

　肘をまっすぐに伸ばした状態が 0 度で，正常でもさらにおよそ 5 度伸展させることが可能で，**過伸展**という言葉で表現することもある。女性や小児では 5 度以上である場合が多い。屈曲の参考可動域は 145 度である（図 1-9d）。

　前腕の長軸方向を中心に，前腕をねじるような運動を，**回外**および**回内**とよび，肩関節での回旋運動が混入しないように，肘を 90 度に曲げた位置で調べる。手掌面が内側を向き，床面に垂直の状態が 0 度であり，そこから手掌を天井に向けるような運動（手のひらを返す）が回外，手掌を床面に向けるような運動（手のひらを伏せる）が回内である。いずれも参考可動域は 90 度である（図 1-9e）。

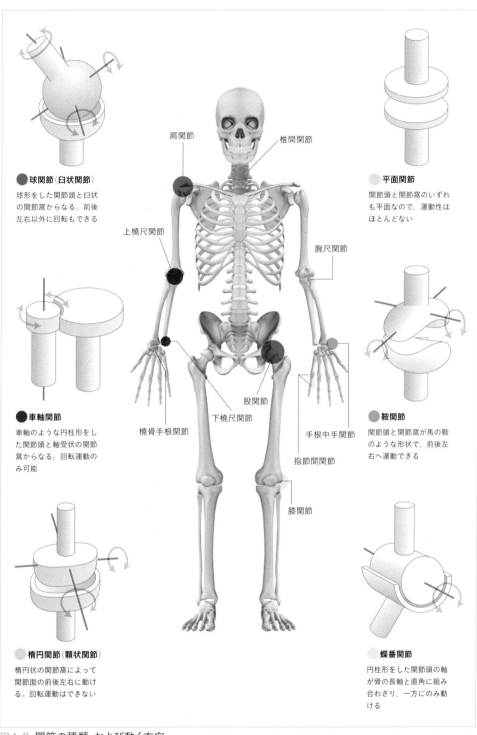

第1編

1

構造と機能

症状と病態生理

診察・検査・治療

疾患と診療

症状に対する看護

検査と治療に伴う看護

疾患をもつ患者の看護

事例による看護過程の展開

● **球関節（臼状関節）**
球形をした関節頭と臼状の関節窩からなる。前後左右以外に回転もできる

肩関節

椎間関節

● **平面関節**
関節頭と関節窩のいずれも平面なので，運動性はほとんどない

上橈尺関節

腕尺関節

● **車軸関節**
車軸のような円柱形をした関節頭と軸受状の関節窩からなる。回転運動のみ可能

橈骨手根関節

下橈尺関節

股関節

手根中手関節

指節間関節

膝関節

● **鞍関節**
関節頭と関節窩が馬の鞍のような形状で，前後左右へ運動できる

● **楕円関節（顆状関節）**
楕円状の関節窩によって関節面の前後左右に動ける。回転運動はできない

● **蝶番関節**
円柱形をした関節頭の軸が骨の長軸と直角に組み合わさり，一方にのみ動ける

図1-8 関節の種類，および動く方向

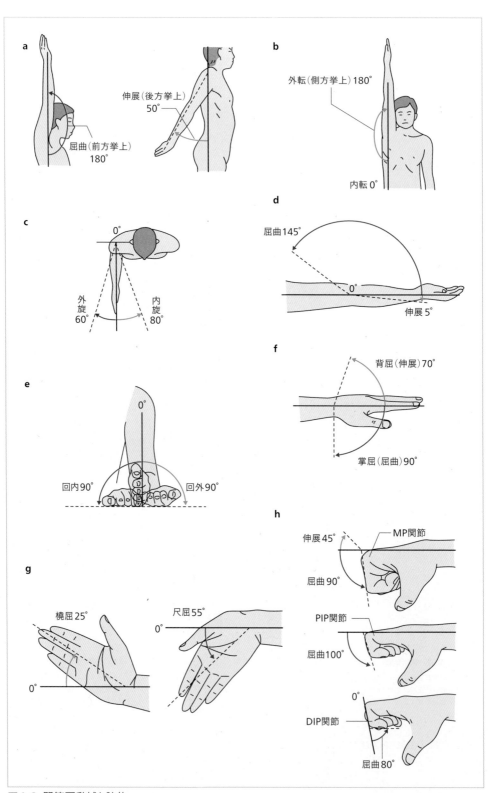

a

伸展（後方挙上）
50°

屈曲（前方挙上）
180°

b

外転（側方挙上）180°

内転 0°

c

0°

外旋
60°

内旋
80°

d

屈曲145°

0°

伸展 5°

e

0°

回内 90°

回外 90°

f

背屈（伸展）70°

掌屈（屈曲）90°

g

橈屈 25°

0°

尺屈 55°

0°

h

伸展 45°

MP関節

屈曲 90°

PIP関節

屈曲100°

DIP関節

0°

屈曲 80°

図 1-9 関節可動域と肢位

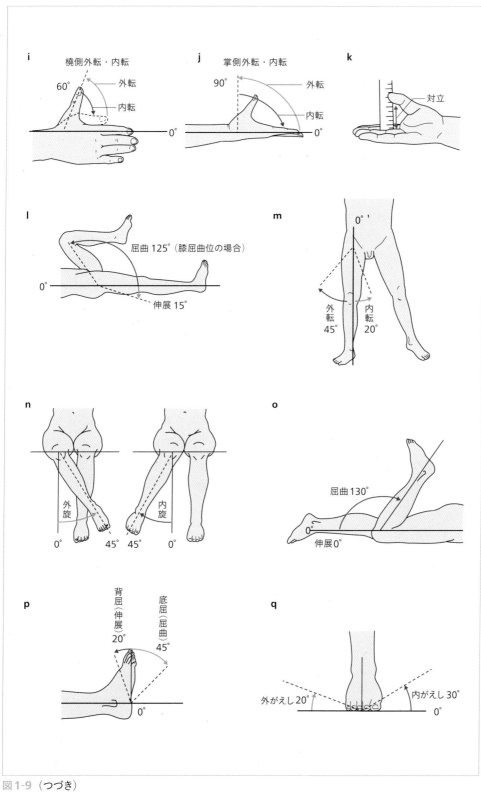

第
1
編

1

構造と機能

症状と病態生理

診察・検査・治療

疾患と診療

症状に対する看護

検査と治療に伴う看護

疾患をもつ患者の看護

事例による看護過程の展開

図1-9（つづき）

手背方向へ曲げる運動を**背屈**（伸展），手掌方向へ曲げる運動を**掌屈**（屈曲）という。参考可動域は，背屈が70度，掌屈が90度である（図1-9f）。

母指側に曲げる運動を**橈屈**，小指側に曲げる運動を**尺屈**といい，参考可動域はそれぞれ25度，55度である（図1-9g）。

4 | 指の関節

❶ 指の関節の種類

指の関節には，**中手指節関節**（metacarpophalangeal joint，MP関節またはMCP関節），**近位指節間関節**（proximal interphalangeal joint，PIP関節），**遠位指節間関節**（distal interphalangeal joint，DIP関節）があり（図1-10），主に屈伸運動を行う（図1-9h）。MP関節，PIP関節，DIP関節の屈曲の参考可動域はそれぞれ90度，100度，80度であり，伸展はMP関節が45度，すなわち過伸展が可能であるが，PIP関節およびDIP関節は0度，すなわち過伸展はできないのが普通である。

母指には，MP関節と1つの**指節間関節**（interphalangeal joint，IP関節）があり，参考可動域は，MP関節が屈曲60度，伸展10度，IP関節が屈曲80度，伸展10度である。

❷ 母指の運動の方向

母指では，橈側外転と掌側外転の2つの方向の運動があり，それぞれ参考可動域は0〜60度，0〜90度である。橈側外転の反対の運動を内転という（図1-9i，j）。また，母指には**対立運動***があり，ほかの指との間で物をつまむときに重要である。ただし，この場合には，角度ではなく，通常，手掌と母指の間の距離で表示する（図1-9k）。

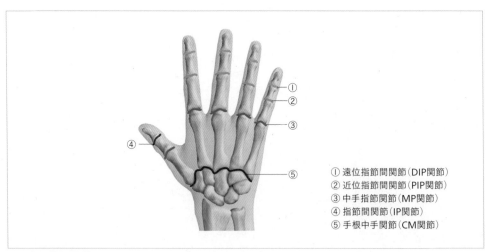

① 遠位指節間関節（DIP関節）
② 近位指節間関節（PIP関節）
③ 中手指節関節（MP関節）
④ 指節間関節（IP関節）
⑤ 手根中手関節（CM関節）

図1-10 指の関節

---

* **対立運動**：母指の対立運動とは，母指の外転，屈曲，回旋の3要素が複合した運動で，たとえば，母指で小指を触れる動き（母指と小指をくっつける運動）のことである。

第
1
編

1

構造と機能

症状と病態生理

治療 診察・検査・

疾患と診療

看護 症状に対する

伴う看護 検査と治療に

患者の看護 疾患をもつ

過程の展開 事例による看護

5 | 股関節

矢状面に沿って大腿の前方への運動を**屈曲**，後方への運動を**伸展**という。屈曲の参考可動域は，膝関節伸展位と屈曲位では異なり，通常は屈曲位で測定し125度である。膝伸展位では90度程度までしか曲がらない。伸展の参考可動域は15度である（図1-9l）。

前額面に沿って下肢を外側に開く運動を**外転**，内側に閉じる運動を**内転**という。参考可動域は外転45度，内転20度である。骨盤が動かないように固定して測ることが大切である（図1-9m）。

大腿骨の長軸を軸とするネジ回し様運動であって，外側へ回す運動を**外旋**，内側へ回す運動を**内旋**という。実際には，膝関節を屈曲，下腿を垂直に下垂させ，そこから，下腿の内側あるいは外側への移動角度で測る。参考可動域は，外旋・内旋とも45度である（図1-9n）。

仰臥位で，両膝および両肢の関節を90度屈曲させて両股関節を外転させる動きを**開排**という。通常，発育性股関節形成不全において開排角度が70度以下に制限されていれば**開排制限**と診断する。

6 | 膝関節

膝がまっすぐに伸びた状態が0度で，腹臥位で測る。参考可動域は屈曲が130度，伸展が0度で，普通は過伸展しない（図1-9o）。

7 | 足関節

直立して下腿軸と床面が直角となった状態を0度とし，そこから**背屈**，**底屈**で表す。参考可動域は背屈（伸展）20度，底屈（屈曲）45度である（図1-9p）。

また，足部（足根部）には，いくつかの運動が合成された運動があり，足底面が外側に向くような運動を**外がえし**，内側に向くような運動を**内がえし**という。参考可動域はそれぞれ20度，30度である（図1-9q）。

8 | 趾の関節

指の関節とほぼ同様であるが，可動域は指に比べて小さく，母趾には対立運動がなく，屈曲と伸展のみである。

Ⅲ 筋肉

Ⓐ 筋肉の構造

▶ **筋肉の種類**　筋肉（muscle）には，平滑筋（へいかつきん）（smooth muscle），心筋（cardiac muscle），骨格筋（skeletal muscle）がある。**平滑筋**は，内臓器官や血管壁にあり自律神経によってその働きが調整されている。**心筋**は，心臓壁を構成し自発的収縮活動をしている。**骨格筋**は，筋腹（muscle belly）や腱（tendon），腱膜（aponeurosis）からなり，からだの筋肉の大部分（40％）を占める。骨格筋は筋膜（fascia）により包まれており，腱を経て骨，軟骨，靱帯（じんたい）に付着し，その収縮により関節に運動を与える役割を果たしている。

▶ **筋収縮**　骨格筋は，太さ 20 〜 100μm の**筋線維**（**筋細胞**）の束（筋線維束）からなり，ミオシンとアクチンというたんぱくが筋線維間で化学反応を起こすことで筋収縮が起こる（図 1-11）。骨格筋と心筋では，これらのたんぱくが規則正しく並び，それぞれの屈折率が異なるために，暗い部分と明るい部分が生じた結果，鏡視下で横紋（おうもん）がみられる。また，筋収縮には筋線維中に存在するカルシウムイオンの働きが重要である。カルシウムイオンは，筋収縮の引き金として関与している。カルシウム濃度の増加により，ミオシンとアクチンの相互作用が始まる。

▶ **筋繊維の区分**　筋線維は組織学的に，**Ⅰ型線維**と**ⅡA 型線維**，**ⅡB 型線維**の 3 つに区別される。Ⅰ型線維は**遅筋**（ちきん）（**赤筋**（せっきん））とよばれ，収縮は遅いが疲労しにくい。ⅡB 型線維は**速筋**（そっきん）（**白筋**（はっきん））とよばれ，収縮は速いが疲労しやすいという性質をもつ。ⅡA 型線維は，両者の中間型だが，ヒトではその比率は低い。通常，ヒトのからだに占める Ⅰ型線維と Ⅱ型線維の比率は半々であるが，陸上の長距離ランナーでは Ⅰ型線維が，短距離ランナーではⅡB 型線維が，それぞれ大半を占める。

Ⓑ 筋肉の機能

骨格筋は，何も活動していないときにもわずかな緊張をしており，このような筋の持続的な弱い筋収縮のことを，**筋の緊張**（**トーヌス**）という。また，骨格筋の運動には，等張性収縮（isotonic contraction），等尺性収縮（isometric contraction），等運動性収縮（isokinetic contraction）の 3 種類がある。収縮により筋が短縮して関節に運動を与えるものを**等張性収縮**といい，短縮を起こさず長さを保ったまま収縮して関節安定性の保持に働くものを**等尺性収縮**，筋の収縮が一定速度に保たれたまま収縮するものを**等運動性収縮**とよぶ（図 1-12）。筋力増強訓練の際にはこれらを使い分ける。

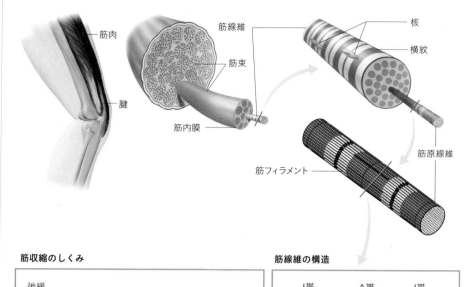

筋収縮のしくみ

弛緩

収縮

筋線維の構造

| I帯 | A帯 | I帯 |

細いフィラメント
（アクチン）

H帯

太いフィラメント
（ミオシン）

Z線　筋節　Z線

筋原線維は，筋フィラメントが規則的に配列
され，細いフィラメントであるアクチンと，
太いフィラメントであるミオシンの交互配列
からなる。

図1-11 筋の構造

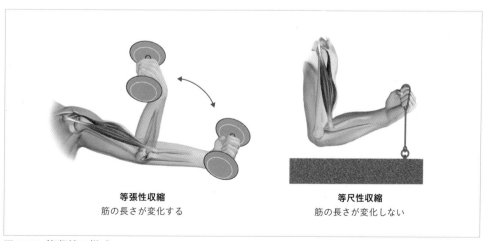

等張性収縮
筋の長さが変化する

等尺性収縮
筋の長さが変化しない

図1-12 筋収縮の様式

IV　腱・靱帯

A　腱の構造と機能

腱とは，骨格筋の両端にあって筋肉を骨に付着させる結合組織である（図 1-13a）。

骨格筋は 1 つ以上の関節をまたいで，両端が骨に付着する。筋の両端部はコラーゲン線維束からなる腱となる。骨格筋の付着部のうち，からだの中心に近い動きの少ないほうを**起始**，末端に近く動きの大きいほうを**停止**という。骨格筋の収縮は腱に伝達されて骨を動かし，結果的に関節の運動が生じる。

B　靱帯の構造と機能

靱帯とは，関節を形成する骨と骨の相互位置関係を確保する，強靱な線維性組織である（図 1-13b）。靱帯は関節周囲あるいは関節内に存在し，部位によって厚みが異なる。膝関節や股関節では厚く強靱であり，肩関節では薄い。靱帯は牽引力（大きな力で引っ張ること）により伸長され，力が除かれると元に戻る性質があり，関節の動的安定性に寄与している。組織学的にはコラーゲン線維束や線維芽細胞からなり，神経終末があり，痛覚や固有感覚をもつ。

V　神経

A　神経の構造

神経（nerve）は，からだの各器官が様々な機能をスムーズに伝達するための器官であり，脳・脊髄からなる**中枢神経系**と，これらとからだの各部の器官（筋，皮膚感覚受容器，臓器など）を結ぶ**末梢神経系**がある。

1　神経細胞

神経の基本的構成単位は**ニューロン**とよばれ，神経細胞と神経細胞から出る直径 1 ～ 30μm の神経線維からなる。神経線維が束となって**神経線維束**（funiculus）となり，さらにこれが何本か集まって 1 本の神経（神経幹）を構成している。1 本の神経線維は，**軸索**（axon）とそれを囲む**髄鞘**（**神経鞘**，**ミエリン鞘**，myelin），**シュワン細胞**からなる（図 1-14）。

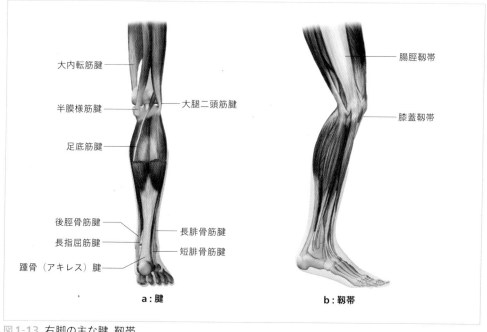

図1-13 右脚の主な腱, 靱帯

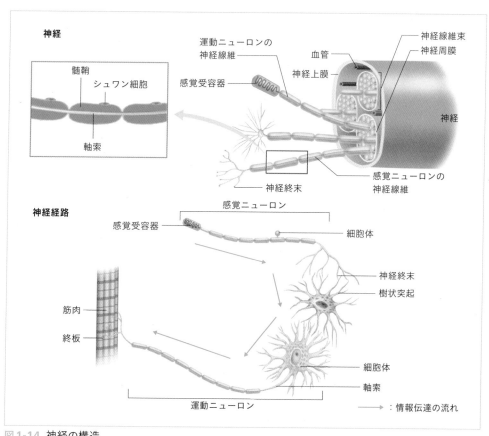

図1-14 神経の構造

第1編

1

構造と機能

症状と病態生理

診察・検査・治療

疾患と診療

症状に対する看護

検査と治療に伴う看護

疾患をもつ患者の看護

事例による看護過程の展開

2 | 脊髄と神経根

　脊髄は，中枢神経の一部で，頭蓋内の延髄から連なり，脊椎のつくる脊柱管の中を通り，多くは第1腰椎と第2腰椎の間で終わる（**脊髄円錐**）。頸髄からは8対，胸髄からは12対，腰髄からは5対，仙髄からは5対，尾髄からは1対の神経根が分岐している（合計31対62本）（図1-15）。

3 | 馬尾

　脊髄円錐から下方はすべて神経根となり，脊柱管内にある部分はその形が馬のしっぽに似ていることから**馬尾**とよばれる。

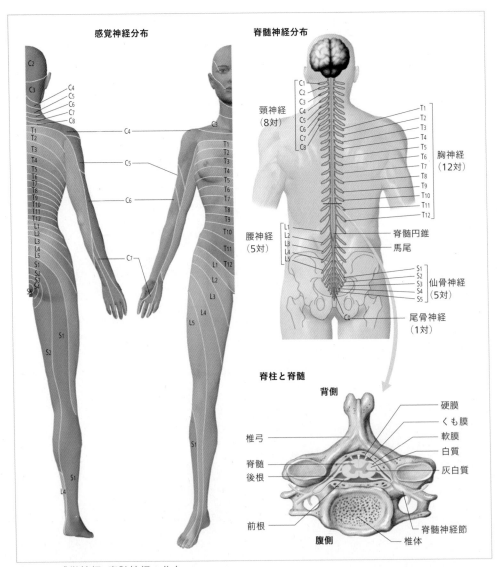

図1-15 感覚神経・脊髄神経の分布

第
1
編

1

構造と機能

症状と病態生理

治療　診察・検査・

疾患と診療

看護　症状に対する

伴う看護　検査と治療に

患者の看護　疾患をもつ

過程の展開　事例による看護

B　神経の機能

　中枢神経である脊髄では，運動神経（**遠心性神経**）は前根から出て，知覚神経（**求心性神経**）は後根から入るが，脊髄を出たところで合流し，1本の神経根を構成している。これらの神経根は，1つの脊椎の間から出て，末梢へ向かっている。

　末梢神経には，体性神経系と自律神経系の2つの系がある。**体性神経系**は，意識下にコントロールできる筋肉（随意筋，骨格筋）と皮膚にある感覚受容器を脳につなぐ神経からなる。**自律神経系**は脳幹や脊髄と内臓をつないでいる神経系で，心臓の収束速度，血圧，呼吸数，消化管の機能など，体内で進行する意識的な努力を必要としないプロセスの調整をしている。なお，自律神経系には，**交感神経系**と**副交感神経系**がある。

VI　脊柱

A　脊柱の構造

　脊柱（vertebral column）は，7個の**頸椎**，12個の**胸椎**，5個の**腰椎**，5個の**仙椎**，3〜6個の**尾椎**からなる**脊椎**（spine）によって構成される（図1-16）。これらをそれぞれ連結する**椎間板**や，周囲の靱帯・関節包などからなる。

　仙椎は癒合して一塊になっている。それぞれの脊椎骨の形状は若干異なり，特に第1頸椎と第2頸椎は特殊な形をしており，それぞれ**環椎**，**軸椎**ともよばれる。椎体と椎弓で脊柱管を形成し，その中を脊髄や馬尾が通る。椎体間には線維性軟骨からなる**椎間板**があり，脊柱の運動や支持，あるいはクッションとして大切な役割を果たしている。

　脊柱を横から見ると，矢状面で全体に滑らかな**生理的彎曲**を呈している。通常，頸椎では前弯を，胸椎では後弯を，腰椎では前弯を，仙椎では後弯を呈し，何らかの病変が生じると直接的・間接的にこの生理的彎曲に異常が生じる。新生児では脊柱全体が1つの後弯を呈しているが，生後3〜4か月で首がすわる頃には頸椎の生理的前弯，生後1年前後で歩行が開始される頃には腰椎の生理的前弯が生じる。

B　脊柱の機能

　脊柱の機能は，主に，①軀幹の支持性，②脊椎の可動性，③脊髄をはじめとする神経組織の保護である。

　脊椎は，椎体間の椎間板と後方の椎間関節，そして多くの靱帯によって連結される。な

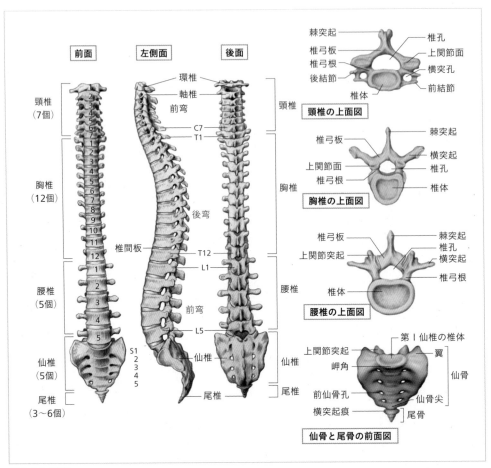

図1-16 脊柱

かでも頸椎の運動性が最も大きく，参考可動域は，屈曲60度，伸展50度，側屈50度，回旋60度である。次いで腰椎の運動性がこれに続く。胸椎は肋骨とともに胸郭の一部を形成し，心臓や肺などの胸部臓器を保護しており運動性は少ない。胸椎と腰椎は運動を分離することが困難なため，一括して胸腰椎として測る。参考可動域は，前屈45度，後屈30度，側屈50度，回旋40度である。癒合した仙骨の運動性はない。

VII 痛みの生理

　運動器に存在する感覚受容器の多くは，機械的な刺激を感知する**機械受容器**である。そのうち，自由神経終末は侵害刺激に反応し，**侵害受容器**とよばれる。

　痛み情報が発生すると，侵害刺激として侵害受容器が感知し，電気信号に変換される（インパルスの発生）。そして，痛みの伝導路をインパルスが伝導していく。シナプスでは，神経伝達物質を介して伝達され，脳で痛みを認知する。感覚神経線維は，その伝導速度に

より，Aα，Aβ，Aδ，C線維に分けられる。鋭い痛み（1次痛）は伝達速度の速いAδ線維，鈍い痛み（2次痛）は伝達速度の遅いC線維を介してそれぞれ伝達される。

国家試験問題

| **1** | 関節可動域（ROM）の単位はどれか。 | （104回AM18） |

1. 回
2. 度
3. kg
4. cm

参考文献

・中村利孝，松野丈夫監：標準整形外科学，第13版，医学書院，2017.

第1編

1 構造と機能

症状と病態生理

診察・検査・治療

疾患と診療

症状に対する看護

検査と治療に伴う看護

疾患をもつ患者の看護

事例による看護過程の展開

第 **2** 章

運動器疾患の症状と
病態生理

この章では

- 疼痛が人体に及ぼす影響について理解する。
- 関節運動の異常, 形態異常について理解する。
- 神経・筋の障害, 発生原因, 病態生理を理解する。
- 歩行障害の原因と特徴を理解する。

運動器疾患の症状は，疼痛（痛み），関節の変形やこわばり感，関節可動域の低下，しこり，腫脹・熱感・発赤，筋肉のつっぱり感やこわばり，倦怠感，筋力の低下・脱力感，しびれ，冷感，知覚鈍麻や知覚脱失，知覚過敏，姿勢や歩容の異常など非常に多彩であり，多くの場合，複数の症状が混在している。また，その症状の出現のしかたも様々であり，常に症状がある場合もあれば，起床時あるいは夕方や就寝時，仕事中や歩行時など，からだの姿勢や動作に伴って症状が出現してくる場合もある。

看護師や医師は，患者の訴えにできるだけ耳を傾け，患者の動作を注意深く観察する必要がある。それは的確な診断や看護を行うための重要なポイントの一つであり，患者がどんな治療や看護を必要としているのかを見極めるためのヒントとなるからである。

I 疼痛

1 定義

疼痛は，国際疼痛学会において「実際に何らかの組織障害が起こった時，あるいはそのような損傷の際に表現されるような不快な感覚および情動体験」と定義されている。疼痛は一種の警告信号であり，生体を防御するための重要な感覚情報である。

疼痛の性質，起こり方，持続様式などは，原因や病状によって多様である。安静や固定，生活習慣の改善などで治るものから，鎮痛薬や各種理学療法，神経ブロック，手術的治療などを必要とするもの，あるいは心理的援助を必要とするものなど，その対処法は様々である。しかし，疼痛は視覚や聴覚とは異なり，極めて主観的な意識であり，客観的に評価することが難しく，診断や治療に難渋することがある。

2 原因疾患

痛みを生じる原因となる運動器疾患は様々である。侵害受容性疼痛（nociceptive pain）では，外傷（骨折，捻挫，打撲，挫傷，筋・腱断裂，肉離れなど），炎症（関節炎，蜂窩織炎［蜂巣炎］，変形性関節症，関節リウマチなど），熱傷，化学刺激などが代表的である。神経障害性疼痛（neuropathic pain）では，脊椎脊髄疾患（椎間板ヘルニア，頸髄症など），手根管症候群，帯状疱疹後神経痛などが代表的である（図2-1，表2-1）。

3 分類，程度

❶病態・原因による分類

疼痛はその原因によって，侵害受容性疼痛，神経障害性疼痛（神経因性疼痛），心因性疼痛（psychogenic pain）に分類されるが，臨床的にはこれら3種の疼痛が混在していることが多いと考えられ，診断や治療に苦慮する要因となっている。

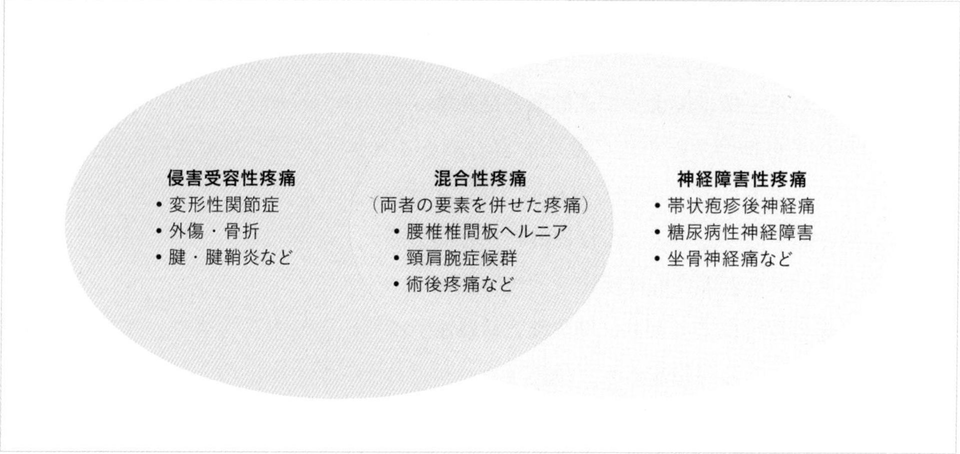

第
1
編

構造と機能

2 症状と病態生理

診察・検査・治療

疾患と診療

症状に対する看護

検査と治療に伴う看護

疾患をもつ患者の看護

事例による看護過程の展開

図2-1 疼痛の分類

表2-1 運動器疾患に伴う神経障害性疼痛の例

末梢性神経障害性疼痛	● 神経根障害（腰椎椎間板ヘルニアなど） ● 絞扼性末梢神経障害（手根管症候群など） ● 複合性局所疼痛症候群（CRPS） ● 帯状疱疹後神経痛
中枢性神経障害性疼痛	● 脊柱管狭窄による圧迫性脊髄症（頸髄症など） ● 脊髄損傷後疼痛 ● 脊髄腫瘍に伴う疼痛

▶ 侵害受容性疼痛　侵害受容性疼痛では，皮膚などの組織に存在する侵害受容器に対する侵害刺激（機械刺激，熱・冷刺激，化学刺激）によって侵害受容器が刺激され，発痛物質（ブラジキニン［bradykinin］，ヒスタミン［histamine］，プロスタグランジン［prostaglandin］，セロトニン［serotonin］，サブスタンスP［substance P］など）が発生し，痛覚神経線維から脊髄，視床を経て，大脳皮質の体性感覚野や脳幹部，大脳辺縁系などに中継されて，痛みとして認識される。侵害受容性疼痛の生理的な役割は危険を回避することであり，疼痛刺激に対して指を引っ込めたり，以後は痛みを回避するよう，記憶して注意するなどの作用に関与している。

▶ 神経障害性疼痛　神経障害性疼痛では，末梢神経あるいは中枢神経の障害や切断などによる情報の伝達障害，感受性の変化（神経の可塑性：下行系抑制経路の破綻など）が起きて痛みが発生する。神経障害性疼痛は，多様な病態を呈し，末梢神経系，中枢神経系，交感神経系などに分けて考えられるが，実際にはこれらが複雑にからみ合い発症している場合が多い（表2-1）。混合性疼痛は両者の要素を併せた疼痛をいう。

▶ 心因性疼痛　心因性疼痛は，アメリカ精神医学会のDSM-Ⅳ（Diagnostic and Statistical Manual of Mental Disorder, 4th edition）の診断基準では，「痛みや機能不全の程度を説明するのに十分な器質的・身体的病変がなく，大部分は心理的要因がかかわっている疼痛」とされている。臨床的には，疼痛には不安などの心理的側面の合併は少なからずあ

ると考えられ，疼痛の程度を増強している場合は多いと考えられている。

❷現れ方・持続のしかたなどによる分類

疼痛は，その発症様式によって**運動痛**と**自発痛**（**安静時痛**）に分けられる。運動器は文字どおり，からだを動かすために必要な器官であることから，多くの場合は，関節の動き（動作）や荷重ストレスなどに伴って痛み（運動痛）が生じる。一方，動作に関係なく生じる痛みが自発痛であり，一般的には安静時痛と同義語として扱われ，化膿性関節炎や骨髄炎，関節リウマチなどの炎症性疾患や悪性腫瘍などで生じることが多い。

また，疼痛の持続様式により，**間欠性**と**持続性**とに分類される。さらに，疼痛の出現する時間帯に特徴のある疾患もあり，関節リウマチでは起床から午前中，肩関節周囲炎では夜間に疼痛（**夜間痛**）が出現しやすい。疼痛の表現のしかたも患者それぞれであり，「ズキズキ」「ビリビリ」「刺すように」「息が止まるくらい」など様々な訴えが聞かれる。

❸発症部位による分類

（1）骨痛

骨の痛みは，骨折や骨髄炎，骨腫瘍などで生じる。痛覚神経線維の終末は骨膜に多く分布しているため，骨折など骨表面の骨膜が刺激される外傷・疾患では，強く鋭い痛みを伴いやすい。また，骨髄腔にも神経終末が存在するため，骨髄炎や骨腫瘍など，骨内圧が亢進する疾患でも鈍い疼痛が生じる。

（2）筋肉痛

筋肉痛は，筋自体の損傷や炎症，筋収縮の持続，激しい運動をした後，あるいは筋の阻血（血行障害）などにより生じる。

（3）関節痛

関節の安定性に寄与する関節包や靱帯には，痛覚の神経終末が多く分布している。そのため，捻挫や骨折などの外傷により，これらの組織が異常に伸長されたり（力学的因子），炎症によって関節内やその周囲にブラジキニンやプロスタグランジン，セロトニンなどの**発痛物質**が産生されると（化学的因子），それらが原因となって関節痛が生じる。また，滑膜*の炎症や，それによって増加した関節液（関節水症），あるいは関節内損傷を原因とする関節内出血による関節内圧の上昇も，疼痛発生の原因となる。

（4）神経痛

神経への圧迫刺激，ウイルス感染や化学物質の刺激によって神経痛が生じる。神経痛は，神経の走行に沿ったピリピリとした鋭い痛みであり，時として耐え難い激痛であるため，消炎鎮痛薬の内服だけでは鎮痛できず，神経ブロック療法を要することがある。当該神経を圧迫，あるいは伸展させるような肢位をとると，疼痛が誘発される（ラセーグ徴候やスパーリングテストなど。第4章-Ⅶ-C-4「症状」参照）。臨床的には，坐骨神経痛や肋間神経痛

＊ 滑膜：関節包の内面にある薄い膜で，その分泌物である滑液は機械油のように関節腔を潤し，軟骨表面の摩擦を和らげ，さらに関節軟骨に栄養を与えている。

第
1
編

構造と機能

2
症状と病態生理

診察・検査・治療

疾患と診療

症状に対する看護

検査と治療に伴う看護

疾患をもつ患者の看護

事例による看護過程の展開

の頻度が高いが，前者は腰椎椎間板ヘルニアや腰部脊柱管狭窄症が，後者は帯状疱疹が原因となっていることが多い。

（5）関連痛

　障害された部位とは離れた部位に疼痛が生じる場合を，関連痛という。膵炎などの内臓疾患により生じる背部痛や，股関節疾患により生じる膝関節痛などがあり，疼痛部位のみを診ていると診断を誤ることがあるため注意を要する。

4 評価，治療，対処法

❶疼痛の客観的評価

　運動器疾患の患者の多くは，"痛み"を主訴とする。しかし，貧血の存在を示す血液マーカーはあっても，痛みを表すマーカーがないように，"痛み"を客観的に評価する方法はなく，その度合いは患者からの申告に基づいて判断される。そのため，その申告内容に，できるだけ客観性や再現性をもたせるための工夫が考案されており，視覚的評価スケール（visual analog scale：**VAS**）や各疾患に対する自己記入式のスコアなどが使用されている。

　視覚的評価スケールは，左端に「痛みはない」，右端に「これ以上の痛みはないくらい強い」と書かれた 100mm の長さの尺度線を提示し，①患者に「自分が今感じている痛みがその線上のどのあたりに位置しているのか」を指し示してもらう，②患者が指し示した位置が，「痛みはない」の位置から右へ何mm の位置であったかを測定する，③その距離（mm）を痛みの数値（度合い）として評価する，という方法である（図2-2）。患者によって痛みの基準が異なるため，患者間の比較は難しいものの，個々の患者の経時的な痛みの変化（治療効果による数値の軽減など）を調べるのには適している。

　スケールを用いた同様な趣旨の評価法として，ほかにも数値評価スケール（numeric rating scale：NRS）や表情評価スケール（face rating scale：FRS）などがある（図2-2）。

❷自己記入（患者立脚型），医療者評価型スコア

　昨今，個々の患者の疼痛や病態の進行度・重症度の分類をするために，各部位や疾患ごとのスコアが頻用されている。これらは治療の前後で使用することによって，治療効果の判定などにも活用される。その評価法は，医療者が患者を評価する医療者評価型と，患者自身が疼痛や病態，日常生活での機能レベルを記入する患者立脚型に分けられる。代表的なスコアには，表2-2 に示したものがある。

❸治療

　疼痛の治療には，原因となる疾患の治療をすると同時に，症状に合わせた対症療法としての治療が必要となる。理学療法や手術療法，薬物療法などを組み合わせて治療を行う。

　薬物療法としては，基本的には WHO 三段階除痛ラダー（図2-3）に基づいて非オピオイド鎮痛薬（NSAIDs，アセトアミノフェンなど）から治療を開始し，無効時には弱オピオイド（トラマドールなど）を併用したり，術後疼痛やがんの骨転移など疼痛が強い場合には強オピオイド（モルヒネ，フェンタニルなど）を併用したりする。

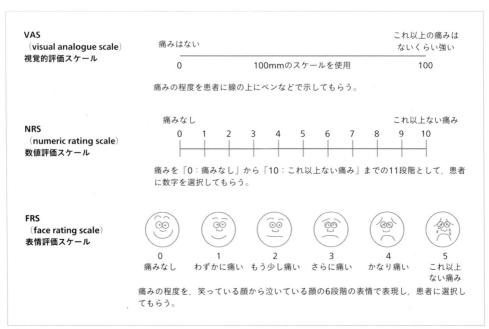

図2-2 痛みの評価スケール

表2-2 代表的なスコア

患者立脚型	• DASH スコア（disabilities of the arm, shoulder and hand score） • JKOM（Japanese Knee Osteoarthritis Measure） • WOMAC（the Western Ontario McMaster Universities Osteoarthritis Index） • JHEQ（Japanese Orthopaedic Association Hip Disease Evaluation Questionnaire） • SF-36（Short Form 36-Item Health Survey）
医療者評価型	• JOA スコア（Japanese Orthopaedic Association Score） • HHS（Harris Hip Score）

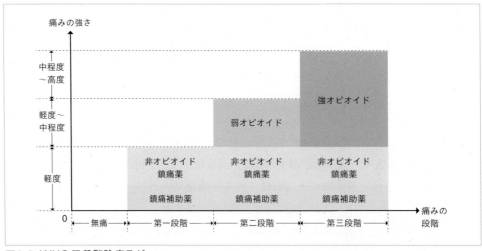

図2-3 WHO三段階除痛ラダー

第
1
編

構造と機能

2
症状と病態生理

診察・検査・
治療

疾患と診療

症状に対する
看護

検査と治療に
伴う看護

疾患をもつ
患者の看護

事例による看護
過程の展開

近年，神経障害性疼痛に対するプレガバリンや，下行性疼痛抑制系に作用するデュロキセチンなどの変形性関節症への保険適用が認められ，疼痛の病態生理を考慮した多様な薬物を組み合わせた疼痛コントロールが可能となってきている。

II　関節運動の異常

様々な疾患や病態が誘因となり，関節可動域の低下や不安定性が生じる。関節可動域に明らかな低下が生じると，その原因は関節包あるいは靱帯や腱などの関節包外の構成体にある（拘縮）か，関節包内の関節軟骨や骨，滑膜などの構成体にある（強直）かにより分類される。逆に，本来の可動域を超えて関節が動くと，関節は不安定な状態となり，支持性の低下や関節機能の低下へとつながる。多くは，外傷や炎症性疾患が原因となって生じる。

A　拘縮

1　定義，病態生理

関節の**拘縮**（joint contracture）とは，「関節外に存在する関節包や靱帯などの軟部組織に生じた短縮や癒着が原因で，関節可動域が制限された状態」をいう。

2　分類，原因疾患

出生時より生じている先天性拘縮と，外傷や疾患などで生じた後天性拘縮がある。

❶先天性拘縮

先天性拘縮には，先天性内反足や握り母指症，多発性関節拘縮症などがある。先天性内反足では足関節の内反・内転・尖足の複合的な関節拘縮が，握り母指症では母指のIP関節とMP関節の屈曲拘縮が生じている。

❷後天性拘縮

後天性に拘縮が生じる原因としては，以下のものがあげられる。

①**皮膚性拘縮**：熱傷や皮膚化膿創を起因とするもの

②**結合組織性拘縮**：靱帯損傷や皮下組織の挫滅を起因とするもの，デュピュイトラン拘縮（図2-4）など

③**筋性拘縮**：筋炎や筋挫傷を起因とするもの，阻血性拘縮（フォルクマン拘縮，図2-5），注射による筋変性（大腿四頭筋拘縮症，三角筋拘縮症），筋性斜頸など

④**神経性拘縮**：痙性麻痺（脳性小児麻痺，脳血管障害，脊髄損傷など），弛緩性麻痺（脊髄性小児麻痺，末梢神経損傷など）

⑤**廃用性拘縮**：ギプス固定や長期臥床により，靱帯や関節包の伸展性の低下や癒着を生じ

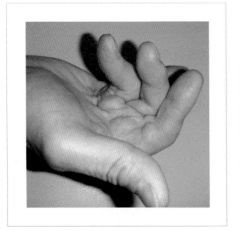

図2-4 デュピュイトラン拘縮

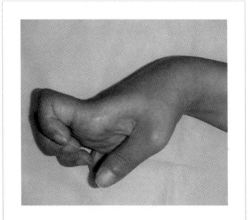

図2-5 フォルクマン拘縮

てしまうもの

3 | 形態，程度

関節が屈曲位で拘縮し，屈曲はできるが伸展ができない状態を**屈曲拘縮**，逆に伸展位で拘縮し，伸展はできるが屈曲ができない状態を**伸展拘縮**とよぶ。

4 | 治療，対処法

ストレッチや可動域訓練などのリハビリテーションを中心とした理学療法や，関節の安定性を図るための装具の着用，麻酔下での徒手整復，癒着の剝離・短縮した腱などを延長するための手術療法など，その部位や程度によって治療法が検討される。

B 強直

1 | 定義，病態生理

「関節包内の構成体（関節軟骨，骨，滑膜など）の病変によって発生する可動域制限」を関節の**強直**（ankylosis）という。

2 | 原因疾患

関節内骨折などの関節自体の重度の損傷，あるいは化膿性（細菌性）関節炎や関節リウマチ，変形性関節症などによる関節破壊によって強直が生じる。

3 | 分類，程度

自動的にも他動的にもまったく動かない状態であれば**全強直**（図2-6a），多少の可動性が

第
1
編

構造と機能

2
症状と病態生理

診察・検査・
治療

疾患と診療

症状に対する
看護

検査と治療に
伴う看護

疾患をもつ
患者の看護

事例による看護
過程の展開

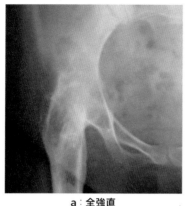

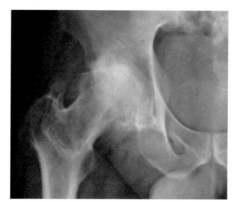

図2-6 強直

残されている状態であれば**不全強直**（図2-6b）とよぶ。

　また，外傷や関節炎などにより関節軟骨が消失してしまい，関節内で骨どうしが癒合して可動域が完全に失われてしまった状態を**骨性強直**とよぶ。全強直が生じている場合，その多くは骨性強直の状態になっている。一方，不全強直では，関節面が滑膜などの線維組織により癒着している**線維性強直**の状態であることが多い。

4 ｜ 治療

　強直の治療では，基本的には人工関節置換術を中心とした手術療法が行われるが，完全強直の場合は疼痛が少ないことも多く，個々のADLに応じて経過観察となる場合も多い。

C 動揺関節

1 ｜ 定義，病態生理

　関節の安定性や支持性の保持にかかわる関節包や，靱帯，筋，腱などに種々の原因により断裂や弛緩が生じると，関節の安定性が失われ，本来は動かない方向に動くようになってしまう。このような状態を，**動揺関節**（frail joint）という（図2-7）。

　不安定性が生じた関節では，横方向や斜め方向から荷重やストレスがかかると，疼痛や脱力感，倒れるのではないかなどの不安感が出現する。

2 ｜ 原因疾患，分類，程度

　動揺関節はその原因により，先天性と後天性に分けられる。先天性のものとしては，エーレルス-ダンロス（Ehlers-Danlos）症候群，マルファン（Marfan）症候群などがあるが，

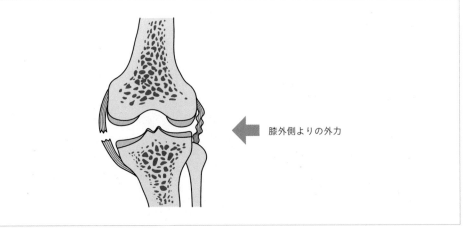

膝外側よりの外力

図2-7 動揺関節の例（左膝内側側副靱帯断裂）

多くは後天性のものであり，原因としては，脱臼や靱帯損傷（膝の前十字靱帯損傷など）などの外傷，化膿性関節炎，関節リウマチ，脊髄性小児麻痺，シャルコー関節*などがある。

3 | 治療，対処法

日常生活に支障が生じるようであれば，個々の程度や症状に応じて，装具の着用や筋力トレーニングなどの理学療法や，靱帯再建や人工関節置換術などの手術療法が行われる。

Ⅲ 形態異常

A 奇形・先天性変形

▶ 定義，病態生理　**奇形**とは，先天的に形態上の異常をもっていることを指す。特に，遺伝子の異常や発育の異常の結果生じる。出生時にすでにみられる体幹や四肢の奇形（形態異常）は，**先天性変形**ともいわれる。結果として，機能障害をきたす場合もある。

▶ 原因疾患，分類，程度　特に胎児が発育する段階での器官形成期に，内因性（遺伝子・染色体異常）・外因性（飲酒，喫煙，薬物などの化学物質摂取，放射線被曝，感染など）の影響を受ける場合が多い。

▶ 治療，対処法　個々の原因・形態に応じて，投薬や手術的加療などがなされる。

＊ **シャルコー関節**：別名を神経病性関節症という。糖尿病，脊髄空洞症などの基礎疾患により，関節の知覚（痛覚，深部感覚）や自律（血管運動）神経が障害された結果，関節が破壊され，高度の腫脹や関節水症，不安定性を生じたもの。疼痛は訴えないことが多い。

B 変形

1. 変形とは

運動器に変形（deformity）が生じた場合，その変形は機能障害を引き起こしやすい。また，運動器の変形は外見に現れやすく，美容上の問題で患者に心理的影響も与えやすい。変形が生じる要因としては，多くは後天的な要因が原因となっており，外傷や加齢，炎症性の慢性疾患に由来するものなどがある。1つの変形があると，代償性にほかの部位にも変形が現れることもあり，特に発達途上の年齢ではその傾向が強い。また，加齢による変形性関節症は，肩，手，手指，膝，股，足，椎間関節など，すべての関節に生じ得るため，高齢社会で大きな問題となる。

2. 部位別の変形

1 肩甲骨

▶ **分類，程度**　代表的な肩甲骨の変形は，**翼状肩甲骨症**とよばれるもので，上肢を挙上・内転させると，肩甲骨が翼のように突出する（図2-8）。また，肩甲骨高位症（シュプレンゲル［Sprengel］変形）は先天性の変形で非常にまれな疾患であるが，肩甲骨が正常の位置より高い状態で生まれてきたものである。片側性が多いものの両側例もある。肩関節の動きが不十分なため，バンザイなどで左右差が出たり，可動域制限が出現する。

▶ **原因疾患**　進行性筋ジストロフィー，三角筋拘縮症，前鋸筋や僧帽筋の麻痺の際に出現する。

2 肘関節

▶ **定義，分類，程度**　肘をまっすぐに伸ばしたとき，通常，上腕骨の長軸に対して，前腕骨は肘関節を支点として軽度体幹から離れる方向（外側）に向く。これを生理的外反とよぶが，男性では6〜11度，女性では12〜15度の外偏角度（外偏［反］角）が正常とされている。20度以上の外偏角度を示した場合は**外反肘**（cubitus valgus）とよばれ，逆に，外偏角度が0度以下になっている（前腕が体幹側を向く）場合を**内反肘**（cubitus varus）という（図2-9）。

▶ **原因疾患**　外反肘，内反肘はそれぞれ，小児期などでの上腕骨顆上骨折や顆部骨折後の変形が生じた例で呈しやすい。

3 手指

▶ **分類・程度**　手指の変形は，見た目や機能上大きな問題となり得る。特に加齢による変

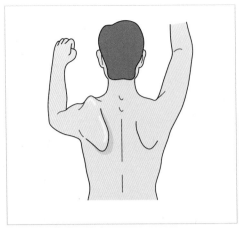

図2-8 翼状肩甲骨症

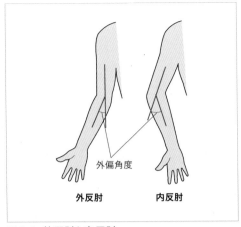

外偏角度

外反肘　　　内反肘

図2-9 外反肘と内反肘

形は多く，DIP 関節の変形性関節症を**ヘバーデン**（Heberden）**結節**（図 2-10a）とよび，母指 CM 関節（carpometacarpal joint，手根中手関節）の変形を**母指 CM 関節症**（図 2-10b），PIP 関節の変形を**ブシャール**（Bouchard）**結節**（図 2-10c）とよぶ。

▶ 原因疾患　関節リウマチで生じやすい手指の変形として**白鳥のくび［状］変形**（swan-neck deformity）と**ボタン穴変形**（buttonhole deformity）とがある（図 2-10d, e）。白鳥のくび［状］変形は PIP 関節が過伸展，DIP 関節が屈曲位をとる変形で，ボタン穴変形は，逆に PIP 関節が屈曲し DIP 関節が過伸展位をとる変形である。また，関節リウマチでは，PIP 関節と MP 関節，手関節の腫脹・変形も生じやすく，進行すると尺側（小指側）に偏位してくる。

　　突き指などの受傷機転の後に生じる DIP 関節の屈曲変形は，**マレットフィンガー**（槌指，または，槌指）（図 2-10f）とよばれる。末節骨に付着する伸筋腱末端に断裂が生じた場合，あるいは伸筋腱が付着する末節骨に裂離骨折が生じた場合に生じ，いずれの場合も，DIP 関節の自動伸展ができなくなるため，DIP 関節は屈曲位を呈する。

4 ｜ 大腿骨頸部，股関節

▶ 定義，分類，程度　大腿骨頸部と骨幹部のなす角を**頸体角**といい，成人では 120 〜 130 度であるが，これより大きい角をなすものを**外反股**（coxa valga）とよび，小さい角をなすものを**内反股**（coxa vara）とよぶ（図 2-11）。

▶ 原因疾患　先天性内反股や外傷，くる病，頸部腫瘍などの原因で，頸体角に異常を生じる。

5 ｜ 膝関節

▶ 定義，分類，程度　肘と同様に，大腿軸に対して下腿軸が外方に開くものを**外反膝**（genu valgum），逆に内方に開くものを**内反膝**（genu varum）とよぶ。両側に外反膝が生じた

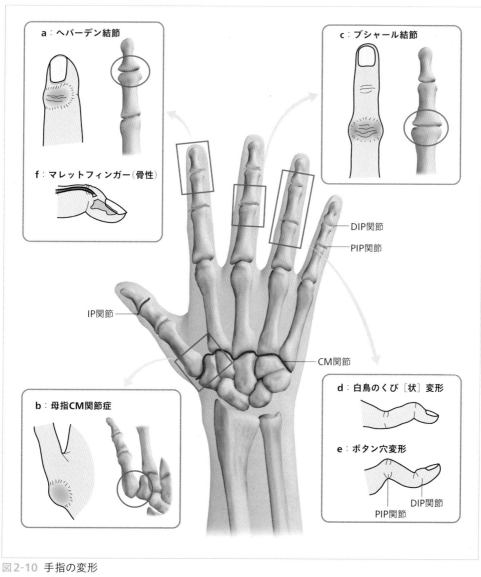

図2-10 手指の変形

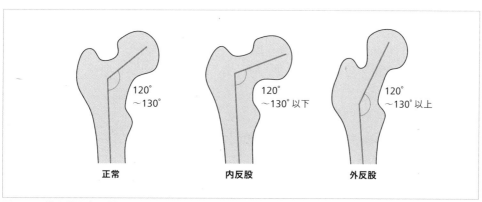

図2-11 外反股と内反股

第1編

構造と機能

2 症状と病態生理

診察・検査・治療

疾患と診療

症状に対する看護

検査と治療に伴う看護

疾患をもつ患者の看護

事例による看護過程の展開

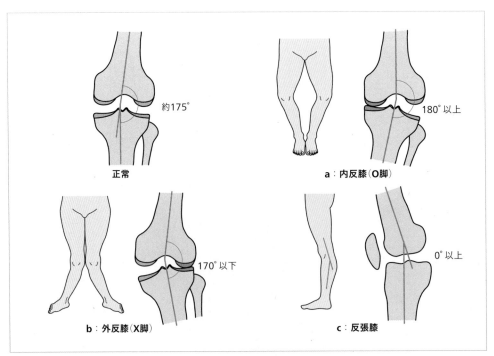

図2-12 膝の変形

場合はX脚，両側に内反膝が生じた場合はO脚とよばれる。また，膝関節を最大限伸展させたとき，膝関節が伸展0度を超えて反り返る場合がある。これを**反張膝**という（図2-12）。

▶ 原因疾患　原因としては，先天性，代謝性骨疾患（くる病など），ブラウント病（脛骨近位端の骨端症），外傷（骨折），退行性疾患（変形性膝関節症），神経麻痺などがある。変形性膝関節症ではその多くがO脚となり，関節リウマチでは逆にX脚になることが多い。

　反張膝は，軽度のものは健常者でも認められ，全身の関節に弛緩性がある女性に出現しやすい。

6 ｜ 足趾

❶ 尖足と踵足
　尖足（talipes equinus）とは，足関節が**底屈位***で拘縮し，他動的にも背屈できないもので，脳性麻痺や脳卒中後の片麻痺（痙性麻痺）などでみられる（図2-13a）。腓骨神経麻痺（足関節背屈筋麻痺）でも，自然位では底屈になるため尖足に似た状態を呈するが，他動的には背屈が可能なため，**下垂足**（drop foot）とよんで区別する。

　踵足（talipes calcaneus）は，足関節が**背屈位***をとる変形である（図2-13b）。

---

* **底屈位／背屈位**：足関節を足底方向に曲げた状態を底屈位という。背屈位はその逆である。

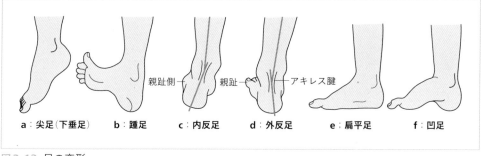

図2-13 足の変形

a：尖足（下垂足）　b：踵足　c：内反足　d：外反足　e：扁平足　f：凹足

（図中ラベル：親趾側　親趾　アキレス腱）

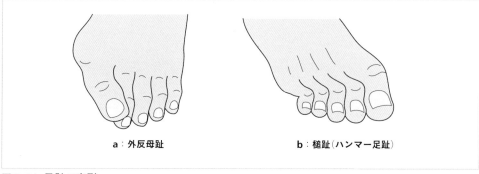

a：外反母趾　　b：槌趾（ハンマー足趾）

図2-14 足趾の変形

❷内反足と外反足

　内反足（pes varus）とは，後面より見て後足部（踵部）が下腿軸に対して内方に回転するもので先天性が多い。**外反足**（pes valgus）はその逆である（図2-13c, d）。

❸扁平足と凹足

　扁平足（pes planus, flatfoot）とは，足の内側長軸のアーチ（土踏まず）の高さが低下したもので，原因として先天性，外傷性，麻痺性などがある。逆に，このアーチが高いものを**凹足**（pes cavus）とよぶ（図2-13e, f）。原因には，先天性と外傷性がある。

❹外反母趾と槌趾

▶ 定義，分類　母趾がMTP関節（metatarsophalangeal joint, 中足趾節関節）で小趾側に曲がったものを**外反母趾**（hallux valgus, 図2-14a），MTP関節の過伸展とPIP関節の屈曲による変形を**槌趾**（または，槌趾）（ハンマー足趾，hammer toe）とよぶ（図2-14b）。

▶ 原因疾患　関節リウマチで生じやすいが，先細の靴や小さなサイズの靴を常用した場合でも生じることがある。

7 ｜ 脊柱

▶ 定義　脊柱が側方に彎曲した状態を**側弯症**（scoliosis）という（図2-15）。

▶ 病態生理　脊柱は，前後方向（矢状面）では，正常でも頸椎と腰椎は前方に凸の生理的前弯を，胸椎は後方に凸の生理的後弯を呈している（図2-16a）が，骨粗鬆症を原因と

第1編

構造と機能

2 症状と病態生理

診察・検査・治療

疾患と診療

看護

症状に対する看護

検査と治療に伴う看護

疾患をもつ患者の看護

事例による看護過程の展開

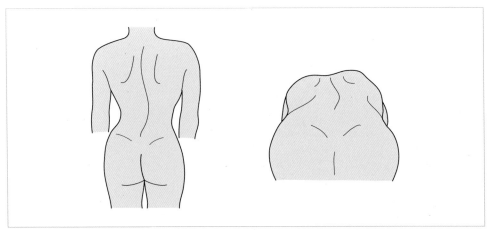

図2-15 脊柱の変形（側弯症）

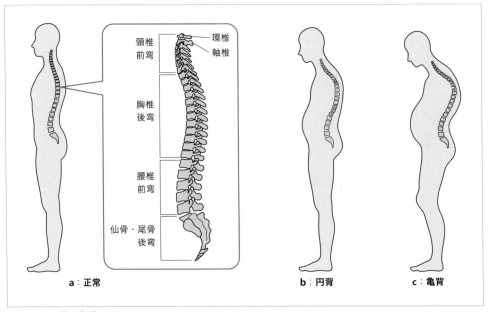

図2-16 円背と亀背

した胸椎圧迫骨折が生じると胸椎の後弯が増強し，**円背**（round back）または**亀背**
（gibbus）とよばれる変形が起こる（図2-16b, c）。特に閉経後の女性に発生しやすい。

▶ **分類，程度**　特発性側弯症は学童期〜思春期の女児に，変性腰椎側弯症は加齢による椎
間板変性を起因として中年以降の女性に生じやすい。

第1編

構造と機能

2 症状と病態生理

診察・検査・治療

疾患と診療

看護 症状に対する

検査と治療に伴う看護

疾患をもつ患者の看護

事例による看護過程の展開

IV 神経障害

神経はその所在から，中枢神経と末梢神経に分類され，障害が生じた場合，中枢神経の障害と末梢神経の障害とでは，その症状の出現が大きく異なる。

末梢神経は，運動神経と感覚神経，交感神経と副交感神経とに大別されるが，運動器には，主に運動神経と感覚神経とがかかわっている。運動神経は筋肉の動きや強さを調整し，感覚神経は知覚や位置覚などを司る。したがって，これらの神経に障害が生じると，その支配領域の筋力低下や感覚異常が生じる。

一方，筋自体に障害が生じる病態も存在するため，たとえば筋力の低下が生じた場合，それが神経由来の症状なのか，筋由来の症状なのかの鑑別が必要となる。

A 運動麻痺

1 定義

運動麻痺とは，「神経または筋肉組織の損傷，疾病などにより筋肉の随意的な運動機能が低下または消失した状態」をいう。特に，随意運動がまったく不能なものを**完全麻痺**（paralysis），随意運動がある程度可能なものを**不全麻痺**（paresis）とよぶ。

2 分類

❶筋緊張の状態による分類

筋緊張が増強し，腱反射が亢進するものを**痙性麻痺**（spastic paralysis），反対に筋緊張が低下し腱反射が減弱するものを**弛緩性麻痺**（flaccid paralysis）とよぶ。痙性麻痺は上位運動ニューロン（中枢神経系），弛緩性麻痺は下位運動ニューロン（末梢神経系）の障害で生じる。

痙性麻痺を生じさせることの多い疾患（中枢神経系の疾患）には，脳性麻痺や頭蓋内の血管障害（脳梗塞，脳出血，くも膜下出血など），脊髄小脳変性症などの中枢神経疾患，頸椎症性脊髄症や頸椎後縦靱帯骨化症，脊髄腫瘍などの脊椎疾患などがある。

弛緩性麻痺を生じさせる疾患（末梢神経系の疾患）としては，手根管症候群や肘部管症候群などの絞扼性神経障害，外傷性脊髄損傷や腰椎椎間板ヘルニアなどの脊椎疾患，ギラン-バレー（Guillain-Barré）症候群などの多発性神経障害などがある。

❷麻痺の出現による分類

麻痺の症状が出現する部位（出現のしかた）から，次のように分類される。

①**単麻痺**（monoplegia）：一側の上肢または下肢（の一部）のみの麻痺。腕神経叢麻痺，大脳皮質運動領の病変，脊髄性小児麻痺などで生じる。

②**対麻痺**（paraplegia）：両側下肢の麻痺。胸髄損傷などで生じる。

③**片麻痺**（hemiplegia）：片側の上下肢（たとえば，右側半分のみなど）の麻痺。脳血管障害，脳外傷などで生じる。

④**四肢麻痺**（quadriplegia）：両側上下肢の麻痺。頸髄損傷などで生じる。

Ⓑ 感覚障害

1 定義

感覚には，皮膚にある受容器で感じる触覚，温（冷）覚，痛覚などの**表在感覚**，骨格筋や腱，関節包，骨膜などにある受容器で感じる位置覚や振動覚などの**深部感覚**，手を物体に触れたときにその物体を識別するといった**複合感覚**がある。神経損傷や断裂などによって，これら感覚の鈍化や失調・過敏・脱失などを生じることを**感覚障害**という。

2 病態生理

神経損傷が生じた場合，解剖学的な神経支配領域に沿って表在感覚の異常が出現する（本編図 1-15 参照）が，神経の完全断裂では，当該領域に感覚脱失症（まったく感じないこと，anesthesia）や痛覚脱失症（analgesia）が生じる。

絞扼性神経障害などの不完全な神経損傷では，感覚鈍麻（hypoesthesia）や痛覚鈍麻（hypalgesia）の状態を呈し，損傷を受けた神経の回復期では，感覚過敏（hyperesthesia）や異常感覚（paresthesia）が出現する。

3 原因疾患，分類，程度

出現した感覚障害の状態や原因から，次のように分類される。

❶ **末梢神経型**

末梢神経型には，単発性，多発性，馬尾性がある。

単発性は，絞扼性神経障害（肘部管症候群や手根管症候群など）や脊椎神経根症（腰椎椎間板ヘルニアなど）など，神経への圧迫が原因で生じるもので，障害を受けた末梢神経が支配する領域に感覚障害が生じる。

多発性は，手袋・靴下状感覚障害（糖尿病，膠原病などによる多発性末梢神経炎）として現れることがある（図 2-17）。

馬尾性は，肛門周囲や会陰部のしびれに加え，排尿障害や便失禁などを伴うことがある（サドル型感覚消失）。

❷ **脊髄型**

脊髄損傷などで脊髄の髄節知覚支配域にほぼ一致して，それ以下の領域に感覚障害が生じる（図 2-18a）。

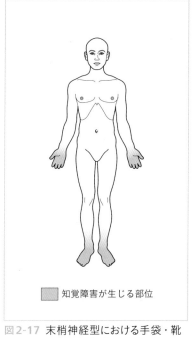

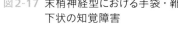

図2-17 末梢神経型における手袋・靴下状の知覚障害

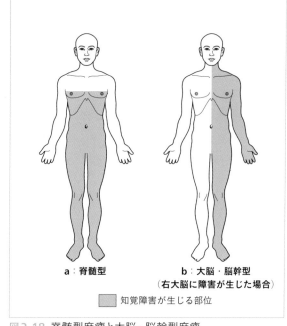

a：脊髄型

b：大脳・脳幹型
（右大脳に障害が生じた場合）

知覚障害が生じる部位

図2-18 脊髄型麻痺と大脳・脳幹型麻痺

第1編

構造と機能

2 症状と病態生理

診察・検査・治療

疾患と診療

症状に対する看護

検査と治療に伴う看護

疾患をもつ患者の看護

事例による看護過程の展開

❸ 大脳・脳幹型

　障害部位と反対側の半身に障害を呈する。たとえば，右側の大脳に脳梗塞が生じた場合，左側半身に感覚障害が生じる（図 2-18b）。

Ⅴ 筋肉の障害（筋疾患）

1 定義

　筋そのものの異常による，筋力低下や筋の萎縮を生じる疾患の総称を**筋疾患**（ミオパシー，myopathy）という。

2 病態生理

　筋疾患は，筋力低下，筋萎縮，関節の拘縮や変形などを生じ，運動障害や発達障害の原因となる。

3 原因疾患，分類・程度

　筋疾患は，筋ジストロフィー，多発性筋炎，皮膚筋炎，周期性四肢麻痺，先天性ミオパシー，代謝性ミオパシー，筋無力症候群などに大別される。

また，病態・症状により次のように分類される。

❶ 筋萎縮と筋肥大

筋萎縮には，神経原性のものと筋原性のものとがある。神経原性のものでは，肘部管症候群での尺骨神経麻痺による（母指球以外の）手内筋の萎縮や，手根管症候群での正中神経麻痺による母指球筋の萎縮などがある。筋原性のものでは，筋そのものの疾患が原因で生じる萎縮もあるが，ギプス固定や長期臥床などにより生じる筋肉の廃用性萎縮もある。

病的な筋肥大は，デュシェンヌ（Duchenne）型進行性筋ジストロフィーで生じる。この場合の筋肥大は，筋組織が脂肪組織によって置き換えられた結果生じるもので，**仮性肥大**とよばれる。

❷ 筋緊張の異常

痙性麻痺では**筋緊張**（トーヌス）の亢進を示し，他動的に急激に関節を曲げると，初めは大きな抵抗を示すが，あるところまで動かすと急に抵抗が減じる"折りたたみナイフ現象（clasp-knife phenomenon）"を呈する。一方，錐体外路*系の障害では，上記と同様な刺激を加えた場合，持続的に抵抗が感じられる。

❸ 筋の拘縮

筋自体の変性や線維化によって筋の拘縮（筋性拘縮）が起こる。筋性斜頸や筋肉内注射による筋拘縮症，動脈の血行障害による筋組織の壊死や線維化の結果起こる阻血性拘縮（フォルクマン拘縮）などがある。

VI 歩行障害

正常な歩行では，下肢の運びは左右交互に規則正しく行われる。一側の踵が床に着いてから足趾が床から離れるまでを**立脚相**，足趾が床から離れてから再び踵が床に着くまでを**遊脚相**とよび，それぞれの割合はおよそ6：4である（図2-19）。

様々な原因により**歩行障害**が生じるが，歩行障害には，「長く続けて歩けない」といった歩行能力の障害と，**歩容異常**（歩き方の異常）とがある。歩容異常は，**跛行**ともよばれる。

1. 疼痛回避歩行

下肢の外傷や関節性疾患に伴う疼痛を避けるために，患肢をゆっくり着地させ，立脚相（接地時間）をなるべく短くしようとする歩行のことを**疼痛回避歩行**という。**逃避性歩行**ともよばれる。

＊**錐体外路**：錐体路以外で，脳幹部の大脳基底核にある運動統御中枢と密に連絡した，姿勢保持や随意運動の調整などに関与する神経系（路）であり，障害があると，筋緊張異常，異常運動（不随意運動），協調運動障害などが生じる。

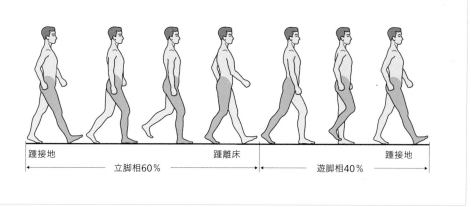

図2-19　歩行周期（右下肢の場合）

立脚相60%　遊脚相40%

踵接地　踵離床　踵接地

2. 麻痺性歩行

　脳性麻痺で生じる**痙性歩行**（spastic gait）では，遊脚期に股関節が過剰に内転してしまうため，一方の下肢と他方の下肢とを交互に交差させて歩くことから，**はさみ脚歩行**（scissors gait）といわれる。頸椎症性脊髄症（頸髄症）などの頸椎レベルでの障害によって生じる痙性歩行では，つまずきやすさ，駆け足困難，階段での下降困難といった症状が出現しやすい。

　一方，末梢神経に麻痺が生じた場合は，弛緩性麻痺となる。たとえば，腓骨神経麻痺では，足関節を自力では背屈できないため，膝を高くあげた後足を投げ出すように接地させる歩容となる。この歩容は，**鶏歩**（steppage gait）とよばれる。

3. 失調性歩行

　酩酊したときに生じる千鳥足様の歩行で，小脳障害や平衡障害により生じるものは，失調性歩行とよばれる。歩行時に上体が，前後左右に揺れる。

4. 墜下性歩行

▶ 硬性墜下性歩行　下肢の粉砕骨折などにより，一側の下肢が短縮した場合に生じる歩行は硬性墜下性歩行とよばれ，下肢が短縮した側の骨盤が下降した状態で歩行する。

▶ 弾性墜下性歩行　先天性股関節脱臼などで，脱臼した大腿骨頭が荷重時に殿筋内を移動するような状態での歩行は，**弾性（軟性）墜下性歩行**とよばれる。臼蓋形成不全症や初期の変形性股関節症などでは，下肢の長さにそう大きな差はないものの，患側下肢で片脚起立すると，骨盤が水平位に保たれず，遊脚側に傾いてしまう。この現象は**トレンデレンブルグ徴候**（Trendelenburg sign）とよばれる（図2-20）が，股関節外転筋（主に中殿筋）の機能不全が原因である。歩行時には，体幹のバランスをとるために患側の肩を下げて

第1編

構造と機能

2 症状と病態生理

診察・検査・治療

疾患と診療

症状に対する看護

検査と治療に伴う看護

疾患をもつ患者の看護

事例による看護過程の展開

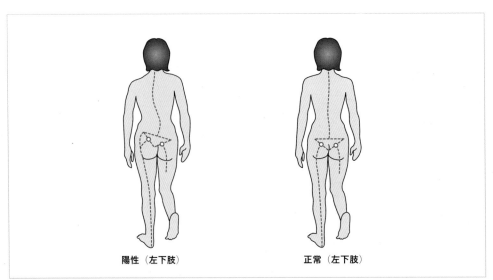

陽性（左下肢）　　　　　　　　正常（左下肢）

図2-20　トレンデレンブルグ徴候

歩くため，**トレンデレンブルグ歩行**とよばれる。

▌ 5. 間欠性跛行

▶ 定義　間欠性跛行（intermittent claudication）とは，一定の距離や時間の歩行により，下肢に脱力や疼痛，しびれなどの症状が出現して，歩行の継続が不能となるが，しばらく休むとまた歩行可能になる現象をいう。歩容異常ではなく，歩行障害のカテゴリーに入る。

▶ 原因疾患，分類，程度　原因は，馬尾性（腰部脊柱管狭窄症）と血行性（閉塞性動脈硬化症，バージャー病）とに分けられる。血行性のものでは，休息時の姿勢とは関係なく，立ち止まってある程度の時間休むことで下肢の症状は回復してくるが，馬尾性の腰部脊柱管狭窄症では，腰掛けたり，しゃがんだりして，腰を曲げることで，しびれや脱力などの症状が緩和される。この点が，両者を鑑別する1つのポイントになり得る。

国家試験問題

---

1 前傾姿勢をとったとき図の症状を示すのはどれか。 (93回 AM98)

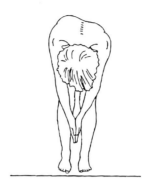

1. 脊椎腫瘍
2. 側弯症
3. 脊柱管狭窄
4. 椎間板ヘルニア

2 膝関節を含むギプス固定で起こりやすいのはどれか。 (95回 PM26)

1.	2.	3.	4.
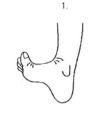	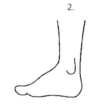	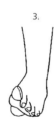	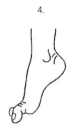

▶答えは巻末

構造と機能

2 症状と病態生理

診察・検査・治療

疾患と診療

症状に対する看護

検査と治療に伴う看護

疾患をもつ患者の看護

事例による看護過程の展開

第3章

運動器疾患にかかわる
診察・検査・治療

この章では

- 運動器疾患に特有の診察法を理解する。
- 運動器疾患の代表的な検査法を理解する。
- 運動器疾患の主な治療法を理解する。

I 運動器疾患にかかわる診察

　運動器に変形があれば，実際に目で見て手で触れれば確認できるであろう。また，関節や筋肉の動きがおかしければ，それは仕草や歩容の異常となって現れてくるであろう。しかし，「痛み」や「しびれ」がそうであるように，患者自身でなければわからない症状も非常に多い。医師にとって，診察（問診も含める）は，患者の症状をより明確に把握し，その症状の原因がどこにあるのかを推測するための重要な行為であり，患者からの情報収集は，看護の観点からも非常に重要である。

A 問診

　診察にあたり，まず患者から「主訴」「現病歴」「既往歴」「家族歴」「社会歴，生活像」を聴取すること（問診）は，的確な診断と治療方針を立てるための重要なプロセスであり，運動器に限らずすべての領域に共通したことである。運動器に支障が生じた場合，それは患者の日常生活動作（activities of daily living：ADL）や仕事の内容に大きくかかわってくる。したがって，運動器疾患とかかわる際には，「どんな症状があり，それが実際にどの程度，生活に支障を与えているのか」をなるべく正確に把握することが必要である。

B 身体所見

1. 視診

　患者が診察室へ入室する時や，椅子に腰かける時・立ち上がる時，ベッドに横になる時・起き上がる時などの動作を観察することは非常に重要であり，患者の訴えに対する客観的な評価にもなり得る。体型や姿勢にも注意を払い，全身や局所の皮膚の様子，腫脹や発赤の有無（色調）などもよく観察する。

2. 触診

　炎症徴候（腫脹，熱感）や圧痛の有無，筋緊張や筋硬結，しこりの有無，関節肢位の異常や変形の有無を触診で確認する。関節では，自動的あるいは他動的に動かしながら，その動きの状態（可動域や動き方，拘縮の有無など）をチェックする。

　運動器領域において，触診は極めて重要な診察であり，各疾患の鑑別や診断に特異的な所見を得ることができる。たとえば膝関節では，**膝蓋跳動**（ballottement of patella）*の存

＊**膝蓋跳動**：膝関節内に水腫または血腫などが貯留しているかどうかを知ることができる手技である。

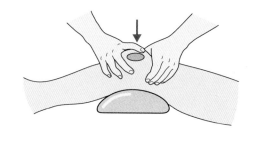

手掌と指で，膝蓋上嚢に貯留した関節液に，近位と側方から圧迫を加えることで，膝蓋骨と大腿骨の間に液が移動し膝蓋骨が浮き上がる。この状態で，逆の手指で膝蓋骨を上から押し付けるようにすることで，膝蓋骨が上下に浮き沈みするのを感じることができる。この現象を膝蓋跳動という。

図3-1 膝蓋跳動の見方

第1編

構造と機能

症状と病態生理

3 診察・検査・治療

疾患と診療

症状に対する看護

検査と治療に伴う看護

疾患をもつ患者の看護

事例による看護過程の展開

在で，関節水症や関節内出血の有無を判定することができる（図3-1）。

3. 打診

運動器領域の打診では，特に**叩打痛**の有無を確認する。たとえば，胸腰椎圧迫骨折や破裂骨折，横突起骨折などの脊椎骨折では，骨折部の叩打痛がある。

4. 聴診

運動器領域では，半月板損傷や新生児の股関節脱臼などで，診察時にクリック（click）音などを聴取する。また，関節リウマチなどの自己免疫疾患や代謝性疾患などの全身疾患では，間質性肺炎などの出現に注意し，経過中に胸部聴診なども必要となる。

C 四肢長の測定

1. 上肢長と下肢長

骨折後の変形治癒や先天性股関節脱臼，変形性股関節症などにより，罹患肢が短縮することがある。脚長差が生じているかどうかを判定するには，上肢では肩峰（肩甲骨）の外側端から橈骨茎状突起まで（あるいは中指先端まで）の長さ（上肢長）を，下肢では上前腸骨棘から足関節内果（内くるぶし）までの長さ（supina malleolar distance；SMD）（下肢長）を，患側と健側との両側で測定し比較する（図3-2）。

下肢長を測定する際は，通常は，患者を仰臥位にした状態で測定するが，その際，膝が十分に伸展していること，下肢が外転位や内転位になっていないことに注意する。

2. 四肢周囲径

筋肉の萎縮の有無やその程度，筋肉の回復度を判定するためには，該当する脚や腕の太さを測定し，（左右で，あるいは以前の記録と）比較する。測定する部位は，大腿部であれば

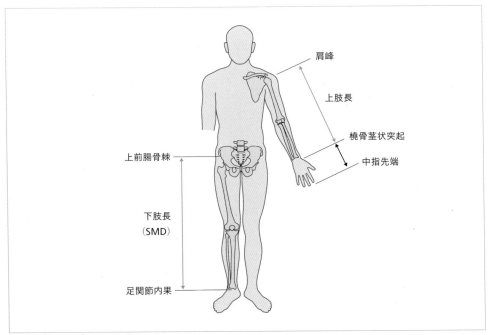

図3-2 上肢長と四肢長の測定

膝蓋骨の上端より近位 10cm の部位で，下腿や上腕，前腕では最も太い部位で測定することが多い。ここで重要なのは，左右同じ部位で測定すること，また，毎回同じ部位で測定することである。そうでなければ比較にはならない。

D 可動域の測定

　指が十分に曲がらなければ，小さな物がつまめない。肘が曲がらなければ，顔が洗えない。膝が 90 度以上曲がらなければ，低い椅子からは立ち上がりにくい。このように，関節の動き（可動域）が維持されているか否かは，日常生活にかかわる大変重要なファクターである。したがって，関節の動きがどの程度維持できているか，あるいはどの程度の制限が生じているかを判定することは，運動器疾患の診察では必須である（図 3-3，本編図 1-8 参照）。

　障害の程度（**可動域**［range of motion；**ROM**］の減少）を判定するためには，正常な可動域がどの程度であるかを知っておくこと，また，多少個人差があることから，左右差をみる必要がある。被検者が自力で動かせる可動域（自動運動）と検者が動かしたときの可動域（他動運動）とでは若干の違いがあり，その場合，自動運動のほうが可動域は小さいのが一般的である。なお，麻痺のある患者の場合は，他動運動による範囲も含める。

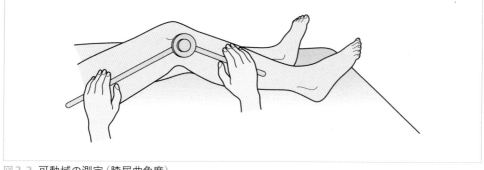

図3-3 可動域の測定（膝屈曲角度）

第1編

構造と機能

症状と病態生理

3 診察・検査・治療

疾患と診療

症状に対する看護

検査と治療に伴う看護

疾患をもつ患者の看護

事例による看護過程の展開

E 神経学的診察法

　神経学的診察法は，運動機能，感覚機能，反射機能に分類されるが，どれも脊髄または末梢神経に障害が生じた場合の一症状として出現する。

1. 運動機能

1 ┃ 筋力測定

　四肢の筋力を簡便に判定する方法として，**徒手筋力テスト**（manual muscle testing；**MMT**）が広く用いられている。この方法は，特殊な機器を用いることはなく，被検者が行う関節動作に対して，検者がそれに徒手的な抵抗を加えることにより筋力の程度や関節の状態を判断し，0～5の判定基準にあてはめて評価するものである（図3-4）。

2 ┃ そのほかの運動機能の総合的評価法

　運動機能は，可動域や筋力ばかりではなく，疼痛の程度や日常生活動作での不具合など，様々な要素を含めたうえで評価されるべきである。そこで，関節別に多種にわたる評価基準，治療成績判定基準が設けられており，臨床の場では，それらに基づいて運動機能が評価されている。

2. 感覚機能

　感覚障害は，運動障害，反射障害とともに，脊髄または末梢神経に障害が生じた場合に出現するため，感覚障害が生じた部位を解剖学的に明確にすることにより，障害がどの部位に起因しているのかを推測できる。

　触覚，痛覚，温覚の3つを表在感覚とよぶが，キーガン（Keegan）の皮膚感覚帯（神経根別に見た表在感覚帯）により，どの部位の感覚がどの神経根によって支配されているかをおおよそ理解しておくことは，診察上，大変有用である。

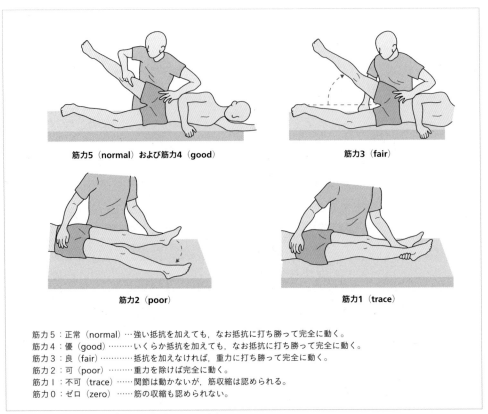

筋力5（normal）および筋力4（good）　　筋力3（fair）

筋力2（poor）　　筋力1（trace）

筋力5：正常（normal）…強い抵抗を加えても，なお抵抗に打ち勝って完全に動く。
筋力4：優（good）………いくらか抵抗を加えても，なお抵抗に打ち勝って完全に動く。
筋力3：良（fair）………抵抗を加えなければ，重力に打ち勝って完全に動く。
筋力2：可（poor）………重力を除けば完全に動く。
筋力1：不可（trace）……関節は動かないが，筋収縮は認められる。
筋力0：ゼロ（zero）……筋の収縮も認められない。

図3-4　徒手筋力テスト（股関節外転筋の場合）

3. 反射機能

反射には，腱反射（図3-5），表在反射，病的反射があり，それぞれを調べることにより，障害の部位が脊髄（錐体路）にあるのか，末梢神経にあるのかを判別できる。

▶ 腱反射　錐体路に障害が生じた場合，障害のあるレベルを中枢とする**腱反射**は低下し*，障害レベルより下のレベルを中枢とする腱反射は亢進する。馬尾神経や末梢神経に障害がある場合は，該当する腱反射は減弱もしくは消失する。

▶ 表在反射　皮膚に刺激を与え，筋肉の反射的な収縮を引き起こさせるのが**表在反射**である。腹壁反射や肛門反射が検査されることが多く，これらの反射の消失は錐体路障害を意味する。

▶ 病的反射　**病的反射**は，正常では出現しない反射であり，代表的なものにバビンスキー（Babinski）反射（図3-6a），ホフマン（Hoffmann）反射（図3-6b），トレムナー（Trömner）反射（図3-6c）などがある。錐体路障害がある場合に出現する。

＊ 腱反射の低下：たとえば L_5 が障害された場合，L_5 を中枢とする腱反射が低下する。

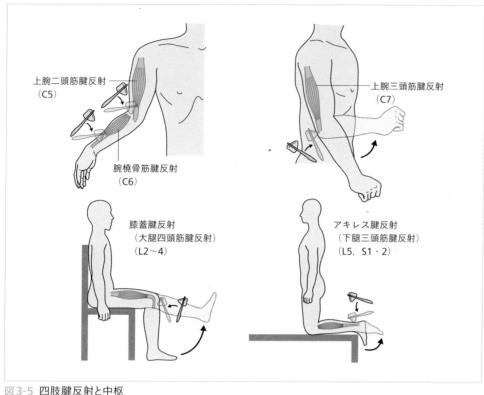

図3-5 四肢腱反射と中枢

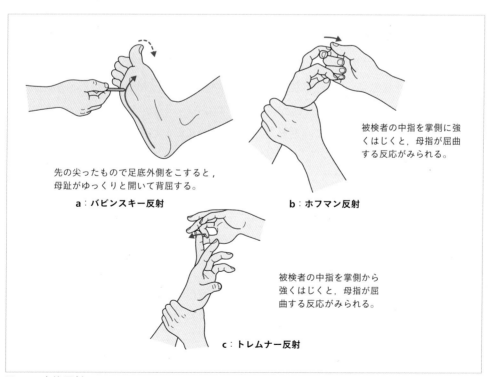

図3-6 病的反射

構造と機能

症状と病態生理

3 診察・検査・治療

疾患と診療

症状に対する看護

検査と治療に伴う看護

疾患をもつ患者の看護

事例による看護過程の展開

Ⅱ 運動器疾患にかかわる検査

　運動器疾患はおおまかに，①骨や軟骨の疾患，②筋肉や腱，靱帯などの軟部組織の疾患，③脊髄や末梢神経の疾患に分類できる。一方，“検査法から”の観点では，検査の対象となる組織によって，描出しやすい組織と描出しにくい組織とがある。したがって，目的とする（描出しようとする）組織と，相性のよい検査が選択されるべきであり，画像検査であれば，骨に対しては主に単純X線やCT，骨シンチグラフィーが選択されるであろうし，軟骨および筋肉や腱，靱帯などに対してはMRIが，脊髄や末梢神経に対してはMRIや神経伝導速度，脊髄誘発電位などの検査が選択されることになる。

Ⓐ 画像検査

1. X線検査

1 単純撮影

　運動器では，最も基本的な検査である。通常は正面と側面の2方向での撮影となるが，立体的な骨の形態をより詳細に検索しようと思えば，適宜，斜位像の撮影が必要であるため，頸椎や腰椎では，通常，両側斜位を含めた4方向撮影が行われる。

　代表的な運動器特有の撮影法として，動態撮影（機能撮影）とストレス撮影がある。

▶**動態撮影**　たとえば頸椎や腰椎の不安定性が疑われる場合，頸椎あるいは腰椎を前屈した状態と後屈した状態で，それぞれ側面像の撮影を行う。もし，頸椎や腰椎に不安定性があれば，この撮影により，椎体が前後方向へ動くこと（すべり）が確認できる。このように，患者に姿勢を変えてもらいながら撮影する方法を**動態撮影**とよぶ（図3-7）。

▶**ストレス撮影**　靱帯損傷により不安定性が生じた関節では，損傷を受けた靱帯が本来制御している方向に対してストレスをかけると，その関節には亜脱臼が生じる。このように，靱帯損傷が疑われる場合に行うのが**ストレス撮影**であり，本撮影が行われることが多い疾患には，膝内側・外側側副靱帯損傷，足関節外側・内側靱帯損傷などがある。

2 CT検査

　骨の形態をより詳細に描出するには，**CT**（computed tomography．**コンピューター断層撮影**）**検査**が有用である。通常は水平面での断面像が描出されるが，近年普及したヘリカルCTでは，矢状断や冠状断での描出，コンピューター処理による立体的な3D画像の再構築も可能となり，より詳細な骨形態の観察が可能となった（図3-8）。

　骨腫瘍や軟部腫瘍が疑われる場合には，造影剤を併用して撮影を行うと，より多くの情

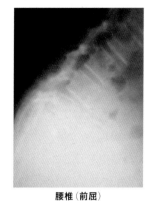
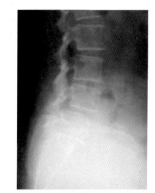

腰椎（前屈）　　　　　腰椎（後屈）

図3-7　動態撮影による腰椎の前屈時，後屈時の像

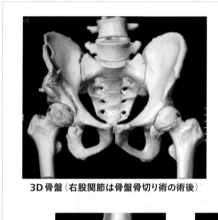
3D骨盤（右股関節は骨盤骨切り術の術後）

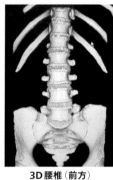
3D腰椎（前方）

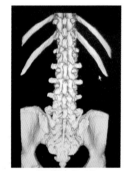
3D腰椎（後方）

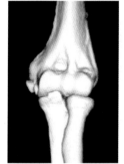
3D肘関節（前方）

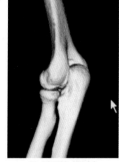
3D肘関節（側方）

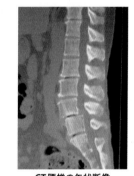
CT腰椎の矢状断像
第4腰椎の前方すべりを認める。

図3-8　CT像

報が得られる。また，脊髄腔内に水溶性造影剤を注入（脊髄造影）した後にCT撮影を行うと，脊髄や馬尾神経の状態がより鮮明となるため，腰椎椎間板ヘルニアや腰部脊柱管狭窄症，頸椎症性脊髄症などの疾患に対して行われることがある。しかし，問題点として，穿刺する侵襲や放射線の被曝量があげられる。

2. MRI検査

MRI（magnetic resonance imaging，**磁気共鳴画像**）**検査**は，軟部組織を描出するのに最も適した検査で，靱帯損傷や半月板損傷，筋断裂や肉離れ，軟部腫瘍が疑われる場合に行われることが多い。また，骨髄の変化も鋭敏に描出されるため，骨折や骨挫傷，骨髄内病変（感染や骨腫瘍の範囲，大腿骨頭壊死症など）の有無についても検索しやすい（図3-9）。

前述のように，軟部腫瘍が疑われた場合には必須の検査となるが，その際には，より多くの情報が得られるよう，Gd（ガドリニウム）による造影を行うことが望ましい。しかし，造影剤に対するアレルギーのある患者に対しては禁忌であり，腎機能が低下した患者に対しても，十分な注意を要する。また，放射線被曝がないことが最大の利点ではあるものの，MRIは磁気を利用した検査であることから，ペースメーカーなどの金属製医療機器を体内に埋め込んでいる患者では，磁気の作用によりペースメーカーに誤作動が生じたり金属機器が発熱したりするおそれがある。妊娠初期の女性に関しては，胎児に対する影響が不明であるため，これらの患者へのMRI検査は禁忌である。また，刺青やアートメイクを施した患者では，磁気の影響で染料内に含まれる金属成分が熱をもったり，皮膚内を

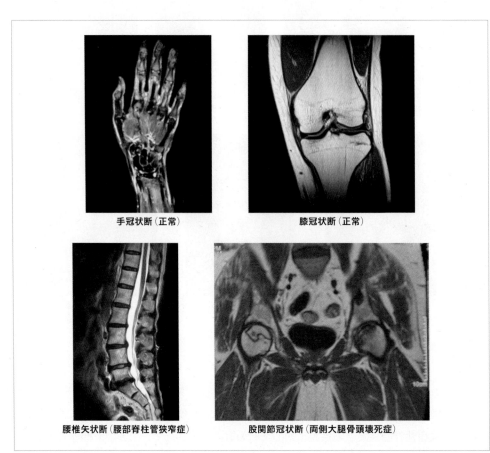

手冠状断（正常）　　　　　　　　膝冠状断（正常）

腰椎矢状断（腰部脊柱管狭窄症）　　股関節冠状断（両側大腿骨頭壊死症）

図3-9 MRI検査

第1編

構造と機能

症状と病態生理

3 治療 診察・検査・

疾患と診療

看護 症状に対する

伴う看護 検査と治療に

患者の看護 疾患をもつ

過程の展開 事例による看護

移動して色や線ににじみが生じたりする可能性があるため注意を要する。

3. 超音波検査

　超音波で組織の断面像を得る方法であり，皮下組織，筋肉，脂肪，血管・神経などの軟部組織の抽出に優れている。液体成分が貯留した囊胞（のうほう）と充実した腫瘤（しゅりゅう）のエコー像は異なることから，皮下腫瘤の鑑別などにも有用である。診断に用いられる程度の超音波エネルギーは小さく，生体には無害とされている。

　近年，画像技術の進化によって，超音波検査での検出画像の精度や立ち上がりの速度が向上し，以前よりも有用な情報が得られるようになった。

4. 関節造影検査

　関節腔内に造影剤を投与し，関節腔の形状や広がりを確認することで，関節包や靱帯の断裂，滑膜（かつまく）増殖，関節面の不整などを知ることができる。肩関節の腱板損傷などに有用だが，近年は超音波検査や MRI 検査の進歩によって使用頻度が減少している。

5. 脊髄造影検査

　脊髄造影検査（せきずい）（ミエログラフィー，myelography）は，脊髄腔（くう）に造影剤を注入してから，X線透視と撮影（レントゲン写真，CT検査）を行う検査である。感染などに注意する必要があるため，清潔操作で行う。また，造影剤は，非イオン性の水溶性ヨード造影剤などを用いなければならない（図3-10）。血管造影剤を使用すると死亡する可能性があり，検査中は造影剤の有害作用として，ショックなどのアナフィラキシー反応，痙攣（けいれん）発作などが起こる可能性があるため注意する。また，造影剤の頭部への流入により，検査後は頭痛が起こりやすい。そのため，頭部を挙上する体位とすることが望ましい。

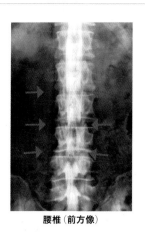
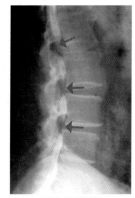

$L_{2/3}$, $L_{3/4}$, $L_{4/5}$の椎間板レベルでの造影剤の描出不良が生じている。

腰椎（前方像）　　　**腰椎（側面像）**

図3-10　脊髄造影（腰部脊柱管狭窄症）

6. 椎間板造影検査, 神経根造影検査, 神経根ブロック

▶ **椎間板造影検査**　椎間板造影検査は, 髄核の変性, 線維輪の亀裂や損傷, 椎間板ヘルニアの有無や形態などを確認することができる。また, 注入時に椎間板内圧の上昇により疼痛の誘発をみることでも, 診断の手助けとなる。

▶ **神経根造影検査, 神経根ブロック**　神経根造影検査は, 硬膜外での神経根部の圧迫や症状の有無を確認することで病巣の部位 (レベル) 診断ができ, また同部位への神経根ブロック (局所麻酔薬やステロイド薬の注入を行う) で, 症状の改善や消失を図る生理検査と治療の両面を備える。

7. 血管造影検査

血管造影検査 (アンギオグラフィー, angiography) は, 動脈造影検査, 静脈造影検査の2つに分けられる。

▶ **動脈造影検査**　動脈造影検査は, 外傷時の動脈損傷の証明や治療, 腫瘍の広がり, 悪性度の診断や治療効果の判定に有用である。

▶ **静脈造影検査**　静脈造影検査は, 深部静脈血栓症の有無などの検索に用いられる。

8. 骨シンチグラフィー

シンチグラフィーでは, 臓器別に特異性のある放射性同位元素が用いられ, 骨に対してはTc (テクネシウム) が使用される。骨シンチグラフィー (bone scintigraphy) は, 単純X線写真では検出されにくい, 早い時期での骨変化が検知できるため, 悪性腫瘍の骨転移, 疲労骨折, 骨代謝疾患, 骨髄炎などが疑われる場合に行われることが多い (図3-11)。

Column　造影剤

造影剤には, 水溶性と非水溶性とがある。また, 脊髄造影や造影CT, 造影MRIなど, 造影剤を使用する検査は数多くあり, それぞれの検査で使用する造影剤や投与方法は異なる。用途の異なる造影剤を誤って投与してしまうと死亡事故や麻痺発生の原因になり得るので, 絶対に避けなくてはならない。

誤投与でなくても, 造影剤に対するアレルギーによりアナフィラキシーショックが生じることがある。そのため, 造影剤を投与する前には, 過去の造影剤使用歴の有無, 薬剤や食物に対するアレルギーの有無, 喘息の既往の有無などについて十分な問診が必要であり, 造影剤投与中は, アナフィラキシー症状の出現の有無を常に注意する必要がある。

また, 造影剤は腎臓を介して尿中へ排出される。腎機能が低下した患者の場合, 造影剤の投与は腎臓への負担が大きいこと, 体外への排出が遅延する可能性があることなどから, 腎機能低下者に対する造影剤の使用は慎重でなければならない。

第
1
編

構造と機能

症状と病態生理

3
診察・検査・治療

疾患と診療

症状に対する看護

検査と治療に伴う看護

疾患をもつ患者の看護

事例による看護過程の展開

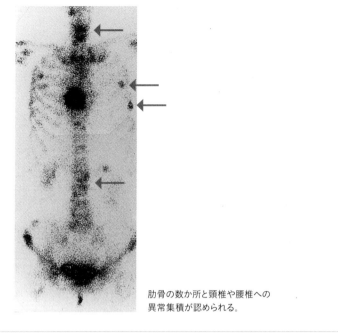

肋骨の数か所と頸椎や腰椎への
異常集積が認められる。

図3-11 全身骨シンチグラフィー（がんの骨転移）

B 骨密度測定

　日本人の長寿化は，日本社会が健康であることの証明であり大変喜ばしいことではあるが，高齢化とともに生じる骨粗鬆化への対策は，医療界にとって最重要課題である。骨密度（bone mineral density：BMD）を測定し，骨粗鬆症の有無や治療効果の有無を判定することは非常に重要である。

　骨密度の測定方法には様々な方法（DXA法，dual-energy X-ray absorptiometry［二重エネルギーX線吸収測定法］ほか）があるが，いずれの方法においても，骨密度値の評価はYAM（young adult mean，若年成人平均値，20〜44歳）が基準となっている。骨粗鬆症の診断基準は，本編-第4章-XVI-1「骨粗鬆症」を参照してほしい。近年，技術の進歩により，全身の撮影をしてその信号の変化により，全身の脂肪量や筋肉量（非脂肪量）なども評価が可能となっている。

C 電気生理学的検査

　末梢神経損傷の検査は，徒手筋力テストと感覚検査，および電気生理学的検査の3つに大別される。電気生理学的検査の適応はそう広いものではないが，絞扼性末梢神経障害の診断や治療法の選択，治療後の効果判定に有用である。

1. 筋電図

　針電極を筋肉に刺入して，刺入時，安静時，最小随意運動時，最大随意運動時の4つの異なる状態での，筋から発せられる活動電位とそのパターンを検査する。筋力低下が，筋肉に原因（筋原性変化）があるのか，神経に原因（神経原性変化）があるのかを鑑別するために用いられる。

2. 誘発筋電図と神経伝導速度

　末梢神経に電気刺激を加えると，その神経の支配筋には筋収縮が起きる。この時の活動電位や，刺激から筋収縮までの時間を測定するのが**誘発筋電図**である。また，同一の末梢神経上で，絞扼部の前後2か所に電気刺激を与え，筋収縮までの時間と距離から伝導速度を算出するのが**神経伝導速度**であり，主に末梢神経障害の診断に用いられる。神経伝導速度を測定することが多い疾患は，手根管症候群，肘部管症候群，腓骨神経麻痺などであるが，健側との比較が必要である。いずれの検査も，電気刺激を加えながら行う検査であるため，被検者には多少のピリピリとした痛みを伴ってしまう。脊髄に対しては，運動誘発電位が行われ，脊髄手術や変形矯正手術での術中モニタリングなどに利用される。

Ⓓ 関節鏡検査

　関節鏡検査（arthroscope）は，関節内に関節鏡を刺入して関節腔内の状態を確認する検査であり，無菌操作と麻酔が必要であること，そして多くの場合，検査（鏡視）に続いて手術的操作（鏡視下手術）に移行していくことなどの理由から，通常は手術室で行われる。
　膝関節，肩関節，手関節，肘関節，股関節，足関節などに行われることが多く，関節鏡検査を伴う代表的な鏡視下手術（arthroscopic surgery）には，膝半月板損傷に対する半月板切除術，半月板縫合術，膝前十字靱帯損傷に対する靱帯再建術，反復性肩関節脱臼に対する脱臼制動術，肩腱板損傷に対する腱板修復術，離断性骨軟骨炎に対する鏡視下手術などがある。

Ⓔ 関節液検査, 脳脊髄液検査

　画像診断は，侵襲や苦痛の少ない検査ではあるが，形態的な変化を間接的にしか検査することができない。一方，血液検査や病理組織検査は，患者のからだから組織の一部を採取し，その成分の変化を直接検査する。
　代表的な採取しやすい組織は血液や尿であるが，関節液と脳脊髄液も比較的採取しやすく，特に関節液の状態や成分を検査することは，関節の状態を推測するために有用である。

1. 関節液検査

▶ 特徴　膝関節では関節水症を生じることが多く，変形性関節症，関節リウマチ，半月板損傷，偽痛風などで生じる。一般に，変形性関節症や関節リウマチ，半月板損傷では，膝関節に熱感や発赤はないか，あってもごく軽度である。一方，偽痛風や化膿性関節炎では，熱感や発赤が強い。

▶ 鑑別　変形性関節症や半月板損傷の関節液は，黄色透明である。関節リウマチの関節液は黄色透明〜軽度混濁しているが，変形性関節症より粘稠性が低い傾向にある。関節液の混濁の程度が強い場合は，偽痛風か細菌感染（化膿性関節炎）の存在が考えられ，採取した関節液からピロリン酸カルシウムが同定されれば偽痛風，細菌が検出されれば化膿性関節炎の診断となる。もし，関節液が血性であり，外傷を契機として生じたものであれば骨折か靱帯損傷の存在を疑い，採取された血液の中に脂肪滴が認められれば，骨折の存在をより強く疑う。外傷の既往がなければ，血友病性関節症あるいは色素性絨毛結節性滑膜炎（PVS）の存在を疑う。

▶ 注意点　関節液を採取する際に最も注意すべきことは，無菌的に処置を行うことであり，穿刺部位（図3-12）の消毒処置，注射器や注射針の無菌操作，穿刺後の防水処置を徹底しなければならない。関節穿刺を原因とした（医原性）感染性関節炎がまれにみられ，

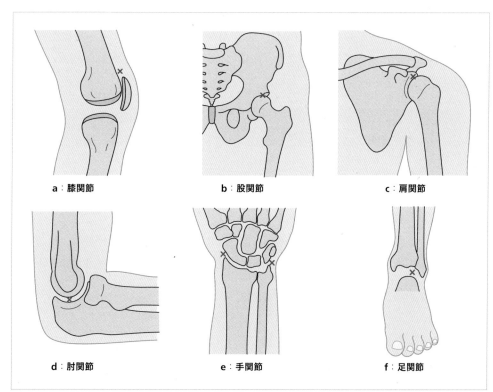

a：膝関節　　　b：股関節　　　c：肩関節

d：肘関節　　　e：手関節　　　f：足関節

図3-12　主に用いられる関節穿刺における穿刺部位（×印）

第1編

構造と機能

症状と病態生理

3　診察・検査・治療

疾患と診療

症状に対する看護

検査と治療に伴う看護

疾患をもつ患者の看護

事例による看護過程の展開

特に糖尿病などの易感染性の患者では注意を要する。

2. 脳脊髄液検査

脳脊髄液の検査は，主に神経内科領域で行われる。運動器疾患領域では，脊髄造影を行った際に，（容易に脳脊髄液が採取されるため）追加検査されることが多い。通常は，腰椎レベルで穿刺されるが，頸椎レベルで穿刺されることもある。正常の脳脊髄液は水様透明であるが，脊髄腔に明らかな閉塞があると，脳脊髄液は黄褐色調に変色（キサントクロミー，xanthochromia）する。

Ｆ 血液検査

血液検査は最も一般的な検査であり，運動器疾患においても重要な検査の一つではあるが，検査項目の詳細は他書にゆだねることにし，ここでは運動器疾患に限定し，なおかつ測定されることが多い項目について表3-1にまとめた。これらの検査結果は，それぞれの疾患の病期・進行の判定や治療効果の評価に用いられる。

骨粗鬆症では，骨代謝回転を評価するために骨形成マーカーである骨型アルカリホスファターゼ（BAP），Ⅰ型プロコラーゲン-N-プロペプチド（P1NP）や骨吸収マーカーである酒石酸抵抗性酸ホスファターゼ-5b（TRACP-5b），Ⅰ型コラーゲン架橋 N-テロペプチド（NTX）などの骨代謝マーカーを評価する。尿中 NTX の測定も重要である。

原発性悪性骨腫瘍やがんの骨転移では，血清 ALP や LDH が上昇する。多発性骨髄腫では総たんぱく質やグロブリンが増加し，尿中にベンス・ジョーンズ（Bence Jones）たんぱくが出現することがある。

Ｇ 生検術，筋生検術

理学的診察や血液検査，画像検査だけでは確定診断をつけられない疾患は多々あり，運動器疾患では，骨や軟部組織に発生する腫瘍がその代表的なものである。悪性腫瘍か良性腫瘍かの違いは患者の予後に直接かかわるものであり，腫瘍細胞によって必要な治療（効果のある治療）は異なる。したがって，適切に診断をするためには，やや侵襲的ではあるが腫瘍から直接細胞を採取し，病理検査を依頼する方法がとられる。これを生検術（biopsy）

表3-1 運動器疾患において頻度の高い血液検査項目

関節リウマチ	抗環状シトルリン化ペプチド抗体（抗 CCP 抗体），マトリックスメタロプロテアーゼ-3（MMP-3），リウマチ因子（RF），C 反応性たんぱく（CRP）など
化膿性疾患，炎症性疾患	血液像，C 反応性たんぱく（CRP），赤血球沈降速度（ESR）など
痛風	血清尿酸値
静脈血栓塞栓症	FDP，D-ダイマー，血液凝固系マーカー
骨代謝性疾患や骨粗鬆症	血清 Ca，P，ALP，骨代謝マーカーなど

といい，生検用の特殊針を皮膚の上から腫瘍に刺して細胞を採取する針生検術と，皮膚を切開し腫瘍を露出したうえで組織を採取する切開生検術とがある。

多発性筋炎，ミオパシーなどで生検を行う場合には，中等度に侵された筋肉を選択して筋組織を採取する（筋生検術）。神経変性疾患の診断のためには，末梢神経の生検術が必要な場合がある。

第
1
編

構造と機能

症状と病態生理

3 診察・検査・治療

疾患と診療

症状に対する看護

検査と治療に伴う看護

疾患をもつ患者の看護

事例による看護過程の展開

III　運動器疾患にかかわる治療

運動器疾患にかかわる治療では，外傷などを契機に発症した急性疾患と，加齢に伴う退行性疾患を中心とした慢性疾患とでは疾病の性質や治療経過が異なるため，まずどちらであるか判断することが大事で，いずれの場合も，症例ごとに機能の障害，局所の炎症程度，解剖学的破綻があるかどうかを考える必要がある。それによって初めて，将来起こるであろう変形や機能障害を予測し，その発生を予防，もしくは最小限に食い止めることが可能となる。患者に対する侵襲の低い治療が優先されるべきであり，同等の治療効果であるならば，通常，非薬物療法（固定法，理学療法，作業療法），薬物療法，手術療法（外科的治療法）の順番に考慮されることが多い。

Ａ　外固定法

外固定法は，骨癒合を得るために行う強固な固定から，患部の安静や圧迫を目的としたものまで，目的に応じて使い分ける。やむを得ず関節を長時間固定する際には良肢位で固定するが，固定の範囲は最小限にとどめるように努め，そのほかの部位は自由に運動できるようにしておく。また，可能なら時々固定具をはずして，固定部の関節を慎重かつゆっくりと自動的，他動的に動かすことは，関節拘縮や筋萎縮の予防，あるいは血流促進にとって望ましいことである。たとえば，膝の外傷や手術後にギプスで固定しているときでも，ギプスの中で行う大腿四頭筋の等尺性収縮訓練（膝蓋骨のセッティング）は非常に大切である。

また，臥床時に良肢位を保つためには，砂嚢や尖足防止用の足底板を使ったり，腫脹防止のために患部を挙上したり，股関節や膝関節の良肢位保持を図るためにブラウン架台などが用いられる。手指の良肢位保持には，ガーゼを丸めて握らせるといったような簡単な方法でも十分に目的を果たすことができる。

麻痺性疾患では，麻痺した筋の拮抗筋優位の拘縮が起こりやすく（例：伸筋が麻痺していれば，屈筋による屈曲位での拘縮），関節の炎症の際に不良肢位が続くと短期間（2週間程度）で拘縮が生じることもある。

1. ギプス（キャスト）包帯法

▶ 概要　ギプス（キャスト）包帯法は，からだの形態によく適合して確実な固定が得られるため，患部の安静・固定，矯正位保持の目的に広く用いられる。近年は石膏ギプス（石膏キャスト）の代わりに，軽量で通気性，強度，X線透過性などに優れた人工樹脂製のキャストが広く用いられている。

▶ 方法　患部に綿包帯を巻き，水道水に浸して水切りをしたギプス包帯を巻いて硬化させる。その際，関節や四肢の形状に合わせて手指でモールディング（型採り）することが重要である。創がある場合は，ギプスに窓を開けて創の処置ができるように施す。

▶ フォルクマン拘縮　ギプス固定によって，圧迫による末梢循環障害や神経麻痺，褥瘡などを生じることがある。循環障害から阻血性筋壊死と神経障害をきたすと，不可逆性の後遺症をきたすことがあり，これをフォルクマン拘縮という。フォルクマン拘縮の典型的な5徴は，疼痛，脈拍減弱，指の色調の蒼白，麻痺や感覚異常であり，ギプスを巻いた後は，このような所見の有無に気をつけて経過を観察する必要がある。

　長期固定では，2次的障害として，関節拘縮，筋萎縮，皮膚障害などが問題となる。

2. 絆創膏包帯法

1 ｜ テーピング

　絆創膏（adhesive tape）は，関節の捻挫の予防，もしくは治療のための支持・固定の目的で使われる（テーピング）。特にスポーツ医学の分野では積極的に使用されている（図3-13）。圧迫による循環障害，皮膚のかぶれや水疱などに注意する。

2 ｜ 包帯

　弾性包帯や伸縮包帯は，主に①関節捻挫時の関節支持や関節運動制限，②患部圧迫止血，

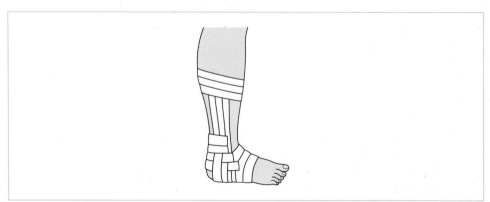

図3-13　絆創膏固定（テーピング）

第
1
編

構造と機能

症状と病態生理

3

治療　診察・検査・

疾患と診療

症状に対する看護

検査と治療に伴う看護

疾患をもつ患者の看護

事例による看護過程の展開

腫脹や深部静脈血栓症予防の目的，③副子や介達牽引（後出図 3-15 参照）時の固定に用いる。伸縮包帯は通気性に優れ，創部の保護に用いるなど，用途によって使い分ける。いずれの包帯もレーヨン，ポリエステル，ポリウレタンなどを素材としている。

3. 副子法

　副子（splint）は簡単な四肢の固定具で，ギプス包帯よりも固定性は劣り，救急用として，あるいは一時的使用に限られることが多い。金網副子（パッド付き）が代表的であるが，手指などにはアルミ副子や熱可塑性の合成樹脂製の副子が用いられる（図 3-14）。

　ギプスを用いたギプス副子も，患部の形状に自由に適合させられるためによく用いられる。ギプスを巻かず，折り返して板状にしたものを一側のみに当て，その上から弾性包帯で巻いて固定するギプスシーネ，あるいは一度巻いて固めたものを半割するギプスシャーレがあり，外傷や手術直後の腫脹の強い時期に用いられる。

B 理学療法

　理学療法（physical therapy：PT）とは，病気，外傷，加齢などにより運動機能が低下した状態の人々に対し，運動機能の維持・改善を目的に様々な物理的手段を用いて行われる治療法の総称である。

　運動器官の疾病や外傷を対象とする整形外科の治療において，リハビリテーションは大

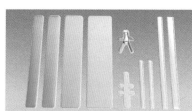
アルミ副子

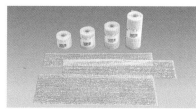
合成樹脂製の副子

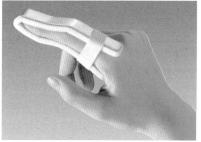
アルミ副子を指に装着したところ

写真提供／アルケア株式会社

図3-14　副子

きな役割を担っている。広義のリハビリテーションには，理学療法，作業療法（occupational therapy：OT），義肢・装具療法，言語療法（speech therapy：ST）などがあるが，整形外科疾患では運動療法（therapeutic exercise）を主体とした理学療法の占める割合が大きい。近年の臨床調査によって，膝や股関節の慢性疾患に対する保存療法のうち，運動療法は薬物療法に比較して侵襲が少なく，かつ同等の治療効果を有するというエビデンスが蓄積され，その意義は再び見直されつつある。

　患者が能動的に筋収縮を行う運動療法（体操療法）は，疾患の背景にある萎縮した筋の働きを再び取り戻し，関節に対して効果的に作用させようとするものである。高齢者にとっては転倒による外傷を予防することにもつながるため，多くの患者にとって推奨される治療といえる。

　マッサージや電気療法，温熱療法などの受動的治療は補助的なものといってよい。受動的治療は，光，熱，水，電気，音波，機械力 などによる物理的エネルギーを生体に作用させるので，**物理療法**ともよばれ，牽引法なども含まれる。

1. 運動療法

　運動療法は理学療法の基本となるもので，その目的は，①関節拘縮の予防と治療，②筋力の強化と耐久性の増大，③筋の共同動作の練習，④変形・異常姿勢の矯正，⑤適切な筋・関節運動による疾患の治療などである。

　実施にあたっては，徒手筋力テスト（MMT）や可動域（ROM）測定などを駆使して，患者の運動機能を正しく評価したうえで，それに適した運動療法を処方する。

1 他動運動

　他人の力や器具などの外力に頼って行う運動を，**他動運動**（passive exercise）という。主目的は関節の可動域維持・改善であり，術後早期の関節運動として，また神経麻痺により筋力が極度に低下している場合や，すでに拘縮を起こした関節に対して行われる。五十肩に対するコッドマン体操が有名である。無理な運動の強制は組織の損傷を起こし，かえって拘縮を増強させることもあるので注意を要する。

2 自動運動

　患者の意思によって筋肉を収縮させ，筋機能維持・改善を目的とした運動を，**自動運動**（active exercise）という。訓練の第1段階は等尺性運動で，膝の疾患や手術後の大腿四頭筋等尺性収縮訓練（SLR exercise など）が有名である。当該関節には動きを与えず，筋肉の収縮運動のみを自発的に行う。

3 自動介助運動

　筋力が弱い場合に他人や器具の補助を借りながら自動的収縮を行う方法を，**自動介助運**

動（active assistive exercise）という。その後，患者自身の筋力に合わせて，介助のない自動運動に移行する。

4 | 抵抗運動

ほかの関節運動による代償がなく，当該関節のスムーズな動きが出てきたら，しだいに外から抵抗を与えて**抵抗運動**（resistive exercise）を行う。段階的に機械的抵抗を増すことによって，ある筋群を強化する方法を，漸増抵抗運動（progressive resistive exercise：PRE）という。抵抗に用いる力としては，理学療法士の徒手のほか，重錘やスプリングなどの器具が利用される。プール内での水中運動も抵抗運動の一つである。

5 | 伸張運動

他動的，または自動的な強制運動によって行う軟部組織の引き伸ばし運動を，**伸張運動**（stretching exercise）という。自分の体重や慣性を利用して行うことが多い。尖足に対するアキレス腱の伸張運動など，種々の原因で起こった筋・腱の拘縮（短縮）の治療に利用される。スポーツ実施に際しての準備運動や整理運動，あるいは腰痛症のためのいわゆる腰痛体操などにも取り入れられている。単一疾患でも患者の筋力や関節機能に応じて処方する運動は異なるが，実際は上記にあげた運動を組み合わせて処方することが多い。

6 | そのほかの運動療法

そのほか特殊なものとして，脳卒中や脊髄損傷による痙性麻痺あるいは小脳障害に基づく運動失調に対する神経筋再教育（協調運動訓練），慢性肺疾患や頸髄損傷，全身麻酔後のための呼吸訓練などがある。また，筋収縮や関節運動などにより生体から出る情報（波形）を，筋電図を使って視覚・聴覚情報として患者に与えて訓練を行うバイオフィードバック療法などもある。

▌ 2. 牽引法

牽引法とは，骨や関節，脊椎に種々の方法で牽引力を働かせて治療を行うもので，短期間の牽引を繰り返し行う**間欠的牽引**と長期間継続して行う**持続的牽引**がある。間欠的牽引は，頸椎や腰椎における各種疾患の際に，神経根や脊髄の除圧や筋のストレッチングを目的に主に外来診療で行われる。持続的牽引は，原則として入院が必要となり，①骨折や脱臼の整復と整復位の保持，②免荷，安静，固定，③変形・拘縮の予防と矯正などを目的とする。

1 | 介達牽引

介達牽引（skin traction）とは，皮膚を介する牽引法である。牽引力は弱いが，簡便で応用範囲は広い。皮膚にスポンジバンドを当て，その上から弾性包帯で巻く方法がある（図

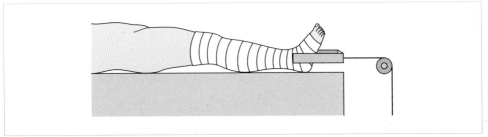

図3-15 スポンジバンドによる介達牽引（スピードトラック®）

3-15）。この方法は着脱も容易で，皮膚刺激が少なく，広く用いられている。直達牽引に比べて牽引力は弱いが，幼小児の四肢の骨折では頻繁に用いられる。しかし，毎日巻き直しが必要であること，患部の観察が困難で開放損傷には不向きなこと，圧迫による皮膚・神経・血管障害の危険性があることなどの欠点もある。

❶グリソン牽引

グリソン牽引は，主に，頸椎疾患に対して，グリソン係蹄（図3-16a）を患者の頭部に装着して重錘（おもり）で持続的に頸椎を牽引する方法である。一般的に，仰臥位となって頸椎軽度前屈位となるように牽引する（図3-16b）が，細やかな調整が必要である。外来では一定の間隔で自動的に牽引を繰り返す電動間欠牽引（図3-16c）がよく行われるが，これには安静・固定という目的はなく，神経への除圧や周囲筋のストレッチングを目的として行われる。

❷骨盤牽引

腰椎疾患には，骨盤ベルトを巻き自重により牽引する骨盤（腰椎）牽引が行われることが多い。この場合，腰背筋群の緊張をとり，腰椎前弯を減少させて椎間の後方を広げるような体位となるように，上半身を軽度挙上させて膝の下に枕を入れ，股関節と膝関節を軽度屈曲させるのが望ましい（図3-17）。

2 ｜ 直達牽引

直達牽引（skeletal traction）とは，骨に直接鋼線や金属の爪を刺入して牽引力を働かせる方法である。

主に四肢骨の転位の大きな骨折の整復や，手術までの待機期間の安静を目的として行われ，一般に**キルシュナー鋼線***を骨に貫通させて，馬蹄形の緊張弓で強い牽引力に耐えられるようにし，滑車と重錘を使って牽引する（図3-18）。介達牽引に比べて牽引力は強く，局部（創など）の観察も可能で，開放損傷には都合がよく，皮膚障害も少ないが，鋼線刺入部より感染の危険性があること，体位変換が困難なこと，刺入時に神経損傷の危険性があることなどの欠点がある。

---

* **キルシュナー鋼線**：ドイツの外科医キルシュナーによって始められた鋼線牽引法に用いられる鋼線。

第
1
編

構造と機能

症状と病態生理

3 診察・検査・治療

疾患と診療

症状に対する看護

検査と治療に伴う看護

疾患をもつ患者の看護

事例による看護過程の展開

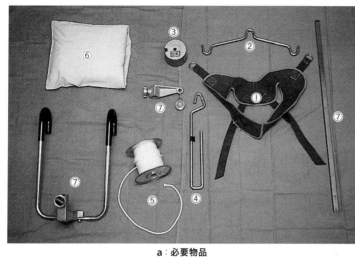

①グリソン係蹄
②吊り金具
③重錘
④重錘吊具
⑤ロープ
⑥小枕
⑦牽引用フレーム

a：必要物品

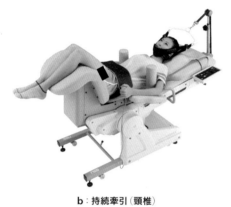

b：持続牽引（頸椎）

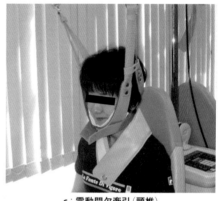

c：電動間欠牽引（頸椎）

写真提供／（写真b）株式会社日本メディックス

図3-16　グリソン牽引（頸椎牽引）

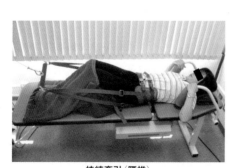

持続牽引（腰椎）

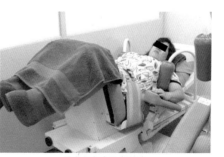

電動間欠牽引（腰椎）

図3-17　骨盤牽引（腰椎牽引）

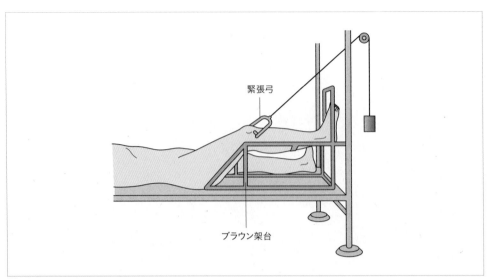

図3-18 直達牽引（大腿骨）

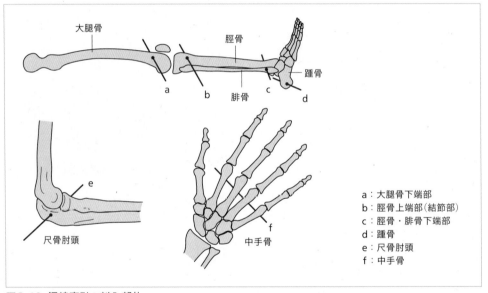

a：大腿骨下端部
b：脛骨上端部（結節部）
c：脛骨・腓骨下端部
d：踵骨
e：尺骨肘頭
f：中手骨

図3-19 鋼線牽引の刺入部位

　鋼線刺入部位には，股関節の脱臼骨折や大腿骨中枢側の骨折の場合は大腿骨下端部，大腿骨末梢側の骨折では脛骨上端部（結節部），脛骨の骨折では脛骨・腓骨下端部もしくは踵骨，上腕骨骨折では尺骨肘頭，前腕や手関節の骨折では中手骨などが選ばれる（図3-19）。

❶頭蓋直達牽引

　頸椎の脱臼や骨折の整復・固定には，**頭蓋直達牽引**（skull traction）が用いられる。これは，頭蓋骨の外板に金属の爪を刺入して，これを把持して牽引するもので，**クラッチフィールド牽引**が有名である（図3-20）。

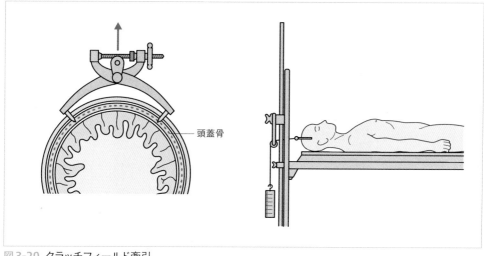

図3-20 クラッチフィールド牽引

3. 温熱療法

　身体に対する温熱の作用には，局所あるいは全身の血流増加，新陳代謝促進，筋緊張緩和，鎮静・鎮痛作用などがあり，運動療法の補助的治療として広く用いられている。水治療や電気療法のなかにも，温熱効果を併せもつものが多い。熱源としては，乾熱，湿熱，電気熱などがある。

1 ┃ パラフィン浴

　52〜55℃に保ったパラフィンを手に塗布し，バスタオルなどでくるむものである。この熱を利用して，関節リウマチ，外傷，手術後の手指の拘縮などに対する運動訓練を行う。

2 ┃ ホットパック

　特殊な鉱泥や，熱容量の大きな軽い物質（シリカゲル）入りの袋を80℃に加温してから患部に当てるもので，五十肩や腰痛症などの治療に用いられている。

3 ┃ 寒冷療法

　氷囊などを患部に当て，末梢感覚受容器や神経，筋の活動性を低下させて鎮痛効果をもたらす。また，急性期の炎症を抑える作用もある。アイスパックや超低温療法がある。

4. 電気療法

　狭義の電気療法は，低周波通電治療を指し，高周波による電気療法（極超短波）は，むしろ温熱療法に属するが，ここでは一括する。

第1編

構造と機能

症状と病態生理

3 診察・検査・治療

疾患と診療

症状に対する看護

検査と治療に伴う看護

疾患をもつ患者の看護

事例による看護過程の展開

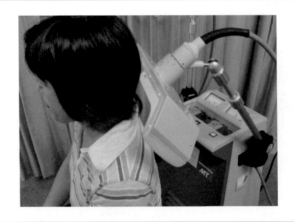

図 3-21 極超短波治療

1 低周波通電治療

　電気刺激（電磁波）を治療目的に用いる代表的なもので，1000Hz（ヘルツ）以下の様々な波形のパルス波を患部（神経，筋）に通電する。これ以上の高周波は熱作用となる。電気刺激は過緊張した筋を弛緩させるのに有効であり，一方，筋を他動的に収縮させて末梢神経損傷（麻痺）に伴う筋萎縮の防止にも応用できる。また，神経への通電により鎮痛作用も期待できる。

　皮膚上に貼付した表面電極からパルス波を出して鎮痛作用を発揮させる，経皮的電気刺激療法（TENS）も行われる。

2 極超短波（マイクロウェーブ）治療

　1000Hz 以上の電磁波を患部に当てると，体内の深部に熱が発生して温熱効果を発揮する。日本では，医療用として定められた 2450MHz（メガヘルツ）の波長の極超短波を利用する。体表面や生体内に金属があると発熱するので，注意を要する（図 3-21）。

3 超音波療法

　超音波は電磁波ではなく波動であり，治療用には 1MHz が使われる。患部に当てると深部に熱が発生し，また機械的振動作用（マイクロマッサージ効果）があるので，筋緊張（痙縮*）緩和にも効果がある。

4 レーザー治療

　温熱作用や機械的振動作用などの物理的作用があり，主に鎮痛目的で用いられる。椎間

＊ 痙縮：種々の原因によって反射が増強して筋緊張が亢進した状態のこと。

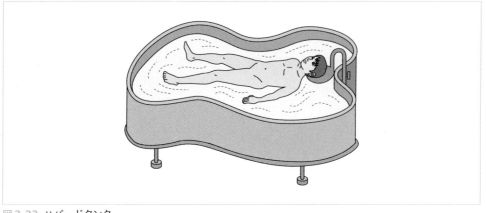

図 3-22 ハバードタンク

第1編

構造と機能

症状と病態生理

3 診察・検査・治療

疾患と診療

症状に対する看護

検査と治療に伴う看護

疾患をもつ患者の看護

事例による看護過程の展開

板ヘルニアに対する髄核蒸散法や星状神経節ブロックなどにも応用されている。

■ 5. 水治療

1 | 水中訓練（運動浴）

　水中での運動には様々な利点があり，浮力により重力の負担が軽減するため，患肢の運動が楽になり，早期荷重歩行が可能となる。また，水中では運動が速いほど大きな抵抗が働くので，抵抗運動としても利用でき，さらに適度の水温により，筋・関節運動が円滑になる。温水プールや大浴槽など大きな規模の設備が必要であるが，機能訓練としては非常に有用な方法である。

2 | ハバードタンク

　ハバードタンク（Hubbard tank）は仰臥位のまま入れる運動浴槽である。人が手足を広げた形，すなわちひょうたん型をしているので，タンク内で種々の活動ができ，理学療法士も患者に近づきやすいなどの特長がある（図 3-22）。

3 | 渦流浴

　渦流浴（vibra-bath）は，小型の浴槽の中に渦巻きや振動などの機械的刺激を与えるもので，温熱効果のほかにマッサージ効果がある。

C 作業療法

　上肢の運動では，繊細な動作が要求される。筋の協調的な運動や代償的な運動を，様々な器具を使って訓練し，実際の日常生活に適合させるための訓練を，**作業療法（OT）**という。患者の年齢，性別，障害の部位や，訓練の内容・程度により，玩具，木工・粘土細

工，そのほか様々に考案された器具を使って訓練を行う。各種神経・筋疾患，リウマチ性疾患などで，上肢，特に手の機能が障害された場合に行われる。

D 薬物療法

1. 関節内注射

関節リウマチや変形性関節症などに対して，関節水症があれば関節液を吸引排除した後，局所麻酔薬，副腎皮質ステロイド薬，関節軟骨保護薬などを注入する。最も頻繁に行われる膝関節では，通常，上外側関節裂隙から刺入する。これは化膿性関節炎を引き起こす可能性があり，その場合関節の重篤な機能障害を残すことになるため，注射針刺入の際には無菌操作に留意する。

2. 腱鞘内注射

腱鞘炎に対して，腱鞘内もしくは周囲に，局所麻酔薬や副腎皮質ステロイド薬を混合して注入する。同じ部位への注射を繰り返すと腱や筋に変性が起こり，断裂を生じることがあるので，頻回の実施は避ける。

3. 神経ブロック

種々の原因による疼痛性疾患に対し，疼痛緩和や神経そのものの機能減弱を目的に，痛覚刺激伝達の遮断や，痙性麻痺における神経の被刺激性軽減などを行うことを神経ブロックという。方法としては，当該神経の周囲に局所麻酔薬，場合によっては効果を高めるために副腎皮質ステロイド薬を混入したり，がん性疼痛には永続的効果をねらって神経遮断薬（アルコール，フェノールなど）などを注入したりする。

1 | 硬膜外ブロック

本来，手術時の麻酔に利用するものであるが，低濃度局所麻酔薬を硬膜外腔に注入し，交感神経ブロックによる血管拡張を介した血流改善，あるいは痛覚神経ブロックによる鎮痛などを図る。腰部〜下肢痛には，腰椎棘突起間で穿刺するか，または仙骨裂孔から穿刺する。また，硬膜外留置カテーテルを挿入すると，これをとおして体外から定期的，持続的に薬物を注入することができ，がん性疼痛，閉塞性動脈硬化症やバージャー病，あるいは術後の鎮痛，さらには微小血管吻合後の血管拡張などに有効である。

2 | 神経節ブロック

頸部の交感神経節ブロック（星状神経節ブロック，stellate ganglion block）は，頭頸部〜上肢の血行障害などに基づく種々の症状の改善に有効である。いわゆる「むち打ち損傷」の

後に様々な自律神経症状を呈するバレー–リエウ症候群に対しても効果を示すことが多い。

E 手術療法

　外科的な治療以外の治療を総称して保存療法とよび，患者に侵襲が少ないため通常は第1選択となるが，治療の経過や到達点（＝ゴール）を考慮した際，より利点が多いと考えられた場合には手術療法が選択される。全身あるいは患部への手術侵襲や手術で起こり得る合併症を考慮して，慎重に適応を決定するとともに，主に機能的側面から患者の希望をよく聞き，手術の内容，術後の訓練や予想される改善度，手術の危険性などについて説明したうえで，十分な理解と納得（インフォームドコンセント）を得てから行わなければならない。

1. 骨の手術

1 骨接合術

　骨接合術は，手術的に骨折部に達し，整復とともに内固定をする方法で，**内固定**（internal fixation），あるいは**観血的整復固定**（open reduction and internal fixation：**ORIF**）ともいう。固定材の材質は，できるだけ異物反応が少なく強固なものが望まれる。各種ステンレススチールなどが使用されてきたが，近年ではチタン合金が用いられることが多い。術後はギプス固定などの外固定が不要になることが望ましいが，骨粗鬆症の患者や粉砕骨折などで強固な内固定が困難な場合は，一定期間併用することもある。

　固定に用いる材料には，内副子（プレート），螺子（スクリュー），髄内釘*などがあり，骨折の部位や形態によってこれらを使い分けることとなる。近年では，より強固な固定が可能となったロッキングプレートや，抜釘が不要なポリ乳酸（PLLA）でできた吸収性骨接合材料も使用されている。器具の改良によりその応用範囲が広がり，固定力増強による術後の早期運動や荷重も可能となった。小さな骨折部に対してワイヤー鋼線で縛って固定する方法を**締結法**といい，膝蓋骨の粉砕骨折に対する周辺締結法がよく行われる。関節運動の際，骨折部に圧迫力が加わるよう工夫されたものに，引き寄せ鋼線締結法（tension band wiring）がある（図 3-23）。

2 骨切り術

　骨切り術（osteotomy）は，骨を手術的に一度切り，角度や位置を変えて再接合する方法である。骨接合にはステープルやプレート，創外固定器が使われることが多い。先天性，外傷性，麻痺性に生じた骨の変形に対し矯正を施して，隣接関節への荷重が分散することを主目的とする。内反膝を呈する変形性膝関節症に対する高位脛骨骨切り術（図

＊ **髄内釘**：骨接合術に使用される金属釘で，骨折部上下の髄腔内に貫通させて骨折部を固定する方法。

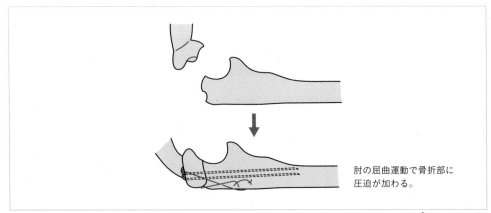

肘の屈曲運動で骨折部に
圧迫が加わる。

図3-23 肘頭骨折に対する引き寄せ鋼線締結法

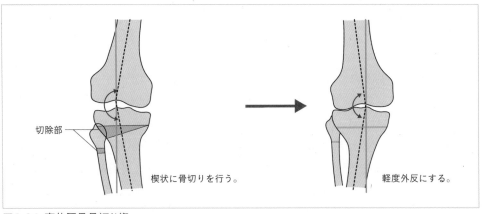

切除部

楔状に骨切りを行う。

軽度外反にする。

図3-24 高位脛骨骨切り術

3-24)，先天性股関節脱臼後の変形に対する大腿骨内反骨切り術，内反肘に対する上腕骨
の矯正骨切り術などがよく行われる。

3 | 骨移植

　骨移植（bone graft）は，骨欠損の補填，骨形成の刺激，関節の固定や制動などを目的
に行われる。移植骨としては新鮮自家骨が最も優れ，最も多く骨を採取できる腸骨のほ
か，脛骨の一部や肋骨，腓骨が利用される。**マイクロサージャリー***による血管柄付き骨
移植*は，条件の悪い部位への移植に威力を発揮している。多量に必要な場合には，骨銀
行（骨バンク）に凍結貯蔵しておいた同種骨を使用したり，人工骨を用いたりすることも
ある。

---

* **マイクロサージャリー**：顕微鏡下で行う手術の総称。整形外科や形成外科領域では，切断指・肢再接着以外にも血
　管柄付き遊離骨移植など種々の遊離組織移植に利用されている。
* **血管柄付き骨移植**：確実に生着させるため，移植骨に血管を付けた状態で移植する方法。

2. 関節の手術

1 関節切開術

関節切開術（arthrotomy）は，関節包まで切開し，関節腔と体外を交通させるものである。多くは化膿性関節炎で関節内に膿が貯留した時に，排膿（ドレナージ）の目的で行われる。

2 滑膜切除術

滑膜切除術（synovectomy）は，滑膜に主病変がある，関節リウマチ，関節結核，色素性絨毛結節性滑膜炎などに対して，病変滑膜を除去する目的で行われる。

3 関節固定術

関節固定術（arthrodesis）は，骨移植により人工的に良肢位で関節強直をつくる手術であり，可動性は失われるが，支持性と無痛性が得られる。感染や神経麻痺，関節リウマチなどによる高度の関節破壊に対して行われるが，患者の年齢，性別，生活様式，職業などにより適応は一部に限られる。

4 関節形成術

関節形成術（arthroplasty）は，高度に破壊された，あるいは強直・高度の拘縮に陥った関節の除痛や授動（可動域の拡大）を図るものである。関節内外の癒着を剝離する方法や関節をつくる骨の末端部（骨頭など）を人工材料で形成（造形）する方法，自家筋膜，人工膜などを挿入する方法，さらに人工材料による関節置換術（replacement arthroplasty）がある。

❶人工骨頭置換術

人工骨頭置換術は，大腿骨頸部骨折や上腕骨頭粉砕骨折などに対しては，早期離床や治療期間（固定期間）短縮を図るためによい適応である。そのほか，骨頭の阻血性壊死や腫瘍の場合に，大腿骨頭や上腕骨頭の置換術が行われる（図3-25）。人工骨頭の耐用年数（約10〜15年程度）の問題から，実施は高齢者や活動性の低いケースに限られる。

❷人工関節置換術

人工関節置換術は，骨頭のみでなく，関節窩（臼蓋）も含めて，関節全体を人工物で置換する手術で，良好な可動域や除痛が得られる。一般に，関節リウマチ，変形性関節症などで高度の関節破壊がみられる場合に行われる。人工関節は，通常，ポリエチレンなどの合成樹脂と金属より構成される。磨耗やゆるみ，あるいは遅発性感染などの問題もあって，高齢者に限られることが多い（人工関節の平均耐用年数は10〜15年といわれる）。主に股関節（図3-26）と膝関節（図3-27）に行われるが，関節リウマチなどでは，肩，肘，手，指，足などにも行われる。挿入物と骨との接合に骨セメントを使うタイプと，骨セメント

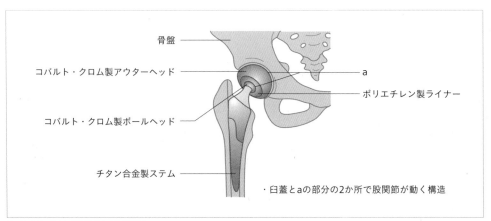

図3-25 人工骨頭（大腿骨頭）

骨盤

コバルト・クロム製アウターヘッド

a

コバルト・クロム製ボールヘッド

ポリエチレン製ライナー

チタン合金製ステム

・臼蓋とaの部分の2か所で股関節が動く構造

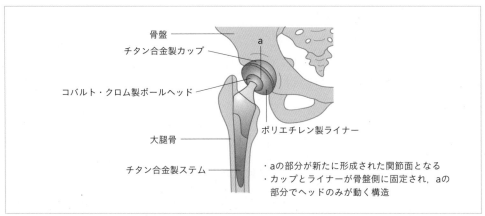

図3-26 人工股関節

骨盤

チタン合金製カップ

a

コバルト・クロム製ボールヘッド

ポリエチレン製ライナー

大腿骨

チタン合金製ステム

・aの部分が新たに形成された関節面となる
・カップとライナーが骨盤側に固定され，aの
　部分でヘッドのみが動く構造

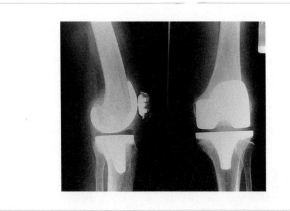

図3-27 人工膝関節

が不要なタイプに分けられるが，骨粗鬆症が強い場合や骨欠損が大きい場合には，骨セメ
ントが必要となることが多い。

　人工関節置換術後の感染率は，0.5〜2％である。感染を起こすと洗浄や不良組織の除

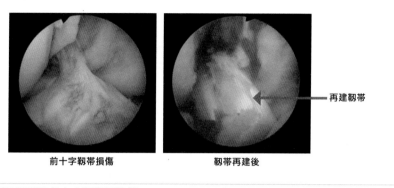

第1編

構造と機能

症状と病態生理

3 診察・検査・治療

疾患と診療

症状に対する看護

検査と治療に伴う看護

疾患をもつ患者の看護

事例による看護過程の展開

前十字靱帯損傷　　　靱帯再建後　　　■ 再建靱帯

図3-28　関節鏡視下膝関節前十字靱帯再建術

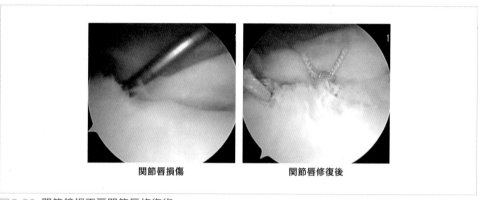

関節唇損傷　　　関節唇修復後

図3-29　関節鏡視下肩関節唇修復術

去，インプラント抜去などの再手術を余儀なくされることが多い。再置換術は可能であるが，患者にとっては大きな侵襲となるので，感染予防には十分に配慮すべきである。遅発性感染もあり得るので，置換術後は患肢の清潔を保つよう指導する。

5　関節制動術

　関節制動術は，関節の異常不安定性（脱臼，亜脱臼）に対して正常な安定性を得るための手術である。反復性肩関節脱臼や反復性膝蓋骨脱臼に対する方法などがある。

6　関節鏡視下手術

　内視鏡手術は，正常な組織を傷つけにくい，術後の疼痛が少ない，滅菌された灌流液を流しながら手術を行うため術後感染が少ない，術後の傷が小さい，術後リハビリテーションの負担が少ないなどの利点があるが，術者の技術の習得に時間を要する。

　膝関節前十字靱帯損傷に対する靱帯再建術（図 3-28）や，半月板損傷に対する半月板切除術もしくは半月縫合術，反復性肩関節脱臼に対する関節唇修復術（図 3-29），肩関節の腱板修復術などでは現在，ほとんどがこの関節鏡視下手術で行われるようになった。内視

鏡下技術の発展に伴って適応は徐々に広がり，手関節，肘関節，足関節などにも応用されている。

3. 脊椎・脊髄の手術

1 | 椎弓切除術，椎弓形成術

　椎弓切除術は，腰部脊柱管狭窄症に対して，後方から脊柱管を開いて脊髄（馬尾）の除圧を目的に行われる。一方，椎弓切除術を行うと，脊髄を保護する後方の骨の壁がなくなり，術後の不安定性を招く危険性があるため，頸椎に対しては，一般的に椎弓形成術（脊柱管拡大術，図 3-30）を行って脊柱管後壁を温存・再建する。

2 | 脊椎固定術

　脊椎固定術には，主として後方法と前方法がある。

▶ **脊椎後方固定術**　脊椎後方固定術は主に，脊椎の脱臼，脊椎分離症や脊椎すべり症，脊柱変形（後弯，側弯）の矯正後の固定などに行われる。広範な脊柱管狭窄症や後縦靱帯骨化症の後方除圧術（椎弓切除術または椎弓形成術）の後に追加されることもある。骨移植によるものと（H 型骨移植などによる後方固定法，後側方固定法など），種々の内固定材，各種ペディクルスクリューなどに骨移植を併用する方法がある。

▶ **脊椎前方固定術**　前方進入法による頸椎椎間板ヘルニア*の摘出後には，通常，該当する椎間が不安定となるため，骨移植を含めた脊椎前方固定術を実施する。粉砕型の脊椎椎体骨折，脊椎カリエス，化膿性脊椎炎などの場合，前方から椎体を搔爬した後に自家骨や人工骨を移植し，種々の内固定材で固定することもある。

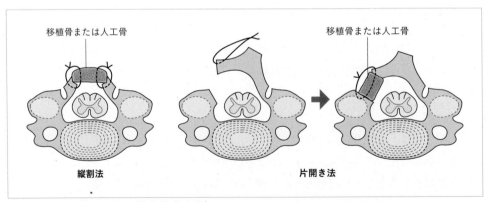

移植骨または人工骨　　　　　　　　　　　　　　移植骨または人工骨

縦割法　　　　　　　　　　　　　片開き法

図 3-30　様々な椎弓形成術（脊柱管拡大術）

＊ **ヘルニア**：異常裂孔を通過して臓器または組織が脱出する状態。椎間板ヘルニアでは，髄核が線維輪を破って後方の脊柱管内に突出して神経を圧迫する。

4. 腱・靱帯の手術

1　腱切り術

　腱切り術（tenotomy）は，先天性もしくは後天性に拘縮（短縮）した筋・腱に対して切断・切除を行うことである。先天性筋性斜頸，先天性内反足，変形性股関節症，外傷後の関節拘縮などが適用となる。

2　腱延長術

　腱延長術（tendon lengthening）は，先天性あるいは後天性（外傷性，麻痺性）の関節拘縮やアキレス腱拘縮など，切断では機能的損失が大きい場合に行われる。腱にZ型の切開を入れ，長軸方向に必要なだけずらして腱側縫合をするZ延長術がよく行われる（図3-31）。

3　腱縫合術

　腱縫合術（tendon suture）は，外傷性，または変性に断裂した腱に対して行われるが，術後の長期固定によって癒着を併発しやすい。特に手指の屈筋腱は術後十分な滑動性を保つ必要があり，高度な専門的技術を要する。骨付着部付近での断裂では，プルアウトワイヤー（pull-out wire）法が用いられる（図3-32）。

4　腱移植

　陳旧性の腱断裂では，断端部の広範囲の変性のために，腱の断端どうしの直接縫合が不可能なことが多いので，欠損部を橋渡しするために腱移植（tendon graft）が行われることが多い。移植に使用する腱は，切除しても機能的損失の少ない長掌筋や足底筋が用いら

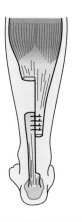

図3-31　アキレス腱のZ延長術

第1編

構造と機能

症状と病態生理

3
診察・検査・治療

疾患と診療

症状に対する看護

検査と治療に伴う看護

疾患をもつ患者の看護

事例による看護過程の展開

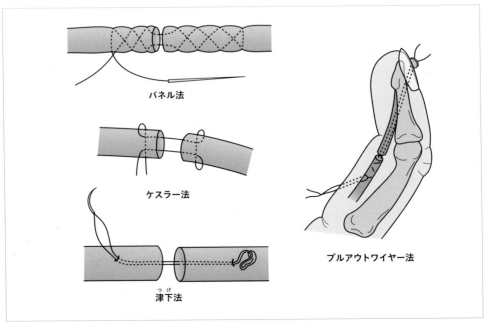

パネル法

ケスラー法

プルアウトワイヤー法

津下法

図3-32 様々な腱縫合術

れる。

5 | 腱移行術

腱移行術（tendon transfer）は，回復の見込みのない麻痺した筋・腱の代わりに，健常な筋・腱の付着部を麻痺筋の付着部へ移行することで麻痺筋の機能の代償をさせる方法である。正中神経麻痺の際の母指の対立筋再建術や，ポリオや腓骨神経麻痺の際の足関節背屈筋（前脛骨筋）の麻痺による尖足に対する後脛骨筋の前方移行術が有名である。

┃ 5. 末梢神経の手術

1 | 神経剝離術

神経剝離術（neurolysis）は，外傷後など，瘢痕性の癒着や圧迫により麻痺している場合に，瘢痕を切除し，神経を周囲組織から剝離して圧迫や癒着を取り除く手術である。一般に，3か月間待機しても神経麻痺の回復徴候が認められないときに適応となる。

2 | 神経縫合術

神経縫合術（nerve suture）は，神経が完全に切断された場合や，瘢痕化が強いために神経剝離術で効果が期待できない場合に行われる。断端を健常な神経線維束が見える部位まで新鮮化し，縫合時の緊張を軽くするため，適宜，上下に神経を剝離して断端の可動性をもたせた後に縫合する。通常，神経幹を覆う神経上膜を縫合する（神経上膜縫合術，

第
1
編

構造と機能

症状と病態生理

3
診察・検査・治療

疾患と診療

症状に対する看護

検査と治療に伴う看護

疾患をもつ患者の看護

事例による看護過程の展開

epineural suture）が，マイクロサージャリーを利用した神経線維束縫合術（funicular suture）も可能である。縫合後の神経の再生速度は，平均して1日1〜2mm程度である。

3 ｜ 神経移植

神経移植術（nerve graft）は，断端どうしの直接吻合が不能な場合に，知覚神経線維のみからなる下腿の腓腹神経などを摘出し，欠損部を橋渡しをするように縫合するものである。

4 ｜ 神経移行術

神経移行術（nerve transfer）は，健常な神経を，回復不能な麻痺を起こした神経に移行して縫合する方法である。代表的なものとして，腕神経叢損傷に対し，患側の2〜3本の肋間神経を束にして筋皮神経の末梢側に移行・縫合し，上腕二頭筋の肘関節屈曲機能を再建する肋間神経移行術がある。

5 ｜ 神経移動術

神経移動術（nerve transposition）は，神経が骨の突起で圧迫や摩擦を受けている場合に，神経の走行を変えて緊張を緩める手術で，肘部管症候群における尺骨神経前方移動術が有名である。

6 ｜ 神経切除術

神経切除術（neurectomy）には，脳性麻痺における痙性尖足に対して筋緊張を緩める目的で行われるストッフェル手術や，脊髄損傷や脊椎（脊髄）の悪性腫瘍の際の頑固な疼痛を除去する目的で行われる脊髄後根切離術，脊髄横断切離術・切除術などがある。

6. 四肢切断術

高度挫滅創，重症感染症（ガス壊疽など），悪性腫瘍，糖尿病や動脈硬化症による壊疽などでは，やむを得ず患肢を切断しなければならないことがあり，これを**四肢切断術**という。関節部で行う場合は，関節離断術（disarticulation）となる。原則として切断範囲は最小限にとどめることが望ましいが，義肢の種類，断端軟部組織の状態，血行状態などを考慮に入れて切断レベルを決定する。切断後は血行の滞留を防ぐとともに，断端の縮小（萎縮，成熟）を促進し，近位隣接関節の不良肢位拘縮予防のために，弾性包帯による圧迫を行う。

▶幻肢痛 切断後に切断された四肢の一部がまだあるかのように不快な痛みを感じることがあり，これは**幻肢痛**（phantom pain）とよばれる。予防には切断直後からの仮義肢装着や早期運動開始，あるいは心理療法などが有効とされている。

7. 皮膚移植（植皮術）

　組織に緊張を与える無理な創閉鎖は，血行障害や壊死を起こす場合がある。開放創，あるいは，瘢痕拘縮切除や腫瘍摘出の後に大きな皮膚欠損ができて皮膚を一期的に縫縮できない場合には，**皮膚移植**（skin graft）を行う。皮膚移植は遊離植皮と有茎植皮に分けられるが，次に述べるようにそれぞれに利点・欠点があり，部位や病態に応じて使い分ける。

1 ｜ 遊離植皮

　遊離植皮（free skin graft）は，採皮（恵皮）部から一定の大きさ，厚さの皮膚片を切除して，移植先の皮膚欠損部を被覆する方法である。移植する皮膚の厚さにより，表皮のみ（ティールシュ法），真皮までの全層（クラウゼ法），その中間の厚さの3種に大別される。移植先の軟部組織が豊富で，血流が比較的良好な場合に適応となる。一般に，移植する皮膚は薄いほど生着率はよいが拘縮を起こしやすく，逆に厚いほど生着率は悪くなるが成功すれば可動性もよく，拘縮を起こしにくい。

2 ｜ 有茎植皮

　移植先の母床の血流が不良だったり，骨や腱が露出していたり，可動性（柔軟性）が必要な関節部などの場合，皮下組織や脂肪組織が十分に付き，血流の良い皮膚（皮弁）による被覆が必要となる。このような場合，移植する皮膚片を完全に切離せず，周囲と一部連続性を保ち（＝有茎），血管を温存した状態で移植先を被覆することがある。その後周囲からの新生血管と交通ができて皮膚弁が生着した後，その基部で切離するのが有茎植皮（pedicle skin graft）（図3-33）である。通常，皮弁切離まで3週間程度が必要なことから患者の負担が大きく，また，有茎であるため適用部位が制限されるのが欠点である。

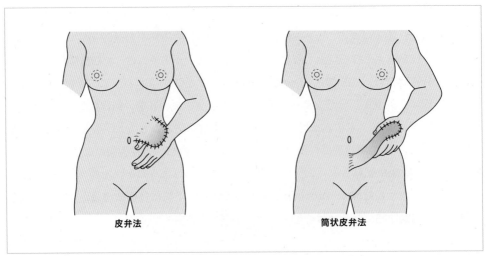

皮弁法　　　　　　　　　筒状皮弁法

図3-33　有茎植皮

3 血管柄付き遊離皮弁移植

近年発達したマイクロサージャリーを応用し，血管柄付きの皮弁を遊離移植する方法である。移植片（皮弁）に侵入している血管と移植先の血管を直接吻合するので，血行が良好で，厚く大きい皮膚（皮弁）を移植できるため，状態が悪い移植先，また，有茎植皮では不可能だった遠隔部にも移植できる。同時に神経も縫合すると，知覚を有する皮膚が移植できる。

一方，同じ手技で骨や筋肉も移植し，慢性骨髄炎などによる大きな骨欠損部の補填，あるいは神経麻痺などによって失われた筋の機能再建も可能となる。さらに，外傷や先天異常などによる手指の欠損に対して足趾を移植することも可能となった（複合組織移植）。

F　義肢，装具

1. 義肢

義肢とは，欠損した四肢の形態や機能を補うために装着する代用肢である。

1 上肢義肢（義手）

義手は，目的により，次のように分類される。
①**常用義手**：装飾用のもので，作業能力はほとんどない。
②**作業義手**：様々な作業をすることを目的としたもので，健側の手で任意の肢位に固定でき，目的に応じて様々な手先具を取り付けられる。
③**能動義手**：肩運動を力源として，これを力索（伝導索）によって伝えることにより，義手の肘関節（継手）や指先を能動的に動かすものである（図3-34）。

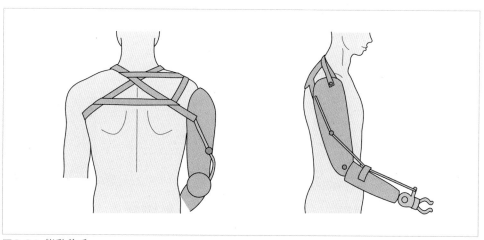

図3-34　能動義手

④**動力義手**：電気モーター（電動義手）や油圧などを利用する体外力源義手である。前腕切断に対し，残された前腕の筋から表面電極を介して電気信号を採取し，これを増幅して，手部に組み込まれたモーターで指を動かす筋電義手が開発されている。

2 下肢義肢（義足）

義足には，切断部位に応じ，股義足（カナダ式股義足），大腿義足（普通型，吸着式），膝義足，下腿義足（PTB型，PTES型，KBM型など），足関節切断用のサイム義足などがある。

構造上では，殻構造義足と骨格構造義足に分けられるが，現在では後者の骨格構造義足が主流である。断端を入れるソケットの型，懸垂法，膝および足継手の形式など，個々の部品が細かい処方のもとに作製され，組み立てることができ，部品の交換も容易でモジュラー義肢ともよばれる。

目的によっては，次のように分類される。

①**仮義足**：切断術施行後，断端がやせて（萎縮，成熟）本式の義足が装着できるようになるまで，仮義足（パイロン）を使って歩行訓練をする。筋力の増強，義足歩行技術の習得に役立つ。切断創が治癒してから装着するのが普通であるが，切断術施行直後から仮義足を付ける方法もある。

②**作業義足**：水田での農作業用など，様々な作業をしやすいように作製されたものである。

③**機能義足**：外観と機能を兼ね備えたものである。大腿義足では，断端とソケットの間にできる陰圧を利用して義足の脱落を防ぐ吸着式（suction socket）が汎用されている（図3-35a）。回転やピストン運動が起こりにくいように，ソケットの横断面は四辺形を呈している。下腿義足では，膝蓋腱の部分で荷重を支えるPTB（patellar tendon-bearing）型義足が広く使われている（図3-35b）。

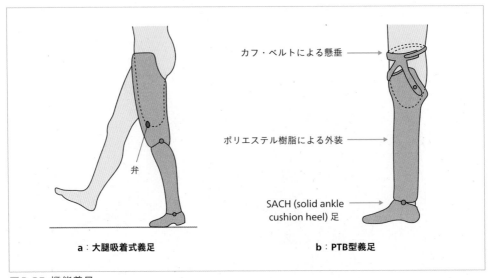

弁

カフ・ベルトによる懸垂

ポリエステル樹脂による外装

SACH (solid ankle cushion heel) 足

a：大腿吸着式義足　　　　　　b：PTB型義足

図3-35 機能義足

2. 装具

　装具（brace）は，症状の軽減や治療のために用いられ治療として使用する**治療用装具**と，治療が終了し，変形または機能障害が固定した後に，失われた機能を補助あるいは代償して日常生活動作向上のために使用する**常用装具**（更生用装具，機能装具）に分類される。安静保持，固定，免荷，支持，変形矯正，歩行補助，牽引など，いくつかの目的を兼ねる場合が多い。材料の弾性度により軟性装具と硬性装具があり，材質はプラスチック，金属，布，ゴムなどが用いられる。

1 ｜ 上肢装具

　神経麻痺に対する良肢位保持用装具（コックアップスプリント，図3-36），関節拘縮に対する矯正あるいは自動運動訓練の補助としての指装具（図3-37）など様々なものがある。

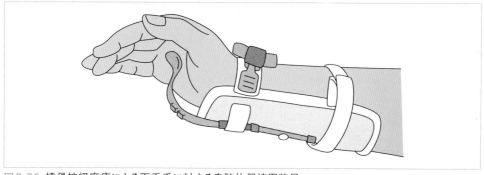

図3-36　橈骨神経麻痺による下垂手に対する良肢位保持用装具

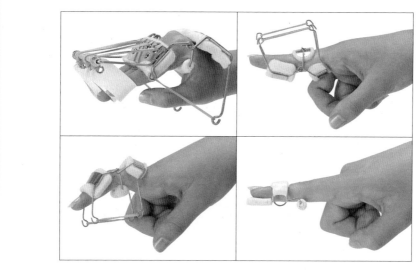

写真提供／一般社団法人日本義肢協会『義肢・装具カタログ』

図3-37　手指の装具

　下腿〜足部の免荷を目的とした PTB 装具，主に下肢の神経麻痺に対して用いられる短下肢装具（short leg brace；SLB）や長下肢装具（long leg brace；LLB）がある（図3-38a，b）。股関節の免荷が必要な症例では，坐骨支持が付いている長下肢装具を用いる（図3-38c）。麻痺性尖足に対しては，バネの力で背屈を補助するクレンザック継手（図3-38d）や，簡単なプラスチック製の尖足防止装具（図3-38e）もある。膝の靱帯損傷に対しては，固定用装具として種々のものが開発されている（図3-39）。

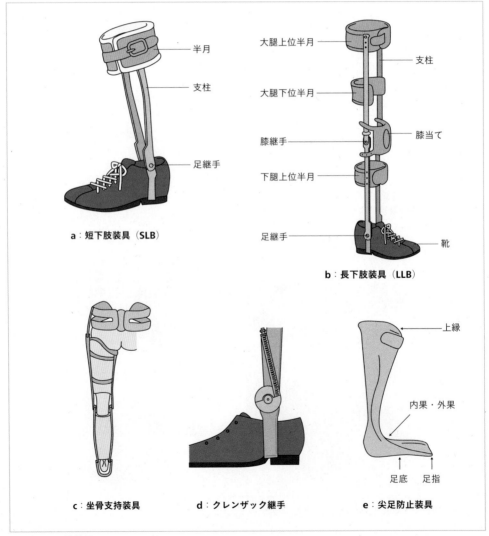

図3-38　下肢装具

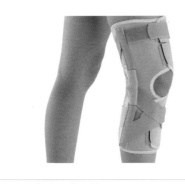

膝関節の屈曲や伸展角度の制限や調整が可能である。

写真提供／一般社団法人日本義肢協会『義肢・装具カタログ』

図3-39 膝靱帯損傷用装具

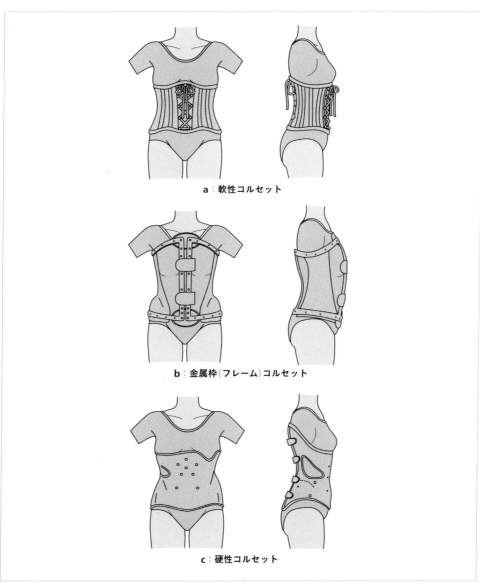

a：軟性コルセット

b：金属枠（フレーム）コルセット

c：硬性コルセット

図3-40 体幹装具

第1編

構造と機能

症状と病態生理

3

診察・検査・治療

疾患と診療

症状に対する看護

検査と治療に伴う看護

疾患をもつ患者の看護

事例による看護過程の展開

　体幹装具と頸部装具は，体幹支持や運動を制限する固定などの目的で用いられる。腰椎椎間板ヘルニアや腰椎分離症，変形性脊椎症などには布製の**軟性コルセット**（いわゆる**ダーメンコルセット**）（図3-40a），脊椎圧迫骨折や脊椎カリエス，脊椎固定術後には金属枠（フレーム）コルセット（図3-40b）や硬性コルセット（図3-40c）が用いられる。変形の進行阻止を目的にしたものとして，脊柱側弯症用の**ミルウォーキー・ブレース**が有名である（本編図4-60参照）。

　頸椎用も，病状に応じて，簡易固定から強固な固定を図るものまで様々な種類がある（図3-41）。ハローベスト（図3-41d）は，頭蓋骨外板に刺入したピン（通常4本）を円形のリング（ハロー）に取り付け，体幹のチョッキ型固定具（ベスト）と連結して固定を行う装具で，頸椎の骨折・脱臼，あるいは術後固定に用いられる。

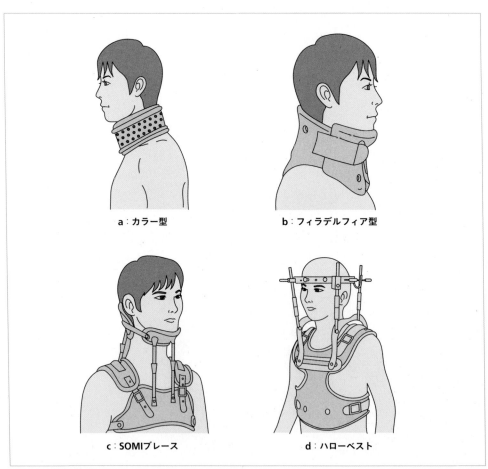

a：カラー型　　　　　　　　b：フィラデルフィア型

c：SOMIブレース　　　　　　d：ハローベスト

図3-41 頸部装具

国家試験問題

1 一側の下肢切断術後の幻肢痛で正しいのはどれか。 （98回 AM61）

    1. 断端面に生じる。

    2. 切断の反対側肢に生じる。

    3. 切断し喪失した部位に生じる。

    4. 断端創部の治癒と同時に消失する。

構造と機能

症状と病態生理

3

診察・検査・治療

疾患と診療

症状に対する看護

検査と治療に伴う看護

疾患をもつ患者の看護

事例による看護過程の展開

第 **4** 章

運動器の疾患と診療

この章では

● 運動器疾患の原因・症状・治療などについて理解する。

国家試験出題基準掲載疾患

骨折 ｜ 捻挫 ｜ 脱臼 ｜ 椎間板ヘルニア ｜ 筋ジストロフィー ｜ 骨髄炎
関節リウマチ ｜ 強直性脊椎炎 ｜ 変形性関節症 ｜ 骨肉腫 ｜ 骨粗鬆症

Ⅰ 骨折

骨折

	概要	・外力により骨組織の連続性が解剖学的に断たれた状態。運動器疾患において，最も重要かつ基本的な外傷性疾患
概要	分類	・発生原因：外傷性骨折，疲労骨折，病的骨折，脆弱性骨折 ・創との交通の有無：閉鎖骨折（皮下骨折，単純骨折），開放骨折（複雑骨折） ・折れ方：完全骨折，不完全骨折，不顕性骨折 ・外力の加わり方：直達骨折，介達骨折 ・発生機転：屈曲骨折，捻転骨折，裂離骨折，圧迫骨折 ・骨片の転位：1次性転位，2次性転位
	症状	・局所：疼痛，腫脹，変形，異常可動性，軋轢音，機能障害 ・全身：顔面蒼白，冷汗，脈拍微弱，ふるえ，悪心，自律神経の一過性の失調状態など ・副損傷，合併症：軟部組織の損傷，感染，血管損傷，血行障害，神経損傷，脂肪塞栓，内臓損傷，挫滅（圧挫）症候群，ズデック骨萎縮など
	検査	・単純Ｘ線検査，CT，MRI，骨シンチグラフィー
	主な治療	・整復：徒手整復，牽引療法，観血的整復 ・固定：外固定，内固定，機能的装具療法，機能訓練（後療法） ・開放骨折の治療：創の清浄化，骨折部の皮膚の処置，牽引療法，創外固定

1. 骨折とは

外力により骨組織の連続性が解剖学的に断たれた状態を，**骨折**（fracture）という。

骨折は運動器疾患において，最も重要かつ基本的な外傷性疾患である。その病態や症状は様々であり，また年齢や発生部位によっても治療方針が異なる。治療のゴールは，運動器の失われた機能を回復させることであり，それを遂行するためは，骨折の治癒過程，診断，治療，予後など総論や各種骨折の特徴など各論を，正確に理解しておく必要がある。

2. 分類

1 発生原因による分類

❶外傷性骨折（traumatic fracture）

正常な骨に，その強度を上回る強い外力が一度に加わって骨折を起こすものである。

❷疲労骨折（stress fracture, fatigue fracture）

▶ 概念　弱い外力が繰り返し同じ部位に加えられた結果，骨折に至るものである（図4-1）。

▶ 原因　スポーツによるものが多い。スポーツ障害として，脛骨，腓骨，大腿骨，肋骨，坐骨，恥骨，中足骨などによくみられる。

▶ 症状　外傷性骨折とは異なり，局所の軽い疼痛や軽度の腫脹，熱感など，症状が軽いことが多い。また，日常生活動作では症状に乏しく，スポーツ活動中に疼痛が増強してく

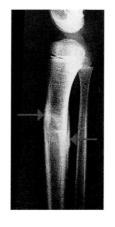

図4-1 疲労骨折（脛骨）

第1編

構造と機能

症状と病態生理

診察・検査・治療

4 疾患と診療

症状に対する看護

検査と治療に伴う看護

疾患をもつ患者の看護

事例による看護過程の展開

ることも多い。

▶ 検査　発生当初はX線検査では所見に乏しく，数週間後に骨膜反応や仮骨形成が認められ，初めて判明する場合もある。超音波エコーやMRI（磁気共鳴画像）などの検査が有用である。

▶ 治療　局所の安静や練習量の軽減など，保存療法で症状の軽減がみられることが多い。近年は早期スポーツ復帰を目的として，外科的治療が選択されることも少なくない。

❸病的骨折（pathological fracture）

▶ 概念　骨に病的変化があって力学的に弱くなっている場合，通常であれば骨折を生じない程度の弱い外力により，骨折を起こすものである。

▶ 原因　転移性あるいは原発性骨腫瘍，化膿性骨髄炎などの局所性病変，さらに単発性骨髄腫あるいは多発性骨髄腫，白血病などの血液悪性腫瘍などの疾患でもみられる。

❹脆弱性骨折（insufficiency fracture）

▶ 概念　骨粗鬆症などで強度が低下し，転倒などによる負荷で生じる骨折である。椎体，骨盤，大腿骨頸部などに好発する。

▶ 原因　骨粗鬆症，骨軟化症が多く，長期透析，糖尿病，関節リウマチも原因となる。

2 ｜ 創との交通の有無による分類

❶閉鎖骨折（単純骨折）

　閉鎖骨折（closed fracture）は，皮膚に開放創がないか，あっても骨折部と交通のないものであり，**皮下骨折**ともいう。

❷開放骨折（複雑骨折）

▶ 概念　開放骨折（open fracture）は，皮膚に開放創があり，骨折部と交通しているものをいう。医学的には開放骨折のことを**複雑骨折**とよぶが，折れ方が複雑という意味では

ない（ばらばらに折れた骨折は**粉砕骨折**［comminuted fracture］とよぶ）。

▶ 原因　強い外力で発生することが多い。

▶ 症状　骨折部が外気に曝露され，広範な皮膚欠損を伴うこともあることから，感染の危険性が高く，骨折治癒が遷延しやすい。重篤化すると骨髄炎を発症することもある。

3 ┃ 折れ方による分類

❶完全骨折

骨の連続性がその全周にわたり完全に断絶しているものである。

❷不完全骨折

一部で連続性が保たれているもの。骨折線の走り方から，横骨折，斜骨折，螺旋骨折，粉砕骨折などに分けられる（図4-2）。陥入骨折，骨に線状の亀裂が入ったのみで転位（「3. 転位」参照）のない**亀裂骨折**（いわゆる**ヒビ**），若木骨折，急性塑性変形などが含まれる。

❸不顕性骨折

単純 X 線検査では明らかでないが，MRI などで骨折の存在が証明されるものである。

4 ┃ 外力の加わり方による分類

❶直接外力，間接外力による分類

▶ 直達骨折　骨に直接外力（**直達外力**）が加わった部位で骨折を起こすものを，直達骨折（direct fracture）という。横骨折や粉砕骨折となることが多い。

▶ 介達骨折　外力が加えられた部位から離れたところ（**介達外力**）に骨折を起こすものを，介達骨折（indirect fracture）という。たとえば，手を突いて倒れたときの鎖骨骨折や尻もちをついたときの脊椎圧迫骨折などがあげられる。

❷発生機転による分類

発生機転（外力の加わり方）によって，以下のような分類がある。

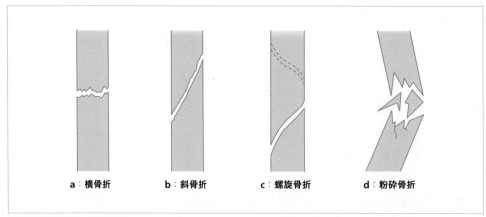

a：横骨折　　b：斜骨折　　c：螺旋骨折　　d：粉砕骨折

図4-2 骨折線による分類

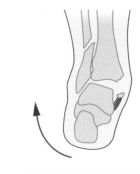
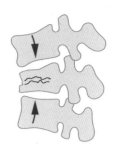

a：裂離骨折（足関節の脛骨内果）　　　b：圧迫骨折（脊椎）

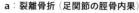

図4-3　介達骨折

- **屈曲骨折**：直達あるいは介達的に屈曲力が働き生じる。第3骨片*を伴うことが多い。
- **捻転骨折**：ねじるような力が加わり，骨折線は螺旋状になる。
- **裂離骨折**：急激な関節の過剰運動や筋の瞬間的な強い収縮によって生じる。骨折片の離開（転位）が大きい場合は，手術を要することがある（図4-3a）。
- **圧迫骨折**：長軸方向の圧迫力によって生じる。転倒や落下により脊椎椎体が押しつぶされる脊椎椎体骨折が多い（図4-3b）。

3. 転位

　骨折が起こると，骨折端は元の位置からずれることが多く，これを骨片の**転位**（displacement）という。

- **1次性転位**：骨折を起こしたときの外力によるもの。
- **2次性転位**：骨に付着する筋の収縮（牽引）によるもの。

　筋の牽引による転位の場合には，骨折部と筋の付着部の関係から，骨折部位によって特徴的な転位を生じる。転位形式には，側転位，長軸転位（食い違いの形をとる短縮性縦転位と，骨折端が離れる離開性転位に分けられる），屈曲転位，回旋転位などがある（図4-4）。特殊な転位として，頭蓋骨に起こる陥没もある。

4. 治癒過程と病態生理

1 治癒過程

　骨折が生じると，まず出血が起こり，骨折部周辺に血腫ができる（①血腫凝固期）。血腫は凝塊となり，しだいに線維芽細胞が出現し，そこに毛細血管が侵入して肉芽組織となる

---

* **第3骨片**：骨折により2つ以上に分かれたそれぞれの骨を骨片というが，近位骨片（身体の中枢に近い側の骨片），遠位骨片（身体の中枢に遠い側の骨片）に次いで大きな骨片を第3骨片という。粉砕骨折では，粉砕した骨片が複数見られる。

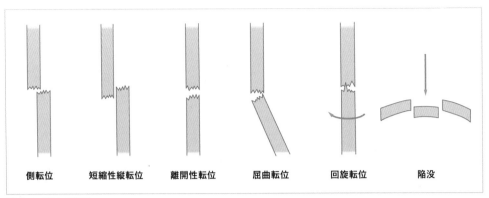

| 側転位 | 短縮性縦転位 | 離開性転位 | 屈曲転位 | 回旋転位 | 陥没 |

図4-4 骨片の転位

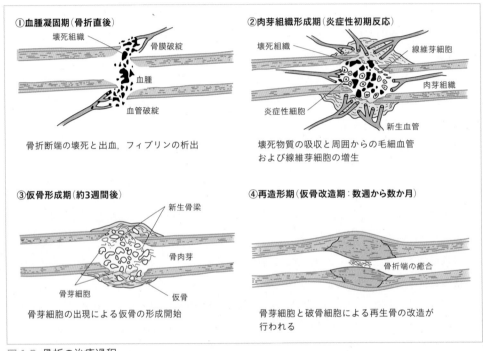

①血腫凝固期（骨折直後）
壊死組織
骨膜破綻
血腫
血管破綻
骨折断端の壊死と出血，フィブリンの析出

②肉芽組織形成期（炎症性初期反応）
壊死組織
線維芽細胞
肉芽組織
炎症性細胞
新生血管
壊死物質の吸収と周囲からの毛細血管
および線維芽細胞の増生

③仮骨形成期（約3週間後）
新生骨梁
骨肉芽
骨芽細胞
仮骨
骨芽細胞の出現による仮骨の形成開始

④再造形期（仮骨改造期：数週から数か月）
骨折端の癒合
骨芽細胞と破骨細胞による再生骨の改造が
行われる

図4-5 骨折の治癒過程

（②肉芽組織形成期）。線維芽細胞が骨芽細胞に変化して，これが有機基質（膠原線維やムコ多糖）を分泌し，**結合織性仮骨**（類骨）となる。これにカルシウムなどの無機質（ミネラル）が沈着（石灰化）し，**骨性仮骨**となる（③仮骨形成期）。この時期になれば，X線像で認められるようになる。仮骨はしだいに吸収と形成の再造形機転（remodeling）を経て，真の骨組織となり，骨折端どうしは固く癒合（硬化）する（④再造形期）（図4-5）。

2 ┃ 癒合障害（偽関節・遷延治癒）

▶ 概念　骨折の癒合障害のうち，骨折部の癒合機転が止まって骨折部に異常可動性を認めることを，**偽関節**（nonunion）（図4-6）という。骨折部の癒合が続いてはいるものの緩

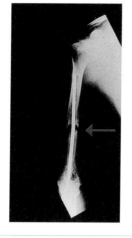

図4-6 上腕骨骨幹部骨折部位における偽関節

表4-1 骨折の癒合障害の原因となる全身的条件と局所的条件

全身的条件		● 全身的疾患（肝疾患，腎疾患，糖尿病，副甲状腺疾患，更年期や卵巣機能不全などの女性ホルモン低下状態，副腎皮質ステロイド薬使用中など）の合併 ● 高度の栄養不良 ● 高齢
局所的条件	血流不全	● 軟部組織の高度な挫滅 ● 大血管損傷の合併 ● 血行障害を伴う基礎疾患の合併 ● 栄養血管の進入が少ない部位（大腿骨頸部内側，手の舟状骨，距骨など）
	物理的条件	● 不十分な整復 ● 不十分な固定 ● 大きな転位
	感染	● 汚染された組織の残存 ● アトピー性皮膚炎や難治性皮膚潰瘍の合併 ● 異物 ● 骨髄炎　など

慢であることを，**遷延治癒**（delayed union）という。これらは骨折後の合併症の一つである。

▶ **原因**　骨折の癒合障害の原因となる条件には，表4-1のものがあげられる。

5. 症状，副損傷・合併症

1 ｜ 局所の症状

❶疼痛

自発痛は特に患部の動揺によって増強する。患部の動揺性は，骨片の転位を増強し疼痛が増すだけでなく，その骨片による血管や神経の損傷を招くおそれがある。

骨折部（線）直上の皮膚に認められる，限局性の圧痛を**マルゲーニュ**（Malgaigne）**の圧痛**という。また，離れた部位から叩くと骨折部に疼痛が生じるものを**介達痛**という。たと

第1編

構造と機能

症状と病態生理

診察・検査・治療

4 疾患と診療

症状に対する看護

検査と治療に伴う看護

疾患をもつ患者の看護

事例による看護過程の展開

えば，棘突起の叩打痛を調べることにより，椎体の圧迫骨折の有無を推察できる。

❷ 腫脹

　出血，充血，浮腫，さらには白血球やリンパ球などの細胞の増加により腫脹が起こる。受傷後，数分で発生し，2～3日で著明となるが，整復，安静・固定，冷却，高挙，圧迫などの適切な処置により，1～2週間で鎮静化に向かう。

　若木骨折や豊富な軟部組織に覆われた深部の骨の不完全骨折（舟状骨骨折，大腿骨頸部内側骨折，脊椎椎体圧迫骨折など）などでは，腫脹をみないことも多い。

❸ 変形

　骨片の転位により，外見（視診）上，屈曲，陥凹，短縮，ねじれなどの変形がみられる。転位のない亀裂骨折，不完全骨折ではみられないこともある。

❹ 異常可動性

　完全骨折の際に認められるが，亀裂骨折や陥没骨折などではみられないこともある。

❺ 軋轢音

　異常可動性のあるときに，骨折端の触れ合う音が聞こえる場合がある。

❻ 機能障害

　受傷直後より，患肢（部）の機能障害（動かなくなる，動かせなくなる）が出現するが，陥没骨折では軽いことが多い。

2 ｜ 全身症状

　骨折の直後に一過性（数分～数十分）のショックが起こることがあり，臨床的には顔面蒼白，冷汗，脈拍微弱，ふるえ，悪心などがみられる。疼痛や不安，恐怖などによる自律神経の一過性の失調状態と考えられる（1次性ショック）。また，発熱を伴うことがあるが，感染がない限り，軽度で一過性のことが多い。

3 ｜ 副損傷・合併症

❶ 軟部組織の損傷

　皮膚や皮下組織の損傷では，圧挫*による微小血流障害のために数日後から皮膚が変色し（蒼白，チアノーゼ），壊死に陥ることがある。開放骨折の場合には，筋や腱，靱帯などの損傷を種々の程度に伴っていることが少なくない。

❷ 感染

▶ 原因　開放骨折あるいは閉鎖骨折でも，手術をした場合には感染の危険性が生じる。

▶ 感染症のリスク　重度多発外傷や基礎疾患の存在による免疫力低下，局所挫滅による血行障害，不適切な創処置や抗菌薬投与などがあげられる。

▶ 起炎菌　グラム陽性球菌である黄色ブドウ球菌が多いが，抗菌薬（抗生物質）の大量使用

＊ 圧挫：重量物などによって，からだの一部が長時間圧迫されること。

第1編

構造と機能

症状と病態生理

診察・検査・治療

4 疾患と診療

症状に対する看護

検査と治療に伴う看護

疾患をもつ患者の看護

事例による看護過程の展開

表4-2 血管損傷の徴候5P

❶ pain（疼痛）
❷ paleness（蒼白）
❸ paresthesia（知覚異常）
❹ paralysis（運動麻痺）
❺ pulselessness（動脈拍動消失）

により，弱毒常在菌である表皮ブドウ球菌やグラム陰性桿菌の緑膿菌などが増えている（菌交代症，日和見感染）。軟部組織の挫滅が強い場合には，まれにガス壊疽菌や破傷風菌などの嫌気性感染症により重篤な病態を引き起こすこともあるので注意を要する。近年，多剤耐性を示すMRSA（メチシリン耐性黄色ブドウ球菌）が増加しており，治療に難渋することが多い。

❸ 血管損傷

▶ 原因　受傷の際の直接血管損傷，または骨折片（端）による血管損傷が多い。

▶ 症状　大きな動脈の損傷があると，出血性ショック*や阻血による組織壊死を起こす可能性があるため，表4-2の5Pのチェックを頻繁に行う必要がある。

❹ 血行障害

▶ 原因　骨折後の下肢牽引やギプス固定，手術後など，患部を動かすことができない状態が長く続くことにより，静脈系の血行障害が発症しやすくなる。

▶ 病態　うっ血や血栓性静脈炎，下肢における深部静脈血栓症がある。深部静脈血栓症から肺塞栓症を発症すると，時に生命にかかわる重篤な症状を引き起こすことがある。

▶ 予防　患肢挙上，弾性包帯による圧迫，間欠的空気圧迫法（IPC），罹患関節以外の関節自動運動，抗凝固療法などがある。

❺ 神経損傷

▶ 原因　神経への直接の損傷（圧挫など），骨折片（端）や血腫による神経への圧迫で起こる。上腕骨骨折およびそれに対する手術による橈骨神経麻痺，腓骨頭骨折あるいは下腿ギプスによる腓骨神経麻痺などがしばしばみられる。

▶ 症状　受傷直後から神経麻痺がみられる場合と，しばらく経過してから形成された仮骨や骨折の変形癒合などによる神経への圧迫，あるいは神経周囲の軟部組織の癒着が生じた結果，徐々に麻痺が出現する場合がある。また，手術時の操作や術後の固定（ギプス，ブラウン架台などによる圧迫）によって発生することもある。

▶ 予防　手術やギプスを巻く際には神経の走行を熟知し，神経損傷を起こさないよう十分な注意を払い，入念な経過観察を要する。

＊ **出血性ショック**：多発骨折，大量の出血を伴うことの多い骨盤骨折，あるいは体外に出血する開放骨折などの場合に，大量出血のために循環血液量が不足すると陥ることがある。骨盤骨折の場合は，骨盤腔内へ出血が起こるため，外見上はわかりにくいので，頻繁なバイタルサインのチェック，血液検査，超音波やCTなども用いた入念な経過観察を要する。出血性ショックを呈している際には，胸腹部臓器の損傷を合併していることもある。

❻ 脂肪塞栓

▶ **概要** 骨折後に肺や脳，腎臓などの臓器に脂肪による塞栓が生じ，多彩な症状を呈するものである。死亡率が 10 〜 20% と高く，急性期に適切な処置が施されないと致命的になる最も重篤な骨折後合併症の一つである。

▶ **原因** 多発外傷でみられることが多い。骨折の際に発生した多数の脂肪滴が，血行性に脳や肺の小血管に詰まるという説と，外傷を機に体内で脂質代謝異常が起こった結果，微小脂肪滴が形成され，それが脂肪塞栓になるという説がある。

▶ **症状** 受傷後 12 〜 48 時間の潜伏期を経て発症することが多い。発熱，頻脈，呼吸障害，脳症状，皮膚点状出血などがみられる。

▶ **検査** 検査として，以下のものがみられる。
- **胸部 X 線像**：両肺野に特有な吹雪様陰影（snow storm pattern）がみられる。
- **血液検査**：赤沈亢進，血色素低下，血小板数減少，動脈血ガス分析による低酸素血症など。血中あるいは尿中に遊離脂肪滴で認められることもある。

▶ **治療** 全身管理，特に呼吸管理が重要である。気道確保，酸素マスクや人工呼吸器などによる呼吸管理が主体となる。早期に発見，処置がなされないと致死的となる。

❼ 内臓損傷

骨盤骨折では膀胱など尿路の損傷，肋骨や鎖骨の骨折では気胸や血胸などを，しばしば合併する。

❽ 挫滅（圧挫）症候群（crush syndrome）

▶ **概要** 筋組織の広範な挫滅（横紋筋融解）に伴って発生する種々の代謝異常の結果，急性腎不全を起こしたものである。過去の大地震では，多くの人々が家具や建材の下敷きとなり，この疾患に罹患している。

▶ **症状** ショック症状を呈する。

▶ **検査** 筋原酵素である血中 CPK の上昇，血尿，ミオグロビン尿（暗褐色尿），乏尿，無尿などを呈する。

▶ **治療** 重篤な場合は人工透析が必要となる場合もある。

❾ ズーデック（Sudeck）骨萎縮

骨折後，反射性の血管運動神経（交感神経）の機能異常により，急性に起きる強度の骨萎縮（図 4-7）をいう。手関節内骨折後や踵骨骨折後に起こることが多い。早期に発見して，適切な処置（神経ブロックなど）を行わないと，強い疼痛や知覚過敏（灼熱痛），浮腫，皮膚の光沢を伴った硬い腫脹などを呈し，関節運動にも大きな障害を残すことになる（反射性交感神経性ジストロフィー［reflex sympathetic dystrophy；RSD］。最近では，複合性局所疼痛症候群［complex regional pain syndrome；CRPS］ともよばれる）。発症初期に強制的に可動域訓練を行うと，かえって悪化することが多いので注意する。

❿ そのほかの合併症

特に高齢者における骨折後の長期臥床（寝たきり状態）は，その後の日常生活動作（ADL）

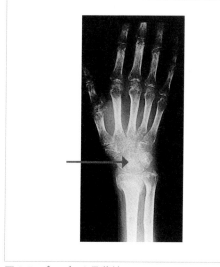

図4-7　ズーデック骨萎縮

表4-3　長期臥床に伴う合併症

> ❶ 肺炎や尿路感染症など感染症の発症
> ❷ 食事摂取困難に伴う低栄養および局所循環不全に起因する褥瘡
> ❸ 認知症の出現，悪化
> ❹ 筋力低下に伴う ADL 低下

を下げることにもなり，社会的にも大きな問題となっている。長期臥床により，様々な合併症を伴う可能性があり注意が必要である（表4-3）。合併症の予防のために，頻繁な体位変換や早期離床を図ることが大切である。

6. 検査，診断

　前述した骨折の特徴を理解したうえで，詳細な問診と視診，触診によって，多くの場合，骨折の存在の有無を判断することが可能である。さらに単純X線検査により，その部位と骨折部の形態を診断する。通常は2方向以上での撮影が必要であるが，時には特殊な方向（斜位像，軸写など）や肢位，健側との比較が必要なこともある。また，受傷時には単純X線検査で骨折の存在が明らかでない場合もあり，数日～数週間後の再検査やCT，MRI，骨シンチグラフィーなどの精密検査を追加して行うことが必要な場合もある。

7. 治療

1　現場における応急処置

　骨折は，発生現場での誤った処置により，その後の治療や予後を大きく左右することがある。受傷現場での無理な整復は，血管・神経損傷を起こす危険があるので，次のような適切な応急処置をすることが大切である。

❶固定

　病院まで移送する間，疼痛を軽減し，転位の増大を防ぎ，2次的な軟部組織損傷を避けるために，副子固定を行う。特殊な医療用副子（本編 図3-14 参照）がなければ，板や棒，傘などを利用してもよい（図4-8）。原則として，骨折が生じた骨の上下に隣接する2関節

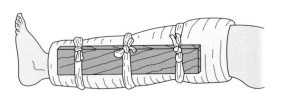

図4-8 骨折の応急処置

を含めて固定する。

❷創の処置

開放創がある場合には不用意な消毒や創内操作はせず，清潔なガーゼまたは布で被覆するにとどめる。出血があれば，その部位の圧迫包帯を行う。また，止血帯の使用は，組織の壊死を拡大するおそれがあり，用いてはならない。

❸患者の移送

全身状態と局所の状態，患肢遠位部の循環状態をチェックし，ショックの徴候，脳や胸腹部の重要臓器の損傷や脊髄麻痺の徴候に注意する。

2 │ 病院での治療

救急外傷として搬送された際には，バイタルサイン，ショック症状などの観察を行い，同時に意識状態，胸腹部臓器損傷，神経損傷，血管損傷などの徴候を調べる。骨折部に転位があれば骨折面を十分に接合させるために整復操作を行い，骨折部を不動にさせるために固定を行う。その後は，骨癒合の程度に応じて，関節拘縮の予防，筋力増強のための機能訓練（後療法）が必要となる。これらには様々な方法があり，骨折の形態や部位，患者の年齢や全身状態に応じて，適宜，組み合わせて行う。また，開放創がある場合には，必要に応じて処置を行う。

❶整復

（1）徒手整復術

整復が一度の操作で容易に行える場合は，簡単な除痛下で行う。筋弛緩を得て整復を容易にするために，麻酔下で行うこともある。

（2）牽引法

整復が一度の操作で困難な場合には，介達牽引あるいは直達牽引により整復を行う。また，手術の前処置として，転位の増大を防止し，筋短縮を予防するために行うこともある。牽引中は単純X線検査により，良好な整復位を獲得・保持するよう努める。

（3）観血的整復術

外科的に整復操作を行うことを**観血的整復術**といい，骨接合術を追加したものを**観血的整復固定**（**観血的骨接合**）という。

❷固定

(1) 外固定

　外固定には，絆創膏固定，副子固定，ギプス固定などがある。外固定のみで治療することもあり，骨接合術後に一定期間，内固定と外固定を併用する場合もある。原則として，骨折部をはさみ隣接する2関節を含んで固定し，不必要な範囲の固定は避ける（たとえば，手関節周辺の骨折では，指のMP関節から末梢は含まず，指の運動は自由にできるようにしておく）。長期の固定は，筋力低下，筋萎縮，関節拘縮を招くため，骨折部の安定性や骨癒合度に応じて，できるだけ早期に除去するよう努めるべきである。

(2) 内固定

　外固定では固定力が不十分である場合，早期に機能訓練を開始する必要がある場合などに，内固定（手術的固定）を行う。内固定には，スクリュー，プレートなど金属による骨折部位の固定のほか，髄内釘固定，創外固定，経皮的ピンニングなど種々の固定法があり，良好な整復位での強固な固定を施すことが必要である。基礎疾患の合併がある患者や高齢者では，麻酔や手術そのものによる侵襲により重篤な合併症を引き起こす可能性があることから，手術適応には慎重になるべきである。また，手術を行う前に十分な全身状態の精査，管理を行うことが重要である。

(3) 機能的装具療法

　機能的装具療法（functional bracing）は，隣接関節を固定せずに運動可能にしておき，装具で骨折部の周囲のみを囲み，筋の収縮による軟部組織の内圧と，装具（外壁）との間の圧によって骨折部を固定・安定化させて骨癒合に導く方法である（図4-9）。主に，上腕骨，前腕骨，大腿骨，下腿骨に対して行われる。

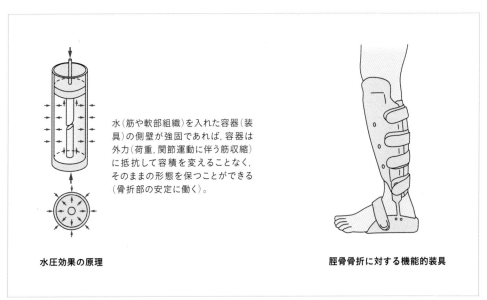

水（筋や軟部組織）を入れた容器（装具）の側壁が強固であれば，容器は外力（荷重，関節運動に伴う筋収縮）に抵抗して容積を変えることなく，そのままの形態を保つことができる（骨折部の安定に働く）。

水圧効果の原理

脛骨骨折に対する機能的装具

図4-9　機能的装具療法の原理

❸機能訓練（後療法）

　後療法は，整復・固定後，局所の炎症所見や骨癒合の状態に応じて，できるだけ早期から開始すべきである。たとえば大腿骨骨折で牽引中の場合は，牽引開始直後での歩行訓練の準備として上肢の筋力訓練も始めるべきである。下腿骨のギプス固定中でも，足趾を自動運動させることは，血流改善や血栓予防にも役立ち，筋力維持，関節拘縮などの予防に効果がある。

❹開放骨折の治療

　開放骨折では，軟部組織の挫滅も伴うため，感染の防止，血管や神経損傷の処置，皮膚欠損への対策がまず重要な問題となる。

（1）創の清浄化

　開放創の治療には「ゴールデンタイム」とよばれる時間帯があり，受傷後6〜8時間以内に洗浄とデブリドマン（debridement，病巣清掃術）を行うことが重要である。洗浄は滅菌水や生理食塩水を大量に使い，創周辺はブラシで，創内は血管，神経，腱などに注意しながらガーゼなどを使って愛護的に行う。次いで行うデブリドマンとは，創および周辺を消毒し，汚染・挫滅・壊死した組織の切除，創縁の新鮮化を行うことである。

（2）骨折部の処置

　骨折部位は，整復後1期的に骨接合術を行うこともあるが，有窓ギプス包帯や牽引，あるいは創外固定（図4-10）によって骨癒合を待つことや，創治癒後，2期的に骨接合術を行うこともある。

（3）皮膚の処置

　ゴールデンタイム内に創の清浄化を行うことができれば，皮膚の1次閉鎖も可能である。しかし，縫合閉鎖が困難な場合には，後に植皮術や皮弁術が適応となることもある。

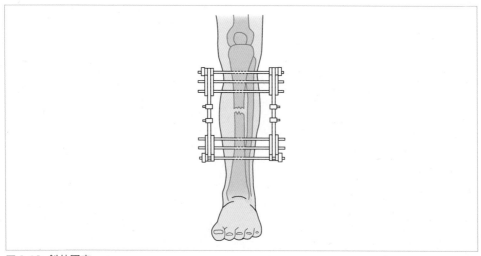

図4-10　創外固定

第1編

構造と機能

症状と病態生理

治療 診察・検査・

4 疾患と診療

看護 症状に対する

検査と治療に 伴う看護

患者の看護 疾患をもつ

過程の展開 事例による看護

Ⓐ 上肢骨折

1. 鎖骨骨折

▶ 原因・病態　直接の打撲機転のほか，肩や手を突いて倒れた際にその介達力で鎖骨骨折が生じることも多く，彎曲している中外 1/3 の境の部位が最も折れやすい。通常，内側骨片は胸鎖乳突筋に牽引されて上方に転位し，外側骨片は大・小胸筋により前方かつ内下方に引っ張られて転位を起こす。小児では軽い上方屈曲のみの若木骨折もしばしばみられるが，疼痛や機能障害が少ないので骨折に気づかず自然に治癒している場合もある。

▶ 治療　保存療法，すなわち弾性包帯による 8 の字固定や鎖骨骨折用バンド固定で骨癒合が得られる場合が多い（図 4-11）。通常の転位では，整復に際しては胸を張らせ肩をできるだけ後方に引かせるようにし，その後の固定もできるだけこの肢位を保つようにする。しかし，骨折部位や骨片転位の状況により，整復や固定が困難であったり，第 3 骨片があったり，早期のスポーツ復帰を希望する場合などは，観血的治療が選択されることもある。骨接合術では，キルシュナー鋼線による髄内固定やプレート固定が一般的に行われる。

2. 肋骨骨折

▶ 原因　肋骨は，直接の打撲による骨折が多い。単なる打撲から，交通事故や転落などにより，心肺，大血管などの損傷を合併するような多発肋骨骨折を起こすものまで，損傷の程度の幅が広い。また，ゴルフのスイング動作や投球動作，長期間続く咳嗽により，疲労骨折することもある。

▶ 症状　深呼吸，咳，くしゃみ，体動などにより，疼痛が発生もしくは増強する。また，胸郭を前後や左右から圧すると骨折部に疼痛が生じる，いわゆる介達痛もみられる。

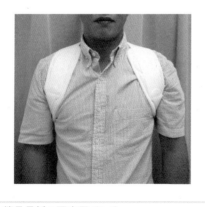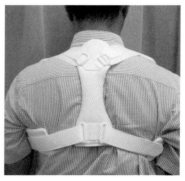

図 4-11　鎖骨骨折の固定用バンド

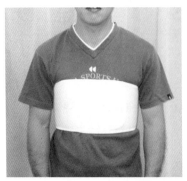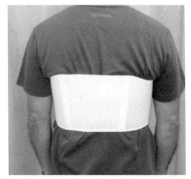

最大呼気時に装着する

図4-12 肋骨骨折の胸壁固定用バンド

▶ 診断・治療 固定は弾性包帯や肋骨固定用バンド（図4-12）で十分であるが，呼吸運動のために完全固定が不可能なため，疼痛が長引くことが多い。胸膜や肺が同時に損傷されると気胸や血胸となるため，理学所見（聴診，打診）や胸部X線検査，CTなどの入念な精査と経過観察が必要である。時に，胸腔穿刺による脱気*や血液吸引が必要となることもある。

3. 上腕骨近位部骨折

▶ 概要 上腕骨近位部の骨折は，骨折線の入る部位により分類されるが，外科頸骨折が多い（図4-13）。多くは，転倒して手や肘を突いたとき，あるいは直達外力によって起こるが，骨粗鬆症がある高齢者にしばしば発生する。

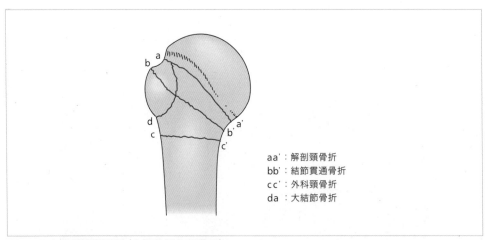

aa'：解剖頸骨折
bb'：結節貫通骨折
cc'：外科頸骨折
da：大結節骨折

図4-13 上腕骨頸部骨折（上腕骨近位部骨折）

＊胸腔穿刺による脱気：胸腔外傷後によって気胸を生じた場合，胸腔内の肺が膨らみやすくなるようにすることが目的で行われる。

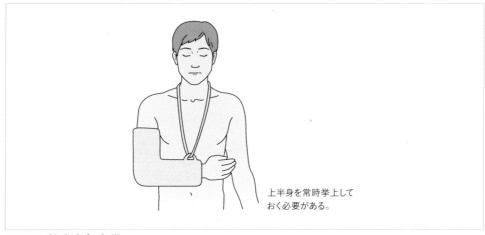

上半身を常時挙上して
おく必要がある。

図4-14 懸垂ギプス包帯

▶治療　通常，保存療法がとられ，転位の軽いものは，三角巾のみの固定とし，早期に運動療法を行うのが良い。肘を直角に曲げた肢位で上腕中央部からギプスを巻き，上肢の重さにより骨折部に牽引力を加え整復する**懸垂ギプス包帯**（hanging cast）（図4-14）は，懸垂したまま肩の運動が可能なため，肩関節拘縮が起こりにくい。骨頭や骨幹部まで及ぶ高度の粉砕骨折などでは，髄内釘や各種プレートによる骨接合術が行われることがある。また，高齢者で骨頭の粉砕が強く，骨壊死の可能性が高い場合には，人工骨頭置換術も行われる。

4. 上腕骨骨幹部骨折

▶原因　直達外力によることが多いが，投球動作（捻転による螺旋状骨折）や腕相撲の際の介達外力によって起こることもある。上腕骨中央部では，橈骨神経が骨に密接して走行しているので，骨折に伴って橈骨神経麻痺が起こりやすく，また，整復操作や手術操作などによって麻痺が発生することもあるので，治療にあたっては注意を要する。

▶治療　体幹から上肢まで含めたギプス固定，懸垂ギプス包帯，機能的装具療法（図4-9）などの保存療法，スクリュー，プレート，髄内釘などによる骨接合術が行われる。

5. 上腕骨遠位部骨折

1 ｜ 上腕骨顆上骨折

▶概要　上腕骨遠位部の骨折の中でも，上腕骨顆上骨折は幼小児期に多く発生し，発生機転により伸展骨折と屈曲骨折に分けられる。ほとんどは，転倒，落下の際に手を伸ばして突いたときに起こる過伸展骨折である。

▶症状　強い自発痛とともに肘関節が腫脹し，自動運動は著明に制限される。

▶治療　全身麻酔下に徒手整復を行い，安定性が良ければ，肘関節をほぼ90度屈曲した

位置でのギプス固定を行う。しかし，初期は腫脹が強く，**フォルクマン**（Volkmann）**拘縮**発生の危険性があるため，副子固定にとどめるのが望ましい。持続牽引（介達法，直達法）（図4-15）により整復を試みる方法もあるが，仮骨形成が進み牽引を除去できるまでには数週間を要することもあり，その期間は入院，ベッド上での寝たきりとなる。転位の著しい例や整復位保持が困難な例では，全身麻酔管理の下，X線透視下に経皮的に鋼線を刺入（ピンニング）し固定する（図4-16）。軽い変形が残っても，ある程度の自家矯正は得られるが，整復が不良の場合は回旋変形や内反（肘）変形（本編図2-9参照）を起こして，後に矯正骨切り術が必要となることもある。

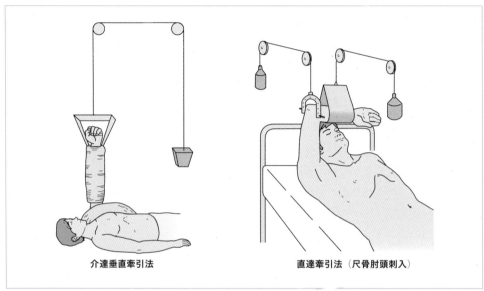

介達垂直牽引法 　　　　　　直達牽引法（尺骨肘頭刺入）

図4-15 上腕骨顆上骨折の牽引法

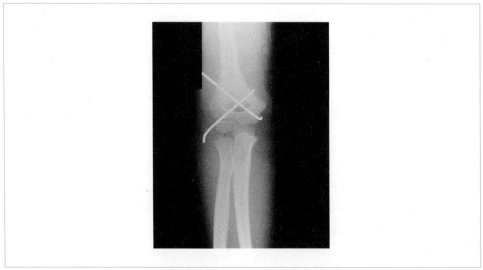

図4-16 上腕骨顆上骨折に対する経皮鋼線刺入法（ピンニング）

▶ 合併症　合併症には，橈骨神経麻痺や正中神経麻痺のほか，フォルクマン拘縮がある。フォルクマン拘縮は，内出血や腫脹による前腕の血行不全の結果として，前腕，特に屈側の筋が線維化し拘縮を生じるものである（本編図2-5参照）。放置すると，難治性，非可逆性の強い拘縮と手指の変形を生じることから，入念な経過観察を行うことが重要である。動脈性血行障害の徴候である5P（疼痛，蒼白，知覚異常，運動麻痺，脈拍消失，表4-2参照），手関節や指の関節の伸展制限，伸展時の疼痛，屈曲傾向などの徴候がみられたら，速やかに圧迫の原因となっているギプスの除去，あるいは筋膜の減張切開術に踏み切る。

2 ｜ 上腕骨外顆骨折

▶ 原因　幼小児に多く，伸展位で肘への外反力がさらに加わった場合に発生する。

▶ 病態　多くの場合，外顆に付着する指や手関節の伸展筋（腱）牽引力により骨片は回旋転位を起こし，関節軟骨面が上腕骨の骨折面に向かうため，徒手整復術や牽引では整復が困難となる（図4-17）。

▶ 治療　骨片の整復が困難であるため，整復後，キルシュナー鋼線やスクリューによる観血的骨接合術が適応となることが多い。初期治療を誤ると，骨折部はしばしば偽関節となり，肘関節外側部の成長が障害されて，しだいに外反肘をきたす（本編図2-9参照）。外反肘の程度が強くなると，内側の過伸展により遅発性の尺骨神経麻痺を生じるため，矯正骨切り術が必要となることがある。

6. 肘頭骨折

▶ 原因　多くは直達外力によるが，強い肘伸展力が加わった場合に，上腕三頭筋による牽引力で引きちぎられるように折れることもある。

▶ 治療　末梢骨片が上腕三頭筋の作用により上方に転位するため，観血的整復術を要することが多い。肘関節の屈曲運動は骨折面を離す方向に働くため，骨癒合には不都合とな

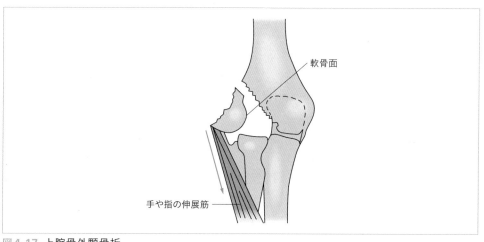

図4-17　上腕骨外顆骨折

るので，肘関節屈曲時に骨折面に圧迫力が加わるように工夫し，早期からの肘関節可動域訓練を可能にする引き寄せ鋼線締結法が汎用される（本編図3-23参照）。

7. 前腕骨（橈骨・尺骨）骨幹部骨折

▶ 概要　前腕骨骨幹部骨折は，直達外力による場合は横骨折となり，転倒時に捻転力が加わると，橈骨と尺骨が異なる部位で斜骨折となることが多い。

▶ 治療　年齢や骨折の部位，転位の度合いによって，保存療法（徒手整復術，ギプス固定）か外科的治療（金属プレートや髄内釘）が選択される。

▶ 合併症　いずれの骨も細く，特に末梢側は軟部組織による被覆が少なく血行が悪いため，偽関節や遷延治癒をきたしやすい。また，変形癒合や固定期間の延長により，著しい回旋障害を残してしまうことがある。小児ではフォルクマン拘縮の発生に注意する。

8. ガレアッツィ骨折，モンテジア骨折

▶ 概要　転倒して手を突いた際に生じる前腕への強い回旋力によって，橈骨または尺骨に介達外力が加わると，その骨幹部に骨折を生じる。橈骨骨幹部骨折に尺骨遠位端の脱臼を合併していることを**ガレアッツィ骨折**（Galeazzi fracture dislocation），尺骨の骨幹部骨折に橈骨頭の前方脱臼が合併していることを**モンテジア骨折**（Monteggia fracture dislocation）（図4-18）とよぶ。

▶ 診断・治療　どちらの脱臼も見逃されやすいため，前腕骨骨幹部の骨折の際には，肘，手関節を含めたX線撮影を行うことが重要である。また，健側と比較することも必要となる。転位の少ない骨折であればギプス包帯固定で治癒することが多い。しかし，脱臼が放置された場合には，前腕の回旋制限や関節部の疼痛などの後遺症を残すことになるため，固定性の悪いものには内固定術を行う。

9. 橈骨遠位端骨折

▶ **コレス骨折**　コレス（Colles）骨折は，転倒の際に手を突いて手関節を背屈強制したときに発生し，骨粗鬆症のある高齢者に多い。この骨折では骨折線が掌側から斜め上背側に

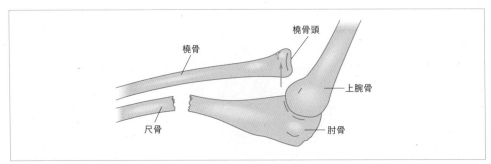

図4-18　モンテジア骨折

走り，末梢骨片は背側かつ橈側に転位して，外見上いわゆるフォーク状変形を呈する（図4-19）。

▶ スミス骨折　コレス骨折とは逆に，骨折線が背側から掌側上方に向かうものをスミス（Smith）骨折といい，コレス骨折とは整復法や固定肢位が異なる（図4-20a）。

▶ バートン骨折　橈骨遠位端の関節内骨折で，末梢骨片が手根骨とともに転位するものをバートン（Barton）骨折といい，これには掌側に転位する場合（図4-20b）と背側に転位する場合がある。

▶ 治療　多くは徒手整復術が可能で，良好な整復位が得られれば，ギプス固定により経過観察を行う。ギプス固定は，通常MP関節より末梢は固定せず，固定直後から指の運動を行うことが大切である。粉砕骨折や不安定型の骨折では，経皮的鋼線固定，創外固定，スクリューやプレートなどによる骨接合術も行われる。

10. 手指の骨折

▶ 原因　手は外傷の危険にさらされやすく，直達外力による中手骨や指節骨の開放骨折も多い。

▶ 治療　腱や関節の癒着により指の関節拘縮が起こりやすいため，治療は，特に機能の回復を念頭に置いてあたる必要がある。外固定を行う際には良肢位であること，必要以上の範囲および期間は避けること，患指以外は積極的に運動させることが重要である。また，キルシュナー鋼線や指用のミニプレートを使って内固定を積極的に行うことにより，早期に運動療法を開始することもある。

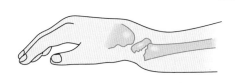

図4-19　コレス骨折（フォーク状変形）

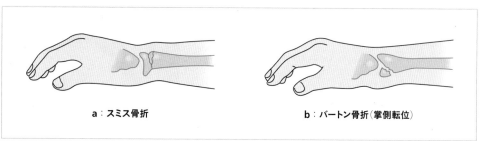

a：スミス骨折　　　　　b：バートン骨折（掌側転位）

図4-20　スミス骨折とバートン骨折

11. ベネット脱臼骨折

▶ 概要　ベネット（Bennett）脱臼骨折は，第1中手骨基部の関節内骨折で，母指を開くように強制されたときに起こる。斜骨折に伴い，それより末梢部は長母指外転筋の牽引により外方に転位する（図4-21）。

▶ 治療　母指を牽引し最大外転にすると骨折部は整復されるが，整復位を保持することが困難なため，キルシュナー鋼線やスクリューによる内固定を要することが多い。

12. PIP関節背側脱臼骨折

▶ 概要　いわゆる突き指で起こり，中節骨基部の掌側に三角形の骨片が生じると整復後の安定性が悪くなる（図4-22）（本編-第1章-Ⅱ-B-2-4「指の関節」参照）。

▶ 治療　鋼線による観血的固定など種々の固定法が行われるが，適切な治療がなされても，関節の腫脹や可動域制限が残存することがある。

13. 舟状骨骨折

▶ 原因・病態　手関節を背屈位で強く突いたときに起こるが，腫脹や疼痛はあまり強くないことが多い。通常のX線2方向撮影では判別しにくいことも多く，捻挫として見逃されやすい。また，偽関節になりやすい骨折であり，舟状骨への血行が途絶えることにより，骨折の癒合が遅れたり，近位骨片が壊死に陥ったりすることもある。

▶ 診断・治療　X線検査では特殊な舟状骨撮影（図4-23a）が必要で，さらにCT，MRIなどの精密検査を診断のために要することもある。転位が軽い場合にはギプス固定が行われるが，6～12週と比較的長期間の固定を要する。転位が強い場合，陳旧例*の場合，

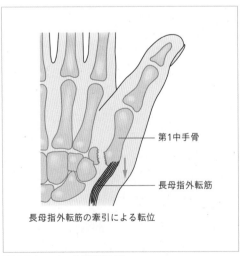

図4-21　ベネット脱臼骨折

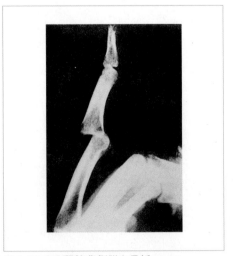

図4-22　PIP関節背側脱臼骨折

スポーツ選手などで早期機能訓練を希望する場合には，スクリューなどによる骨接合術や骨移植が行われる（図4-23b）。

B 脊椎骨折

▶**原因**　脊椎骨折の原因は，衝突や衝撃，高所からの転落，墜落，転倒，落下物や下敷きなどの機械的外力があげられ，スポーツによる事故や交通事故，労働災害などにより発生する。また，高齢者，特に骨粗鬆症の強い高齢者では，軽微な外力でも脊椎の骨折を起こす。

▶**発症部位**　頸椎，胸椎，腰椎における椎体，椎弓，横突起，棘突起などに発生する（本編図1-16参照）。部位によって，その発生原因や症状が異なるので，それぞれの特徴を理解する必要がある。

①**上位頸椎**：上位頸椎とは環椎，軸椎のことであり，この部位における特有な外傷は，環椎の椎弓が3つ以上の骨片に粉砕されるジェファソン骨折や，軸椎（第2頸椎）の歯突起骨折がある。後者は先天性の歯突起形成不全症（os odontoideum）との鑑別が重要である。

②**中下位頸椎**：第3頸椎以下では，圧迫骨折，粉砕骨折，脱臼骨折，椎体や棘突起などの単独骨折がある。頸椎で脱臼骨折を生じ脊髄が損傷されると，頸髄損傷となる。

③**胸椎以下**：上・中胸椎（T1-10）は胸郭の付属による強固な安定支持があるため，骨折

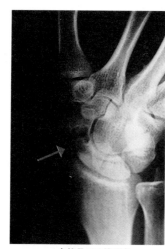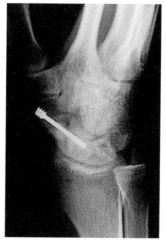

a：舟状骨のX線写真　　　b：ハーバートスクリューによる骨接合術

図4-23　舟状骨骨折

＊ **陳旧例**：長い期間経過した状態を，陳旧例という。舟状骨骨折は，受傷後早期の単純X線のみでは骨折線がわかりにくいことがあり，陳旧例となってから診断されることがある。

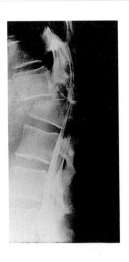

図4-24 脊髄損傷を伴う脱臼骨折（楔状変形）の脊髄造影

の頻度は低い。胸腰椎移行部（T11-L2）は解剖学的，生理学的な特徴から，圧迫骨折，破裂骨折，脱臼骨折，横突起骨折などが多くみられる。圧迫骨折は特に骨粗鬆症の強い高齢者に発症しやすく，椎体は前方がよりつぶれて楔状になることが多い（図4-24）。強大な垂直方向の圧迫力が加わった場合には，粉砕骨折となる。

▶ 症状　脊椎における骨折においては，局所の症状だけでなく全身症状や合併症状に注意することが重要である。脊髄損傷や頸髄損傷を合併している際には，全身性ショック，呼吸障害，循環障害など重篤な症状がみられることがある。局所では，疼痛が強く体動や起立が困難となる。

▶ 治療　初期における救急処置と全身管理が最も重要である。その後，病態や部位に応じて，牽引などによる整復，ギプスや観血的骨接合術などによる固定，さらには立位，歩行訓練，体幹筋力強化などのリハビリテーションを行い，元の生活動作へと復帰していくことが目標となる。

C 下肢骨折

1. 骨盤骨折

▶ 病態　骨盤は，仙骨から腸骨をめぐり前方の恥骨結合まで，いわゆる骨盤輪を形成している。骨盤骨折は，この骨盤輪に骨折が生じ連続性が破綻する骨折と，骨盤輪の連続性に破綻のない骨折に分類される。

①骨盤輪の骨折：恥骨～坐骨骨折が最も多くみられる。また，骨盤を圧迫するような大きい外力が加わったときや，高所から墜落して一側の下肢を突いた場合に，骨盤の前

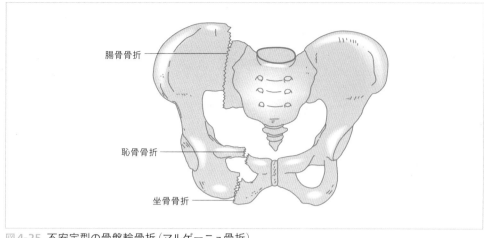

図4-25 不安定型の骨盤輪骨折（マルゲーニュ骨折）

腸骨骨折

恥骨骨折

坐骨骨折

第1編

構造と機能

症状と病態生理

診察・検査・治療

4

疾患と診療・看護

症状に対する看護

検査と治療に伴う看護

疾患をもつ患者の看護

事例による看護過程の展開

方（坐骨，恥骨）と後方（腸骨あるいは仙腸関節）の2か所に縦に骨折線が入ることがあり，これは不安定型の**骨盤輪骨折**である（図4-25）。

②骨盤輪の連続性に破綻のない骨折：腸骨，恥骨，坐骨の単独骨折などがみられる。また，骨端核の癒合する前の若年者では，骨盤における筋起始部が脆弱であり，スポーツ活動中に筋付着部（上前腸骨棘：縫工筋，下前腸骨棘：大腿直筋，坐骨結節：大腿二頭筋）に裂離骨折を生じることがある。

▶ 症状　転位の少ない単独骨折やスポーツ外傷に伴う裂離骨折では，症状は比較的軽い。骨盤輪の骨折の多くは強い変形を呈し，骨盤内の血管損傷に伴う多量の出血や骨盤内臓器の膀胱や尿道などの損傷を合併しやすい。骨盤内で出血するため，急激なショック症状に陥ることがある（出血性ショック）。

▶ 診断　単純X線検査のほか，骨病変評価にはCT検査が有用である。骨盤輪骨折では全身状態の把握を怠ってはならず，貧血やバイタルサインの変化など，骨盤内出血が疑われた場合には，緊急に動脈撮影を行う必要がある。

▶ 治療　骨盤内に損傷血管があれば，動脈塞栓術や手術的止血（結紮）などの緊急処置が必要となる。また，泌尿器系臓器の損傷が疑われた際には，その精査と平行し，尿量確保のためバルーン挿入などを行う必要がある。骨折部に対しては，変形や転位が軽度の場合は，安静臥床もしくはカンバス牽引（図4-26）などで十分である。転位が強い場合には，観血的に整復・固定を行う。転位の少ない単独骨折やスポーツ外傷に伴う裂離骨折では，1か月程度の安静臥床やスポーツ活動の禁止のみで，障害を残さずに治癒することが多い。

2. 大腿骨近位部骨折

▶ 概要　大腿骨頸部骨折は骨粗鬆症のある高齢女性に多発し，軽い転倒の際に起こる。わが国における「寝たきり」の原因では脳血管疾患に次いで第2位であり，高齢社会を

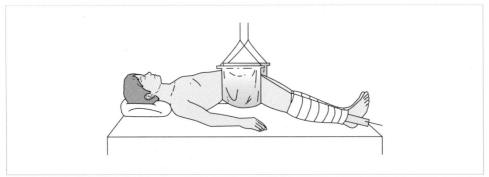

図4-26 カンバス牽引

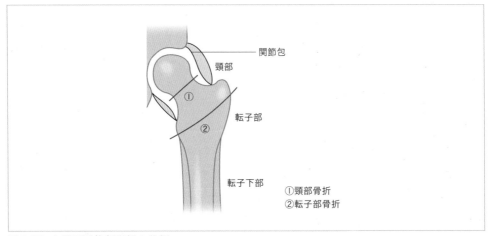

図4-27 大腿骨近位部骨折の分類

迎え，今後取り組んでいかなければいけない大きな社会問題の一つである。若年者では交通事故や転落事故により発生する。大腿骨近位部骨折は，骨折線の部位により，**頸部骨折**と**転子部骨折**に分けられ（図4-27），治療に対する考え方（方針）が異なる。

▶診断 診断にはX線検査が用いられるが，転位のない不完全骨折ではわかりにくいこともあり，その際にはMRI検査が有用である。

▶治療 頸部骨折は，骨折部が骨膜を欠く関節包内にあることや栄養血管が途絶えてしまうことなどの理由から，骨癒合に不利な環境である。そのため，高齢者では早期に人工股関節置換術を行うことが多い（本編図3-26参照）。比較的若年の場合や，転位が軽度の場合には，スクリューや鋼線で固定し，骨癒合が生じることを期待することもある（図4-28a，b）。転子部骨折は，関節包の外側で血行が豊富であることから，観血的骨接合術が行われる（図4-28c，d，e）。

▌ 3. 大腿骨骨幹部骨折

▶病態 大腿骨は人体最大の長管骨であり，骨折の際には極めて強い外力が働く。骨折後は，大腿骨に付着する筋の牽引力のために一定の肢位と転位をとりやすい。

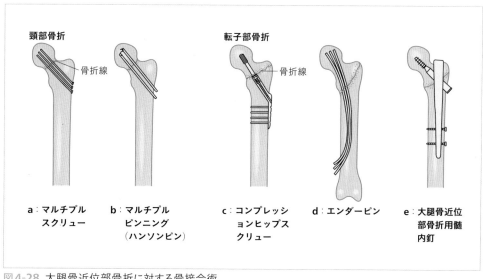

頸部骨折

骨折線

転子部骨折

骨折線

a：マルチプル
　　スクリュー

b：マルチプル
　　ピンニング
　　（ハンソンピン）

c：コンプレッシ
　　ョンヒップス
　　クリュー

d：エンダーピン

e：大腿骨近位
　　部骨折用髄
　　内釘

図4-28　大腿骨近位部骨折に対する骨接合術

▶ **症状**　受傷直後より強い自発痛を認め，自動運動や起立が不能となる。大きな外力が作用しているため，大量出血に伴う血圧低下，ショック症状などを呈することがある。

▶ **治療**　徒手整復も成功しにくく，また整復位保持も困難であるため，観血的整復固定術（骨接合術）が行われることが多い。幼小児には，両下肢を上方に牽引するブライアント（Bryant）垂直牽引（図4-29a）や，膝関節を屈曲位として牽引する90°−90°牽引が行われる（図4-29b）。仮骨形成が旺盛なため，数週間で牽引を除去して，外固定（ギプスや装具）に変更することが可能である。また，多少の短縮や変形は自然矯正される。成人では，長期間の臥床と関節不動を強いられるため，髄内釘やプレートによる観血的整復固定術が積極的に行われる（図4-30）。

4. 膝蓋骨骨折

▶ **原因・病態**　膝蓋骨骨折は，直達外力や大腿四頭筋の収縮による介達外力（牽引力）によって起こる。直達外力では粉砕骨折，介達外力では横骨折となることが多い。

▶ **治療**　転位がなければ，そのまま大腿から足関節上部までの膝関節伸展位ギプス固定（シリンダーキャスト）（図4-31）でよく，そのまま荷重歩行も可能である。大腿四頭筋や膝蓋靱帯に骨片が牽引されて転位（上下に骨片が離開）が強い場合には，観血的整復固定術が必要となる。粉砕骨折の場合は，鋼線による膝蓋骨表面の**周辺締結法**が行われるが（図4-32a），それ以外の場合には，屈曲時に圧迫力が加わるように工夫された**引き寄せ鋼線締結法**（図4-32b）により，早期からの膝関節運動が可能となる。

5. 下腿骨骨幹部骨折

▶ **原因**　直達外力による場合が多い。特に骨幹中央より遠位1/3付近では骨を覆う軟部組

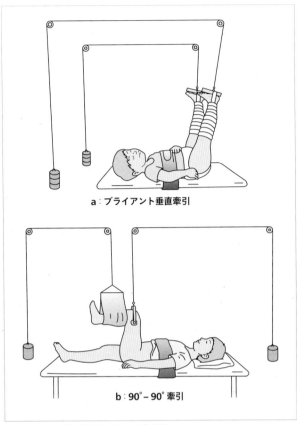

a：ブライアント垂直牽引

b：90°−90°牽引

図4-29 大腿骨骨折に対する牽引法

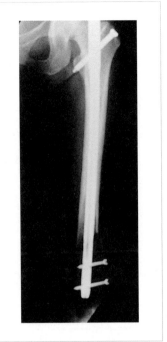

図4-30 大腿骨骨幹部骨折に対する横止めスクリュー併用髄内釘による骨接合術

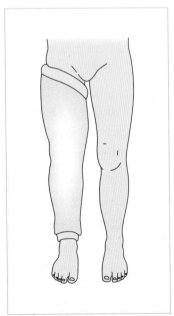

図4-31 膝蓋骨骨折に対するシリンダーキャスト

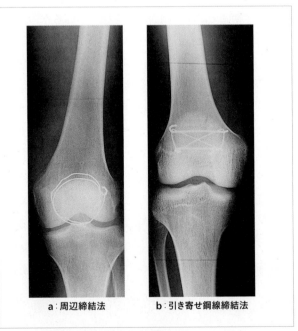

a：周辺締結法　　b：引き寄せ鋼線締結法

図4-32 膝蓋骨骨折に対する骨接合術

織が少ないために，交通事故などでは開放骨折となりやすく，また，偽関節や骨髄炎になる可能性も高い。介達外力によるものとして，スキーなどでの転倒時に捻転力によって発生するものがある。

▶ 治療　転位の程度により，ギプスや装具療法などの保存療法，スクリューやプレート，髄内釘などによる観血的整復固定術が行われる。開放骨折の場合には，創外固定が実施されることも多い。

6. 足関節果部骨折

▶ 病態　受傷時に足関節がどのような方向に強制されたかにより，様々な骨折型を呈する。外転機転が働いて，腓骨が外果下端から数 cm 上で斜骨折を起こし，同時に内果が裂離骨折を起こしたものを**ポット**（Pott）**骨折**とよぶ。また，足部が固定され，下腿が内方にねじられ，足関節が外旋を強制されたときには，内果，外果に加えて脛骨の後果にも骨折が起こり，**三果骨折**あるいは**コットン**（Cotton）**骨折**となる。脛骨と腓骨の遠位端を結ぶ脛腓靱帯の損傷により，脛腓関節間の開離が起こることもある。また，脱臼を合併することもある。

▶ 治療　足関節は，脛骨，内果，外果，距骨がそれぞれ靱帯で結合され，一つの環を形成している。この環が乱れるような転位を残さないよう，正確な整復・固定を行うことが大切である。転位や脱臼が軽ければ，徒手整復後，ギプス固定でよいが，固定性が悪い場合はスクリューやプレート，キルシュナー鋼線などによる内固定が行われる（図4-33）。

7. 踵骨骨折

▶ 原因・病態　高所から墜落して踵を突いた際に起こることが多く，その場合には，圧迫骨折の形をとる。骨折線の走り方や距踵関節の転位の機序から，骨折型が分類される。

▶ 診断　診断には X 線左右像が有用で，踵骨隆起の上端と踵骨の上方頂点を結ぶ線，およびこの点と前距骨関節面の先端を結ぶ線でなす角（**ベーラー角**）が，骨折があると減少

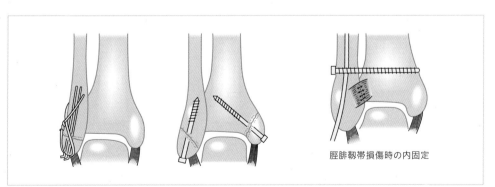

脛腓靱帯損傷時の内固定

図4-33 足関節果部骨折に対する骨接合法

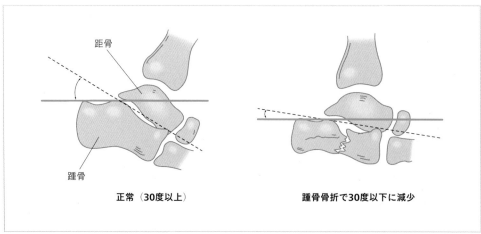

図4-34 ベーラー角

（図中ラベル: 距骨, 踵骨, 正常（30度以上）, 踵骨骨折で30度以下に減少）

する（正常は30度以上）（図4-34）。

▶ 治療　ベーラー角の回復・保持，すなわち距骨と踵骨の関節面の整復が大切である。固定は，ギプス固定などの外固定，鋼線，スクリューなどによる内固定が行われる。また，交感神経（血管運動神経）の異常反射に基づくズーデック骨萎縮（本章図4-7参照）が起きやすい部位なので，可能な限り早期からの足関節の自動運動が大切である。

D 小児骨折の特徴

　成長段階にある小児の骨の損傷は，診断や治療において，成人の骨折とは大きく異なるため注意が必要である。

1. 若木骨折

　小児では，骨膜が骨よりも強靭なため，骨膜が温存されて内部の骨のみが骨折し，若木骨折（green stick fracture）の形をとることがある（図4-35）。若木骨折は，横からの応力により骨折部が軽く膨らんだり，彎曲を呈したりする。症状は軽微で，簡易な副子程度で短時間のうちに治癒することが多い。

2. 骨端軟骨板損傷

　骨端軟骨板（epiphyseal plate /growth plate）は，骨の長軸方向への成長を司る重要な軟骨組織である。

　骨端軟骨板損傷は，骨端線閉鎖前の小児に起こる。成長を司る部位での損傷であることから，のちに著しい成長障害を生じ，変形や短縮をきたす可能性があるため，早期の正確な診断とその後の注意深い経過観察が大切である（図4-36）。

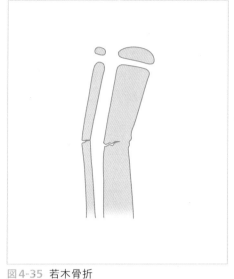

図4-35 若木骨折

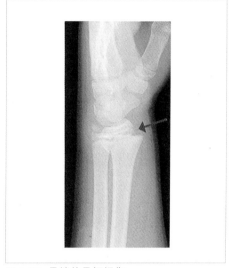

図4-36 骨端軟骨板損傷

3. 自家矯正と過成長

　小児では，骨折部における再造形（remodeling）が旺盛であり，自家矯正能力が高い。長管骨が15度程度，屈曲転位していたり，骨折端が接していたりする程度の側転位であれば，自家矯正が可能である。ただし，回旋転位の自家矯正は不良である。また，骨折後1〜2年の間に1〜1.5cm程度の過成長を残す場合もある。これらは，若年であるほど顕著であり，成長に伴ってしだいに低下する。

II 捻挫，打撲

A 捻挫（靱帯損傷）

Digest

捻挫

概要	●関節を支持・連結する関節包や靱帯などの軟部組織が種々の程度に損傷されたもの
分類	●Ⅰ度：靱帯の線維の小損傷で関節の不安定性はない ●Ⅱ度：靱帯の部分断裂で関節に軽度の不安定性が生じる ●Ⅲ度：靱帯の完全断裂で関節の不安定性が明らかとなる
症状	●自発痛，運動痛，圧痛，腫脹，関節血症など
検査	●X線検査など
主な治療	●初期治療（RICE），薬物療法（消炎鎮痛薬），機能訓練

第1編

構造と機能

症状と病態生理

診察・検査・治療・

4 疾患と診療

症状に対する看護

検査と治療に伴う看護

疾患をもつ患者の看護

事例による看護過程の展開

1 概念，病態

捻挫（sprain）とは，関節が生理的可動域を超えた運動を強いられた結果，その力に耐え切れずに関節を支持・連結する関節包や靱帯などの軟部組織が種々の程度に損傷されたものである。あくまでも骨折や脱臼を伴わず，関節構成体間に解剖学的乱れがないものに限られる。

2 分類

軟部組織，特に靱帯の損傷の程度により，図 4-37 のように，Ⅰ〜Ⅲ度に分けられる。

3 症状，検査

自発痛，運動痛，損傷（断裂）部に一致した圧痛，関節あるいは損傷部を中心とした腫脹，関節血症を認める。Ⅲ度の場合には，損傷部が伸展される方向に外力を加えると関節の不安定性（動揺性）が認められる。各方向に外力を加えて X 線撮影を行う（ストレス撮影）と，損傷された側の関節裂隙が健側に比べて開大したり（図 4-38），転位がみられたりする。

4 治療

❶ 初期治療

RICE，すなわち急性期の安静（rest），冷却（ice），圧迫（compression），挙上（elevation）は，捻挫に限らずすべての外傷の初期治療の基本である。安静・固定には，程度に応じて，弾性包帯，絆創膏，副子，ギプスなどを使用する。冷却（アイシング）を行う際にはいわゆる湿布剤よりも，冷水，アイスパックなどが望ましい。

❷ 薬物療法（消炎鎮痛薬）

疼痛や腫脹が強ければ，消炎鎮痛薬を処方する。関節内出血すなわち関節血症がある場合には，関節穿刺をして血液吸引を行うこともある。

❸ 機能訓練

軟部組織が十分に修復されないと，関節不安定性を残し，疼痛や関節液貯留（関節水症）などが頑固に続くことになる。また，適切な時期に機能訓練を開始しないと，関節内癒着や，靱帯や筋，腱の短縮により関節拘縮が生じる。したがって，それぞれの病状に応じてタイミングを計りながら，安静・固定と機能訓練をうまく組み合わせて治療を進めることが大切である。

▶ 後遺症予防　不十分なリハビリテーションにより捻挫を繰り返した結果，靱帯の機能不全（動揺関節）が生じ，疼痛や不安定感などの症状が強い場合には，靱帯再建術などの手術が必要となることもある。捻挫だからといって軽視すると，骨折よりも重い後遺症をきたすことがあるので注意する。

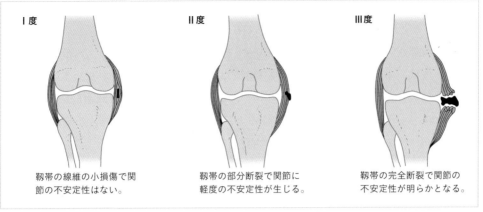

I度	II度	III度
靱帯の線維の小損傷で関節の不安定性はない。	靱帯の部分断裂で関節に軽度の不安定性が生じる。	靱帯の完全断裂で関節の不安定性が明らかとなる。

図4-37 靱帯損傷の分類

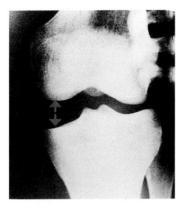

膝関節の内側側副靱帯損傷における外反不安定性

図4-38 X線のストレス撮影

1. 足関節捻挫

▶ 病態・原因　足関節捻挫はスポーツ外傷として多い。バスケットボールやバレーボールでは足部の内がえし（inverstion）＊による捻挫が多いが，ラグビーなどの激しいコンタクトスポーツにおいては，外がえし（eversion）＊による捻挫も少なくない。初期治療とリハビリテーションが最も重要である。

▶ 診断　痛みの部位に加えて，受傷機転を問診することが重要である。内がえし捻挫では前距腓靱帯や踵腓靱帯，外がえし捻挫では三角靱帯が損傷することが多く，局所の圧痛と外力により強制された方向への他動痛がある。重症例や慢性化した例では，徒手検査

＊ 内がえし：回外，内転，底屈の3つの運動が合成された動きをいう。足部は足関節で底屈し，後足部の関節で足底が内方を向き，前足部も内方に向かう運動である。正常可動域は0～30度である（本編図1-9 参照）。

＊ 外がえし：回内，外転，背屈の3つの運動が合成された動きをいう。足部は足関節で背屈し，後足部の関節で足底が外方を向き，前足部も外方に向かう運動である。正常可動域は0～20度である（本編図1-9 参照）。

により足関節の不安定性を認める。ストレス撮影による単純 X 線検査や MRI，超音波（エコー）などが補助診断として用いられることがある。

▶ 治療　可能な限り早期から治療（RICE 処置）を行うことが重要である。スポーツの現場においては，トレーナーなどの医療従事者により受傷直後から行われている。また，可動域，筋力，安定性などの機能回復に努め，徐々に元の競技動作を開始していくことが重要である。不十分な状態で競技に戻ると，慢性的な痛みや違和感，不安定感が残存し，競技パフォーマンスは上がらず，再発のリスクも高くなる。

2. むち打ち損傷

▶ 原因・症状　むち打ち損傷（whiplash injury）は，自動車の追突事故などで，頭頸部がむちのようにしなる運動を強いられた際に発生する頸部の軟部組織損傷である。頸部挫傷，頸椎捻挫，外傷性頸部症候群などの診断名が使われる。通常，障害は頸部軟部組織にとどまり，骨折や脱臼はない。四肢の様々な症状や後頭部痛，さらにはめまい，耳鳴，悪心，頭痛，四肢脱力など，他覚的所見の乏しい愁訴が持続する（バレ-リュー症候群）ことがある。また，変形性脊椎症などの経年性退行性病変による症状の混入も多いため，治療に難渋することが少なくない。

▶ 治療　安静，薬物療法，理学療法などであるが，過剰な安静や治療はかえって難治化を招く。ほとんどが交通事故による外傷であるため，加害者との間で損害賠償が絡み，心理的要因が病状や治療に影響を及ぼすことが多い。

3. 腰部捻挫

本章-VII-F「腰痛症・ぎっくり腰」参照。

B 打撲

▶ 病態　打撲とは，主に鈍力による打撃機転によって起こる軟部組織の損傷で，皮膚に創がなく皮下・筋・腱などに損傷があるものを**挫傷**（contusion），皮膚に開放創を伴うものを**挫創**（contused wound）という。また，解剖学的に原形ととどめないくらいに組織が損傷されたものを**挫滅創**（crush wound）とよぶ。

▶ 症状　挫傷では，局所の自発痛，発赤，圧痛，熱感，腫脹などの炎症徴候，そして皮下出血がみられることが多い。

▶ 治療　治療は，症状に応じて行うが，挫傷の治療は RICE を行う。また，挫創は開放創に対する処置を行う。

III　脱臼

Digest

脱臼

概要	概要	・関節面相互の位置関係がずれ，適合しなくなった状態 ・完全脱臼：相互の関節面がまったく接触していないもの ・不完全脱臼または亜脱臼：関節面の一部が重なっているもの
	発症部位	・肩鎖関節，肩関節，肘関節，肘内障，股関節，頸椎など
分類		・外傷性脱臼 ・反復性脱臼 ・習慣性脱臼
症状		・外傷性脱臼の場合：関節の変形，腫脹，疼痛，自動運動の不能，ばね様固定（弾性固定）
検査・診断		・X線検査，CT
主な治療法		・整復（徒手整復術，観血的整復術），固定，機能訓練

1　脱臼とは

　関節面相互の位置関係がずれ，適合しなくなった状態を，**脱臼**（dis-location）という。相互の関節面がまったく接触していないものを**完全脱臼**，関節面の一部が重なっているものを**不完全脱臼**または**亜脱臼**という（図4-39）。脱臼状態の表示は，末梢側の骨の関節端の位置によって表す。たとえば，肘関節で尺骨中枢端が上腕骨末梢端の後方に転位していれば，肘関節後方脱臼とよぶ。なお，自らの意思で関節を脱臼させることを**随意性脱臼**という。

▶ **外傷性脱臼**　外傷性脱臼とは，外傷機転（外力）によって，関節包が靱帯など周囲軟部組織とともに断裂を起こして脱臼したものである（図4-40）。関節の著しい変形がみられる。同時に骨折を伴うこともあり，この場合は**脱臼骨折**とよぶ。

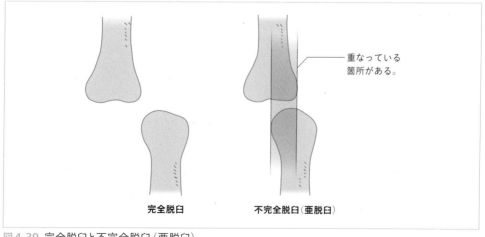

重なっている箇所がある。

完全脱臼　　　不完全脱臼（亜脱臼）

図4-39 完全脱臼と不完全脱臼（亜脱臼）

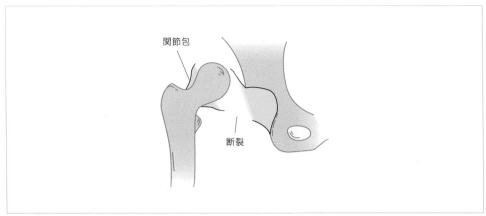

図4-40 外傷性脱臼（股関節）

▶ 反復性脱臼　外傷性脱臼を契機に，軽微な外力により容易に脱臼を繰り返す状態を反復性脱臼とよぶ。肩関節に高頻度に発生し，肩関節が外転に外旋を加えた肢位（つり革につかまる肢位）の時に，後方から前方に向けて外力が加わると脱臼しやすい。膝蓋骨にもしばしばみられる。

▶ 習慣性脱臼　一定の肢位になると常に脱臼するが，それ以外の肢位では整復される病態を習慣性脱臼とよぶ。

2 ｜ 症状

　外傷性脱臼では，関節の変形と腫脹，疼痛があるため，自動運動が不能となる。脱臼の部位と方向により特有の肢位をとる（強制肢位，図4-41）。これを他動的に動かすと，ある程度は動くが弾力性抵抗があり，離すと再び元の位置に弾発的に戻ってしまう。このような状態を，**ばね様固定**（**弾性固定**）という。

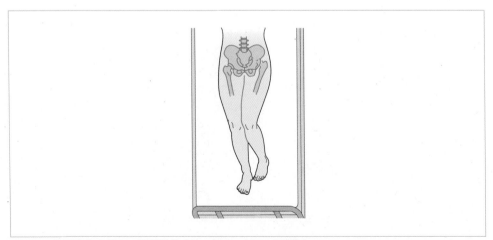

図4-41　股関節後方脱臼の強制肢位（左：屈曲，内転，内旋位）

第
1
編

構造と機能

症状と病態生理

診察・検査・治療

4
疾患と診療

症状に対する看護

検査と治療に伴う看護

疾患をもつ患者の看護

事例による看護過程の展開

3 | 検査・診断

　完全脱臼の場合には，外見上，特徴的な関節変形を呈するので診断は容易である。骨折を伴うこと（脱臼骨折）も少なくないので，X線検査が必要である。脱臼の方向によって整復操作が異なるため，X線の多方向撮影やCTによる3次元的検討が望ましい。また，神経や血管の損傷を合併することもあるので（肩関節脱臼の際の腋窩神経麻痺，膝関節脱臼の際の膝窩動脈損傷など），これらも念頭に置いて診察することが大切である。

4 | 治療

　早期の整復，反復性脱臼や動揺関節防止のための効率的な固定，機能訓練の3原則は，骨折と同じである。整復法には徒手整復術と観血的整復術があるが，受傷早期であれば徒手整復術が可能である。患者への苦痛を最小限にし，筋弛緩を得て整復を容易にするため，麻酔下に行うこともある。骨折を合併している場合や，反復性脱臼の場合には，観血的整復術を要することがある。

▌ 1. 肩鎖関節脱臼

▶ 原因　肩を強く打撲した際に，肩甲骨の肩峰と鎖骨遠位端を結ぶ肩鎖靱帯，鎖骨と肩甲骨烏口突起を結ぶ烏口鎖骨靱帯が種々の程度に断裂を起こし，鎖骨遠位端が上方へ転位する症状をいう（図4-42a）。

▶ 分類・症状　肩鎖靱帯の部分断裂（Ⅰ度），完全断裂（Ⅱ度），烏口鎖骨靱帯の断裂を伴うもの（Ⅲ度）に分けられる。鎖骨遠位端の疼痛や腫脹，Ⅲ度では骨性突出がみられ（図

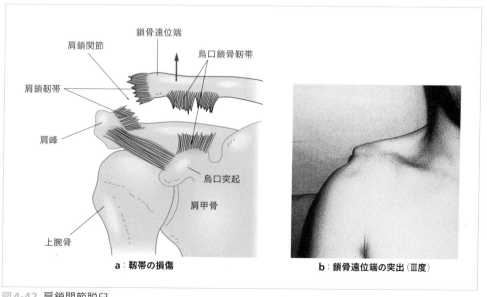

a：靱帯の損傷　　　　b：鎖骨遠位端の突出（Ⅲ度）

図4-42　肩鎖関節脱臼

4-42b），さらに，この部位を指で押すと凹む，いわゆるピアノキーサインがみられる。

▶ 治療　本来，可動性の少ない関節であるため，多くは弾性包帯や簡単な装具による固定で十分であるが（Ⅰ，Ⅱ度），完全脱臼（Ⅲ度）に対する治療は，放置すると疼痛や肩関節挙上制限を残す可能性があることから観血的整復固定術を推奨する意見と，早期から積極的にリハビリテーションを行うことで十分な治療成績が得られることから保存療法を推奨する意見がある。

2. 肩関節脱臼

▶ 原因　肩関節は，上腕骨骨頭に比べて肩甲骨の関節窩が小さいという解剖学的特殊性をもつため，外傷性脱臼のなかで最も多い。そのほとんどは前方脱臼（前方烏口下脱臼）で，上肢が後外方挙上を強制されたときに起こる。

▶ 症状　上腕骨の大結節や関節窩前下縁の骨折を伴うことがある。さらに，腋窩神経の麻痺を合併することがあり，支配筋である三角筋の麻痺により，上肢の挙上が困難となり，肩の外側部の知覚麻痺も生じる。また，脱臼すると，肩峰が突出し，その下にくぼみ（陥凹）がみられる（図4-43a）。上腕は軽く外転位をとり，患者は健側の手で患側の手を支えるようにして来院することが多い。他動的に水平までは挙上可能であるが，離すと元に戻る（弾性固定）。

▶ 治療

①徒手整復術：整復は，麻酔を用いなくても可能な場合があるが，無痛ならびに筋弛緩を得るためには全身麻酔（短時間作用性麻酔薬による静脈麻酔）下に行うこともある。整復方法には，いくつかの方法があり，術者の足を患者の腋窩に当て，両手で長軸方向に牽引しながら骨頭を足で押し上げるヒポクラテス法（図4-43b）や，上肢に牽引を加えながら外旋，内転，内旋の順で整復するコッヘル法がよく用いられる。整復後は，強固な固定は不要であるが，三角巾や弾性包帯を用いて上肢を胸壁に2～3週

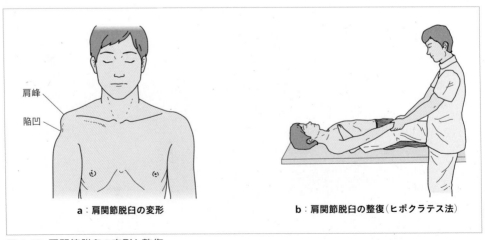

a：肩関節脱臼の変形　　　　　b：肩関節脱臼の整復（ヒポクラテス法）

図4-43　肩関節脱臼の変形と整復

第1編

構造と機能

症状と病態生理

診察・検査・治療

4 疾患と診療

症状に対する看護

検査と治療に伴う看護

疾患をもつ患者の看護

事例による看護過程の展開

間固定する。

②**制動術**：制動術とは，関節の位置を矯正し，脱臼などを防ぐ手術である。初回脱臼後に骨性の支持が低下した場合や，何らかの原因で関節包の断裂や弛緩など軟部組織の脆弱性が残った場合には，以後，軽微な外力で容易に脱臼を繰り返す反復性脱臼となる。年齢が若いほどなりやすく，筋力訓練のみでは不十分なことが多い。関節包を縫縮したり，筋の走行を変えたり，骨性の壁をつくるような種々の制動術が必要となる。

3. 肘関節脱臼

▶ 原因・病態　肘関節は軟部組織の支持が弱いことから，脱臼では肩関節脱臼に次いで頻度が高い。蝶番関節となっているため，前後方向に対する抵抗性，特に前方の鉤状突起のほうが後方の肘頭よりも弱く，後方脱臼が90%以上を占める。

▶ 症状　肘関節は肘頭が後方に突出し，ばね様に固定され，自動運動不能となる。尺骨神経麻痺を合併することがある。整復が遅れるとフォルクマン拘縮を起こすことがあるので注意が必要である。

▶ 診断　単純X線検査にて，骨折の合併を確かめる。

▶ 治療　可及的早期に整復操作を行う。整復後はギプス固定を行い，その後自動運動など，機能回復訓練を開始する。

4. 肘内障

▶ 原因・症状　肘内障（internal derangement of the elbow, pulled elbow）は，幼児の手（肘）が急に引っ張られたときに起こる。幼児は急に泣き出し，上肢をだらんと下げ，前腕回内位をとったまま動かそうとしない。腫脹はほとんどないが，肘を動かそうとすると痛がる。

▶ 治療　牽引機転により，橈骨頭がこれを覆う輪状靱帯の上方へずれた状態となっているため（図4-44），整復実施者は母指の腹を橈骨頭に当て，静かに軽く前腕を牽引ぎみに

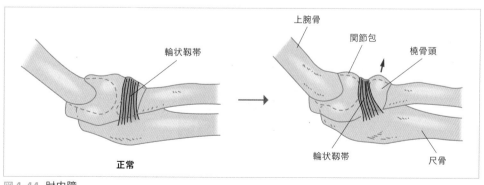

図4-44　肘内障

回外または回内しつつ肘を屈曲していくと，整復音とともに整復される。特に固定の必要はない。

5. 外傷性股関節脱臼

▶ 原因・病態　交通事故や転落事故のように強大な力が股関節に加わり，大腿骨頭が前方あるいは後方に脱臼して起こる。多くは後方脱臼で，臼蓋縁の骨折を伴うことが多い。後方を走る坐骨神経が損傷され，下肢の麻痺を合併することもまれにある。後方脱臼の場合，患肢は屈曲，内転，内旋位をとり，下肢は短縮して見える（図 4-41 参照）。自動車の正面衝突などで臼蓋を突き上げるような強い外力が働いた際に，大腿骨頭が臼底部を突き破って骨盤腔方向へ陥入するものを**中心性股関節脱臼**（**骨折**）とよぶ（図 4-45）。

▶ 治療　整復は麻酔下で行う。通常，徒手整復術が可能であるが，脱臼後長時間が経過している場合は観血的整復術が必要となることもある。骨頭の血流障害に起因する大腿骨頭壊死症を予防するためにも，できるだけ早期（12 時間以内）の整復が望ましい。中心性股関節脱臼の場合，2 次性股関節症や大腿骨頭壊死症を生じる可能性が高いため，早期に牽引や手術による正確な整復・固定が必要である。壊死の早期発見には MRI が有用である（本編図 3-9 参照）。

6. 頸椎脱臼

本章- V -A「脊髄損傷」を参照。

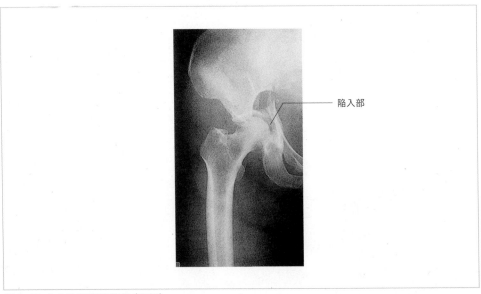

図4-45　中心性股関節脱臼（骨折）

第1編

構造と機能

症状と病態生理

診察・検査・治療

4 疾患と診療

症状に対する看護

検査と治療に伴う看護

疾患をもつ患者の看護

事例による看護過程の展開

7. 環軸関節回旋位固定

▶ 病態・原因　環軸関節の非対称性・回旋性の亜脱臼で，主に小児にみられる。外傷，扁桃・咽頭などの炎症が原因となることが多い。

▶ 症状　頸椎の回旋制限，運動痛，斜頸などであり，脊髄麻痺を呈することはまれである。

▶ 検査・診断　単純X線検査側面像にて環椎の傾斜と環軸間隙の拡大が認められ，時に環軸関節亜脱臼を呈している。

▶ 治療　対症的に保存療法が適応になる。入院による頸椎牽引によって非観血的に整復が行われることもある。

Ⅳ　筋・腱・靱帯などの損傷

　筋・腱・靱帯は，切創などによる直接の損傷や筋の急激な収縮，さらには関節の捻挫機転による急激な筋や腱の過伸展などによって**断裂**が起こる。断裂は骨折と同様に，外界との交通の有無により，**開放断裂**と**閉鎖（皮下）断裂**とに分けられる。

　筋や腱が損傷されると，局所の圧痛，腫脹，陥凹などがみられ，また，その筋や腱を作用させようと力を入れたり，他動的に伸展させたりすると疼痛が生じる。腱の完全断裂の場合には，関節の運動が障害される。よくみられるのは，棘上筋腱，上腕二頭筋長頭腱，腓腹筋とヒラメ筋からなる下腿三頭筋腱，指の伸筋腱や屈筋腱などである。

A　筋断裂（肉ばなれ）

▶ 原因　十分な準備運動なしに，あるいは疲労状態にある時に，筋の強い収縮が急激に強いられると筋線維束の断裂（部分断裂）を起こすが，これがいわゆる**肉ばなれ**である。スポーツ選手では，大腿屈筋群（ハムストリングス）や下腿三頭筋に起こることが多い。

▶ 症状　局所の圧痛や腫脹，収縮時の自発痛などが主な症状である。

▶ 治療　損傷した筋の緊張が緩む位置で，RICE処置（本章-Ⅱ-A-4-❶「初期治療」参照）を行う。

B　アキレス腱断裂

▶ 原因　腓腹筋とヒラメ筋の腱が合してできたアキレス腱が，突然，強い背屈を強いられた時，特にジャンプあるいはその着地，疾走などの際に起こることが多い。

▶ 病態　断裂の瞬間，アキレス腱を強打されたような激痛が生じ，断裂音が聞かれること

もある。足関節底屈力は低下するが，後脛骨筋などの作用により，ある程度の底屈は可能である。踵骨の腱付着部から数 cm 上方の断裂部に陥凹を触知できる。また，正常であれば下腿三頭筋を手でつまむと足関節の底屈がみられるが，完全断裂の場合はみられない。これを**トンプソンテスト**（Thompson squeeze test）という。

▶治療　受傷直後は，尖足位にして副子を当てる。治療は，観血的に腱縫合術を行い，3〜4週間ギプス固定を行う方法と，最初から尖足位ギプス固定を行い，しだいに足関節の底屈をとるように巻き変えていって，6〜8週間程度で固定を除去する保存療法がある。固定除去後は，可動域訓練や部分荷重を開始するが，スポーツや肉体労働に完全復帰するまでには6〜9か月程度かかる。

C 手指の腱断裂

1. マレットフィンガー

▶概念・病態　マレットフィンガー（mallet finger, 槌指，または槌指）とは，突き指でDIP関節が急激に過屈曲を強制された時に，指の伸筋腱が断裂するか，末節骨の付着部の裂

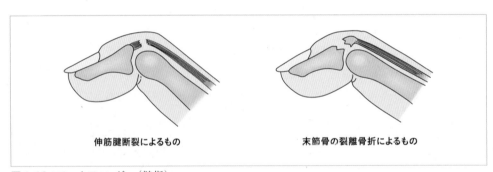

伸筋腱断裂によるもの　　　　　末節骨の裂離骨折によるもの

図4-46　マレットフィンガー（槌指）

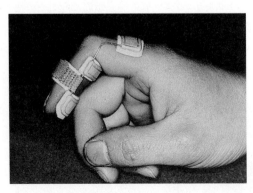

PIP関節まで含めずDIP関節のみ固定する場合も多い。

図4-47　マレットフィンガー用固定装具

離骨折を起こしたものである（図4-46）。DIP関節は，自動伸展不能となり屈曲位をとる。

▶治療　通常，装具によりDIP関節を過伸展位で4〜6週間固定（図4-47）すれば癒合するが，陳旧性の場合には手術的整復術が必要となる。裂離骨折を伴う骨性のマレットフィンガーよりも，腱が断裂した腱性のマレットフィンガーのほうが，機能障害が残りやすい傾向にある。

2. 手の腱の断裂

▶原因・病態　ガラス片や刃物による開放損傷が多く，指の付け根や手関節部が損傷されることが多い。

▶治療　完全断裂の場合には，腱縫合が必要となる。腱と周囲との癒着防止のため，手術の際には極力ていねいな操作（atraumatic technique）が必要で，さらに，種々の工夫による術後機能訓練が施されて初めて良好な治療成績（可動性）が得られる。特に，指の掌側基部は構造上（浅と深の指屈筋腱が2本走り，靱帯構造も複雑），術後に癒着が起きやすいため，腱が縫合されても，結果として指の運動が強く制限されることが多い。この部位は，専門家以外は手を付けてはいけない領域（ノーマンズランド，no man's land）とよばれ，手の外科専門医による治療が望ましい。

　術後，屈筋腱では3週間，伸筋腱では4週間程度固定した後，機能訓練を開始するが，機能回復には長期間を要し（数か月以上），また，完全回復が困難な場合も多く，患者への入念な説明と指導，そして患者の理解と努力が予後を大きく左右する。

　以上の治療をしても，腱縫合術後に十分な関節可動域の回復が得られない場合には，後日，腱剝離術や腱移植などが必要となる。

D 膝内障

1. 半月板損傷

▶原因・疫学　半月板（半月）損傷（meniscus injury）は，一般には膝関節の半月板損傷を指す。大腿骨と脛骨の関節接触面の安定性を高め，衝撃を分散・吸収させる働きをもつ軟骨組織である膝の半月板は，膝が屈曲位で回旋を強いられたときに損傷（断裂）を起こすことが多い。内側半月板と外側半月板では形態が異なり，内側側副靱帯と密に連結している内側半月板のほうが，比較的移動性のある外側半月板より損傷されやすいとされ，事実，欧米の統計では圧倒的に内側半月板損傷のほうが多い。小児期では受傷機転が明らかではない場合があるが，その大部分は円板状半月板*である。

＊**円板状半月板**：半月板が脛骨関節面の辺縁だけではなく中央部まで覆うことがあり，これを円板状半月板とよぶ。欧米ではまれであるが，日本人に多くみられ，大部分は外側半月板である。

▶ 症状　症状は，局所の疼痛，特に運動痛，関節裂隙の圧痛，関節水症などで，特徴的なものとしては，疼痛を伴う**クリック***や，一定の角度の屈曲位から引っかかったようになり，伸展できなくなる**嵌頓（ロッキング）現象**がある。

▶ 検査・診断　徒手検査法として，マクマレー（McMurray）テストとアプレー（Apley）テストがある。

①**マクマレーテスト**：股および膝関節を屈曲し，踵を持って下腿を回旋しながら伸展し，内側あるいは外側の関節裂隙に疼痛かクリックを発した場合に陽性（半月板損傷）とする。

②**アプレーテスト**：患者を腹臥位で膝関節90度屈曲位とし，大腿部を検者の膝で固定して患者の下腿を上方に引っ張り上げて膝の関節包を緊張させると，患側の関節裂隙に疼痛が誘発されるかどうかをみる（distraction test）。疼痛が誘発されれば陽性とする。また，足部を押さえて膝を圧迫しながら下腿を回旋させると，患側の関節裂隙に疼痛が誘発されるかどうかをみる（grinding test）。疼痛が誘発されれば陽性とする。

　　MRIにより損傷部の描出は可能であるが，必ずしも描出されず，確定診断には関節鏡検査が必要となる場合も少なくない。

▶ 治療　血管侵入のある辺縁部の損傷で，受傷後初期であれば，2〜3週間の安静および，大腿四頭筋ならびに膝屈筋群の筋力訓練などの保存療法で整復されることもある。しかし，半月板の実質部には血管がなく，再生能に乏しいため，辺縁部以外での損傷の場合は保存療法による整復は困難である。症状が軽ければ放置する場合も多いが，疼痛やロッキングが強い場合には，損傷の程度や部位によって半月板縫合や部分摘出が行われることもある。

　　近年，関節切開を行わない関節鏡視下手術の発達により，術後の固定や訓練がより簡易で短期間で済み（1週間程度で全荷重歩行，退院可能），早期の社会復帰が可能となった。

▌2. 靱帯損傷

▶ 原因　膝には前後方向の安定性を担う前十字靱帯（ACL）と後十字靱帯（PCL），側方方向への安定性を担う内側側副靱帯（MCL）と外側側副靱帯（LCL）があり，前十字靱帯と後十字靱帯は関節の中に存在し，内側および外側側副靱帯は関節の外に存在する。各靱帯は，下腿が外反・外旋，あるいは内反・内旋を強いられた場合，過伸展を強制された場合，脛骨上端に後方への直達外力が加わった場合（特に後十字靱帯損傷）などに，単独あるいは複数損傷される。スポーツ外傷，労働災害，オートバイ事故などでしばしばみられる。

▶ 病態　内側側副靱帯，内側半月板，前十字靱帯が同時に損傷されたものを「不幸の3徴（unhappy triad）」とよび，この場合は治療が難しく，機能回復が困難とされる。受傷直

---

* **クリック**：関節を動かした際に生じる音。

第1編

構造と機能

症状と病態生理

診察・検査・治療

4 疾患と診療

看護

症状に対する看護

検査と治療に伴う看護

疾患をもつ患者の看護

事例による看護過程の展開

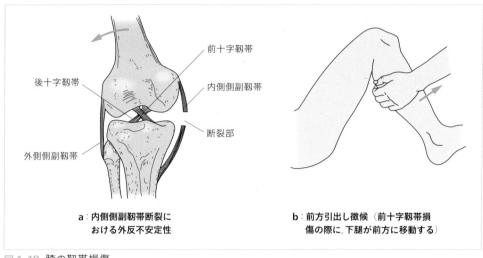

前十字靱帯

後十字靱帯

内側側副靱帯

断裂部

外側側副靱帯

a：内側側副靱帯断裂に
　おける外反不安定性

b：前方引出し徴候（前十字靱帯損
　傷の際に，下腿が前方に移動する）

図4-48 膝の靱帯損傷

後，膝関節は軽度屈曲位をとり，疼痛のために関節運動は制限され，関節内出血のために腫脹あるいは膝蓋跳動（本編図3-1参照）がみられる。陳旧例では，大腿四頭筋萎縮がみられ，脱力感や**膝くずれ**（giving way）を呈する。内側側副靱帯損傷により外反不安定性（動揺性）（図4-48a）が，外側側副靱帯損傷により内反不安定性（動揺性）が出現し，前十字靱帯損傷では**前方引き出し徴候**（図4-48b），後十字靱帯損傷では**後方引き出し徴候**を示す。

▶治療　靱帯損傷は，その損傷程度によっては，弾性包帯，装具固定，その後の筋力訓練といった保存療法で十分な場合も多いが，治療後に関節拘縮を招きやすいため，急性期からできるだけ関節可動域訓練を開始するように指導する。内側側副靱帯と外側側副靱帯は前述のように関節外に存在するため，整復に必要な血行が豊富であり，多くの場合，保存療法で治療する。しかし，前十字靱帯と後十字靱帯は関節内に存在しているため，ひとたび損傷を受け連続性が断たれた場合には，靱帯への血流はほぼなくなり，保存療法での治療はあまり期待できない。特に前十字靱帯は，スポーツ活動には重要な存在であり，この靱帯の損傷により，走行時の急なストップやターンに著しい不安定感が生じるようになる。そのため，スポーツ活動を必要とする患者では，自家腱・筋膜や人工靱帯を用いた靱帯再建術を要することがある。

3. ばね膝

▶原因・病態　断裂した円板状半月板や関節遊離体などが膝関節にはさまって，屈曲する際に一定の角度で抵抗を感じ，その角度を通過すると急にばね状に屈伸できるようになる現象を，**ばね膝**という。関節内に生じた腫瘍や囊腫が原因となる場合もある。

▶治療　断裂した円板状半月板の切除や縫合，関節遊離体の摘出を行う。

E 肩腱板損傷

▶ **原因** 後方の棘上筋，棘下筋，小円筋，前方の肩甲筋とこれら4つの筋の上腕骨への停止腱が一体となった部位は**肩腱板**（rotator cuff）とよばれ，肩関節の運動を補助し，安定化に役立っている。一度または繰り返す投球動作や，手を強く突いた際の上方への突き上げ機転などにより断裂を起こす。また，加齢に伴う退行変性や磨耗により，部分的に徐々に損傷される場合もある（図4-49）。

▶ **症状** 肩腱板が完全断裂を起こすと，肩の疼痛と脱力が生じ，自動的には60度以上の肩関節挙上が不能となるが（60度までは肩甲骨と胸郭間で動く），他動的には，ほぼ正常まで挙上可能である。ただし，他動的に挙上していくと，60度〜120度の位置で断裂部が大結節と肩峰の間にはさみ込まれるため疼痛が生じるが，その後はまた無痛になるという有痛弧徴候（painful arc sign）がみられることが多い。肩関節90度外転位に他動的にもっていき，そこで離すと上肢が落下する上肢落下徴候（drop arm sign）もみられる。放置されて陳旧性になると，棘上筋や棘下筋の萎縮が著明となり，また，単純X線写真で肩峰と上腕骨間の距離が短縮する像が認められるようになる。

▶ **診断** 関節造影により，断裂部から肩峰下滑液包への造影剤の漏出を証明すれば確定診断がつくが，MRIや超音波も有用である。

▶ **治療** 部分断裂では物理療法や肩周囲筋の筋力増強訓練などでよいが，完全断裂の場合には，手術的に直接整復（縫合）するか，代用腱（自家筋膜や人工腱）を用いた再建術が必要となる。

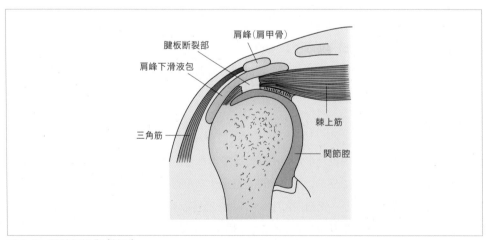

図4-49 肩腱板損傷（断裂）

第1編

構造と機能

症状と病態生理

診察・検査・治療

4 疾患と診療

症状に対する看護

検査と治療に伴う看護

疾患をもつ患者の看護

事例による看護過程の展開

F 足関節の靱帯損傷

▶ 原因・病態　足関節には，外側に存在する前距腓靱帯，踵腓靱帯，後距腓靱帯と，内側にある三角靱帯が存在する。内がえしによって生じる外側靱帯の損傷が多い。外がえしでは三角靱帯が損傷される。

▶ 治療　保存療法が第1選択であり，靱帯損傷が軽度の場合には，包帯固定やサポーターによる足関節の固定を行う。靱帯が完全に断裂している場合には，ギプスシーネやギプス固定もしくは装具によって足関節の固定を行う。断裂した靱帯の外科的修復術は，早期復帰と足関節の可動域制限を避けることを目的に行われる場合もあるが，極めて限定される。

G 筋区画症候群（コンパートメント症候群）

▶ 概念　上肢や下肢の筋，血管，神経は，骨，筋膜，骨間膜に囲まれている。この構造を**コンパートメント**（compartment）あるいは**筋区画**とよぶ。このコンパートメントの内圧が何らかの原因で上昇し，そのために循環障害が起こり，筋や神経の機能障害が生じることを，コンパートメント症候群（compartment syndrome），または筋区画症候群という。

▶ 症状　骨折，筋損傷，血管損傷などにより内出血あるいは浮腫が発生すると，コンパートメント内の圧力が上昇し循環不全が起こる。初期症状としては，局所の著しい疼痛が最も多く，障害されている筋肉を他動的に動かすことにより増強する。そのほか，腫脹，感覚障害，運動障害などがみられるが，脈拍は必ずしも消失するとは限らない。

▶ 診断　病歴と臨床症状に加えて，コンパートメント内圧の測定，筋電図，CT，MRIなどが有用である。血液検査でCPKやLDH，GOTなどの上昇や，ミオグロビン尿を認めることがある。

▶ 治療　原因となっている圧迫や絞扼を除去し安静を保つ。内圧測定で30mmHg以上であれば，皮膚を含めたコンパートメント全長にわたる筋膜切開の適応である。

V 神経の損傷

A 脊髄損傷

▶ 原因　脊髄損傷（spinal cord injury）は，脊髄が振盪，圧迫，挫傷されて生じるが，交通

事故，労働災害，スポーツ外傷などによる脊椎の脱臼や骨折に伴って，起きることが多い。骨損傷を伴わない場合もあり，そのほか刺創，爆創，射創などによることもまれにある。

▶ 症状

①**完全麻痺，不全麻痺**：受傷直後には，骨折・脱臼の発生した局所に，疼痛や腫脹，変形，そして障害レベル以下の脊髄麻痺が出現する。麻痺の程度により，**完全麻痺**と**不全麻痺**に分けられ，完全麻痺の場合には，原則として障害レベル以下の知覚・運動機能の完全かつ持続的消失がみられる。不全麻痺は，症例により種々の分布，様々な程度の麻痺が生じるが，短期間のうちに回復徴候がみられる場合は，最終的にほとんど麻痺を残さずに回復することも多い。脊髄（中枢神経系）は通常，第1腰椎と第2腰椎の間で終わり（脊髄円錐），それ以下は馬尾となって末梢神経系となるため，原則として，このレベル以上での損傷は中枢型すなわち痙性麻痺を呈し，それ以下での損傷は末梢型すなわち弛緩性麻痺を呈する。ただし，中枢型でも，受傷から数日～数週間，筋緊張の低下や腱反射の減弱・消失を呈する弛緩性麻痺の形をとる時期があり，これを脊髄ショック期とよぶ。この時期を過ぎるとしだいに筋緊張が高まり，腱反射も亢進傾向となって，本来の痙性麻痺に移行する。

②**四肢麻痺，対麻痺**：頸髄損傷では通常，**四肢麻痺**（quadriplegia または tetraplegia），胸髄・腰髄損傷では両下肢の**対麻痺**（paraplegia）となる。また，頸髄損傷では肋間筋などの呼吸筋の麻痺が起こるが，第5頸髄レベル以下の麻痺では横隔神経の機能が残されているため換気能は低下するものの，自発呼吸（腹式呼吸）は可能である。第4頸髄レベル以上での麻痺では，横隔神経も麻痺するため自発呼吸が不能となり，人工呼吸が必要である。呼吸障害は気道分泌物の増加や喀痰の貯留による換気不全，胸郭の奇異運動による呼吸不全，無気肺や肺炎などによって重症化する。麻痺領域には自律神経の機能障害が関与した発汗障害や浮腫，さらには起立性低血圧なども起こる。頸髄，上部胸髄損傷では，上行性に波及した脳浮腫による体温調節中枢障害が原因と考えられている過高熱が生じることがある。

③**排尿障害**：排尿に深くかかわる中枢神経が仙髄にあるため，ほとんどの脊髄損傷で排尿障害や尿閉が生じる。時期や障害レベルにより，その障害の内容や程度は様々で，その病型に応じた治療と管理が必要となる。腸管機能も低下し，早期では軟便，水様便などがみられるが，時間の経過とともに便秘傾向となる。

▶ 検査　受傷機転，臨床症状，神経学的所見により診断は容易であるが，骨折や脱臼の有無と程度の検索のために，単純X線撮影，脊髄造影（図4-24参照），CTなどを行う。MRI（図4-50）や電気生理学的検査は，脊髄の質的変性の程度や予後を推定するのに有用である。

▶ 治療　脱臼があったり，骨折片や血腫による脊髄の圧迫が認められたりすれば，緊急に徒手または頭蓋直達牽引（頸椎の場合）による整復を行う。これで整復不能であれば観血

第
1
編

構造と機能

症状と病態生理

診察・検査・
治療

4

疾患と診療

症状に対する
看護

検査と治療に
伴う看護

疾患をもつ
患者の看護

事例による看護
過程の展開

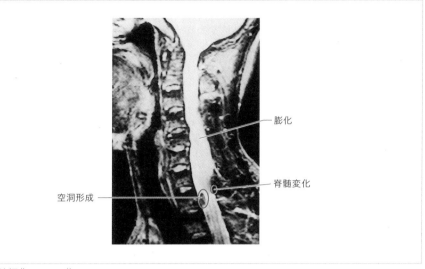

膨化

脊髄変化

空洞形成

図4-50 頸髄損傷のMRI像

的整復術，場合によっては椎弓切除術などによる脊髄除圧，ならびに種々の内固定具（instrumentation）や骨移植などによる脊椎固定術を行うこともある。しかし，当初から完全麻痺を呈する場合は緊急手術の適応は少なく（麻痺の改善は期待できないため），急性期を過ぎて全身状態が安定してから，脊椎の不安定性を改善して麻痺の拡大を防止し，管理を楽にする目的で脊椎固定術が行われることが多い。

　急性期には，脊髄浮腫の予防・治療の目的で，副腎皮質ステロイド薬や頭蓋内圧降下薬などの薬物が使われる。中枢性の過高熱に対しては，酸素吸入や全身的冷却療法が行われる。

①急性期：麻痺による不動のため，関節の屈曲拘縮や伸展拘縮が生じやすい。そのため急性期から，関節拘縮予防のために，各関節の他動運動を積極的に行い，副子などで良肢位の保持に努める。この時期の無菌的尿路管理は，以後の感染予防，ひいては排尿機能維持に重要である。また，褥瘡はいったん発生すると難治なため，極力，その発生防止に努める。急性期には，原則として2時間ごとの体位変換が必要で，通常，頭蓋直達牽引を実施したうえで，人力もしくは回転ベッドにより行う。

②慢性期：慢性期に入ると，褥瘡，尿路感染，排便障害，関節拘縮，異所性骨化，起立性低血圧などの様々な合併症が生じるが，適切な対症療法，理学療法，看護により，最小限にとどめるよう努める。訓練による反射を利用して，自力排尿がある程度可能となる症例もあるが，継続してカテーテルを使用した自己導尿を要する症例も多いので，自己排尿訓練も大切である。また，正確な病態評価に基づき，できるだけ早期から理学療法や作業療法を積極的に行い，早期の社会復帰を図る。

③麻痺が固定した場合：麻痺が固定し（通常は6か月〜1年），回復の可能性がない場合には，患者自身の状態を説明し，将来の生活環境の変化に対する心構えを理解してもら

う必要がある。うすうすはそうなるかもしれないと思っている患者でも，最終的に厳しい現実を自分でも認めなければならないことは心理的に大きな負担であり，これを乗り越えてもらわなくてはならない。この障害の受容に看護師の果たす役割は大きい。

　患者はそれを告知されると，最初は否定し，混乱するが，いずれは受け止め，最終的には残された機能を使って障害を乗り越えようと努力するプロセスに向かっていく。同様の障害をもった患者がたくさんいる専門施設に早めに転院させることもよい解決方法ではあるが，看護師は，自分がもしそうなったらどうするであろうかと自問しつつ，患者の心の支えになれるよう努力することが望ましい。

▶予後　近年，治療手技，看護技術，治療器具などの発達に伴い，生命予後については著明な改善をみた。しかしながら，受傷後短期間のうちに回復の徴候を示すケースを除いて，適切な初期治療が施されても一度発生した麻痺の完全回復は困難なことが多く，程度の違いこそあれ，治療や看護はその後，一生涯続くことになる。脊髄損傷が発生すると，患者は神経麻痺のみでなく，多くの合併症に悩まされるが，これを防止・克服すること，そして各種訓練によって残された機能を最大限に発揮して社会復帰できるようにすることなどが治療の主眼となる。

B　末梢神経の損傷

▶原因　骨折や脱臼，あるいは末梢神経への直接の打撲・圧挫，ガラスやナイフによる切創，ギプスやブラウン架台などによる持続的圧迫，薬物注入あるいはウイルス感染など，様々な原因で起こる。

▶病態　神経損傷部以下でその神経に支配される筋は弛緩性麻痺となり，同時に知覚支配領域に知覚鈍麻または消失が起こる。自律神経線維も同時に障害されるため，血行異常に基づく様々な症状や発汗障害なども生じる。

▶診断　損傷された神経の再生先端部もしくは損傷部の直上を指で軽く叩くと，その神経の支配領域に放散痛が生じる**ティネル**（Tinel）**徴候**は，神経の再生状況や損傷部位の判定に有用である。詳しい神経学的所見を調べることにより，どの神経がどこで損傷されているかの診断は比較的容易であるが，さらに障害の程度やその回復の程度を調べるには，**筋電図**などの電気生理学的検査も行われる。

▶分類・治療　損傷の程度は様々で，ごく軽い圧迫ならば，一時的な神経伝導障害により一過性の麻痺を呈した後，特に治療を要さず短期間に回復する。これを**一過性神経伝導障害**（neurapraxia）とよぶ（図 4-51a）。リュックサックによる腕神経叢麻痺や，肘枕での睡眠による橈骨神経麻痺などが代表的なものである。

　脱臼や骨折などにより圧迫がより強く長く続いた場合には，軸索は断裂・変性をみるが，神経鞘は正常な**軸索断裂**（axonotmesis）となる（図 4-51b）。この場合は，約 3 か月間経過をみて，回復の兆しがない場合には，患部を開いて神経剥離術*や神経縫合術な

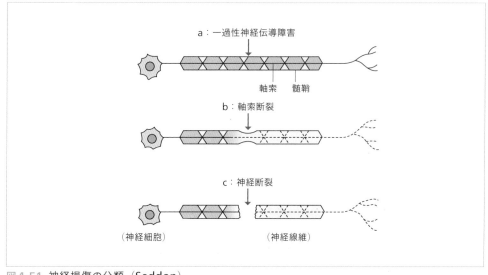

図4-51　神経損傷の分類（Seddon）

どを行う。

　さらに，圧迫が強く長く続いたり，直接の圧挫や切断などにより軸索も神経鞘も強度に変性あるいは断裂をきたしたりした場合には，**神経断裂**（neurotmesis）となる（図4-51c）。この場合は，神経縫合をしない限り麻痺の回復は望めない。

▶ 予後　神経の再生は平均1〜2mm/日と遅く，麻痺の回復には長時間を要する。神経縫合術を行ったとしても，直ちに回復するわけではなく，また，完全に元どおりに回復しない場合も少なくない。そのため，患者によく説明をしておくことが大切である。陳旧性となり，瘢痕を切除した後に神経の欠損が大きく，端々吻合が不可能あるいは可能でも緊張が強い場合には，腓腹神経などを利用した神経移植術が行われる。

1. 腕神経叢損傷

▶ 原因　腕神経叢損傷（brachial plexus injury）は，オートバイ事故などで肩から落下し，肩が押し下げられると同時に頸椎が反対側へ強く側屈強制されたり，あるいは上肢が強く下方へ牽引されたりしたときに発生する，第5，6，7，8頸神経および第1胸神経の5本の神経根で構成される腕神経叢の損傷（麻痺）である（図4-52）。また，分娩時の局所の圧迫や牽引により新生児に起こる腕神経叢麻痺は**分娩麻痺**とよばれ，巨大児や骨盤位分娩などの際に起こりやすい。

▶ 病態・治療

①**全型**：全型（5本すべての神経根の損傷）の完全麻痺の場合は，一側上肢全体が完全な弛緩性麻痺となる。頸髄から神経根が引き抜かれた場合（引き抜き損傷）は，いかなる手

＊ **神経剝離術**：瘢痕の癒着，絞扼，圧迫により神経が麻痺している場合に，癒着の剝離，瘢痕の切除を行い，神経の伝導性を回復させる手術のこと。

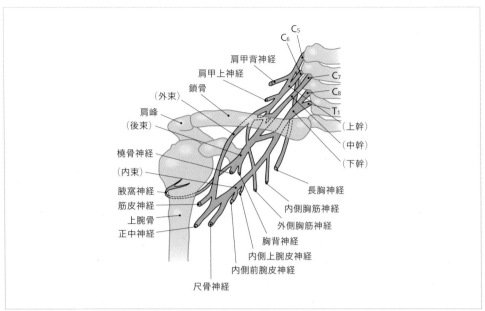

図4-52 腕神経叢の解剖

段をもってしても麻痺の回復は望めず，肩関節固定術や肘屈筋である上腕二頭筋を支配する筋皮神経へ第3，4肋間神経を移行する肋間神経移行術などの機能再建術の適応となる。引き抜き損傷があると，**ホルネル徴候**（眼瞼下垂，眼裂狭小，瞳孔縮小）がみられる。

②**上位型**：主に第5，6頸神経が損傷される上位型では，手関節や指の作動筋は機能するが，肘関節，特に屈曲運動が不能なため，手関節屈筋の起始部を筋起始部の骨片とともに上腕骨のより中枢側に移行して肘屈曲機能を再建するスタインドラー（Steindler）手術がしばしば行われる。一方，神経根部よりも末梢で断裂を起こした場合（節後損傷）には，病巣部を展開して神経縫合術が可能である。分娩麻痺では上位型が多く，この場合には新生児は肩の挙上や肘の屈曲ができず，前腕は回内位をとるが，指の運動は可能である。

上位型の予後は比較的よく，上肢を牽引しないように注意し，腋窩に綿や枕などをはさんで上肢を外転位に保つ（敬礼位）程度で経過をみれば十分で，数か月で回復するものもあるが，麻痺が残存する例もある。

③**下位型**：上肢が挙上位のまま牽引力を受けると下位型麻痺となり，手指の麻痺が生じる。

2. 橈骨神経損傷

▶ 原因　橈骨神経損傷は，上腕骨骨幹部骨折あるいはその手術操作による圧迫，時に上腕外側部への筋肉内注射，睡眠時の圧迫などによって起こる。

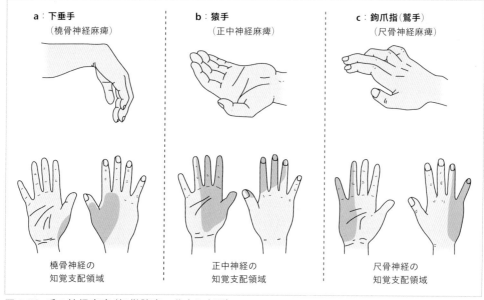

a：下垂手
（橈骨神経麻痺）

b：猿手
（正中神経麻痺）

c：鉤爪指（鷲手）
（尺骨神経麻痺）

橈骨神経の
知覚支配領域

正中神経の
知覚支配領域

尺骨神経の
知覚支配領域

図4-53　手の神経麻痺（知覚障害の分布と変形）

▶ 病態　手根（手関節）伸筋群や総指伸筋の麻痺により，手関節伸展や MP 関節伸展が不能となり，**下垂手**（drop hand）を呈する。また，手背橈側に知覚障害が起こる（図4-53a）。

▶ 治療　圧迫などによって生じた麻痺例では自然回復することが多いため，保存療法（ビタミン B_{12} 製剤の投与，低周波通電などの物理療法，など）が原則となる。断裂例では自然回復は望めないため，神経縫合術を行う。

橈骨神経の支配筋は肘関節周囲に存在し，神経との距離が比較的短いため，回復までの期間は短く，一般に予後は良い。回復までの間，下垂手の状態で手関節に関節拘縮が生じないよう，手関節をやや背屈に保つための副子を装着させることや，患者自身にも手関節の可動域訓練をしておいてもらうことも重要である。

3. 正中神経損傷

▶ 原因　上腕骨下端部骨折，前腕〜手関節掌側の切創などで起こる。自殺企図により手関節を切った例では，しばしば正中神経の断裂が生じる。

▶ 病態　母指対立筋などからなる母指球筋群（母指基部の膨らみ）の麻痺や萎縮が起こり，母指を対立位にして物をつまむ（つかむ）ことができなくなる。これを**猿手**（ape hand）とよぶ。また，手掌の大部分，母指，示指，中指，環指（橈側部）の知覚障害も起こる（図4-53b）。

手関節部での損傷の場合では，これらの手に限局した徴候のみを呈するが（**低位麻痺**），前腕中央部よりも上方での損傷では，手関節屈筋群や指関節屈筋群の麻痺も起こる（**高位麻痺**）。

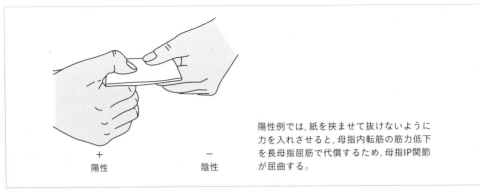

陽性例では，紙を挟ませて抜けないように力を入れさせると，母指内転筋の筋力低下を長母指屈筋で代償するため，母指IP関節が屈曲する。

図4-54 フロマン徴候

▶ 治療　骨折などの外傷後の血腫や腫脹が原因で麻痺症状が出現した場合には，まずクーリングと挙上を行い，腫脹の軽減を図る。それで改善しない場合には，切開して血腫の除去を行うか，減張切開術を行う。神経断裂がある場合には，神経縫合術が必要となる。

4. 尺骨神経損傷

▶ 原因　上腕骨下端部の内顆骨折や前腕の切創などで起こる。

▶ 病態　中手骨に始まり，MP関節の屈曲，PIP関節とDIP関節の伸展に働く骨間筋の麻痺や萎縮により，MP関節は過伸展，PIP関節とDIP関節が屈曲位をとった**鉤爪指**（鷲手，clawhand）を呈する（図4-53c）。また，小指外転筋などからなる小指球筋群（小指基部の膨らみ）の萎縮もみられる。そして，母指内転筋や第1背側骨間筋の麻痺による**フロマン**（Froment）**徴候**が陽性となる（図4-54）。

▶ 治療　橈骨神経損傷の場合と同様，圧迫が原因であれば保存療法を，断裂が生じていれば神経縫合術を行う。前述のように，尺骨神経が支配する筋の多くは手の内在筋であり，橈骨神経や正中神経が支配する筋に比べてより末梢に存在する。そのため，神経の回復とともに生じる筋の機能回復には時間がかかる傾向にある。

5. 腓骨神経損傷

▶ 原因　坐骨神経から脛骨神経と腓骨神経が分岐するため，腓骨神経麻痺は坐骨神経麻痺の部分症状としても起こる。しかし，腓骨神経は膝の外側の腓骨頭の後方を走るため，純粋な腓骨神経麻痺は腓骨頭骨折に伴って生じることが多い。また，ギプスや副子，あるいはブラウン架台による腓骨頭部（膝関節外側部）での圧迫による医原性の麻痺も少なくない。

▶ 病態　腓骨神経の支配領域である下腿〜足背の知覚障害を呈する（図4-55）。足関節や趾の背屈に働く前脛骨筋や長母趾伸筋，長趾伸筋などの麻痺により**下垂足**（drop foot）となる。下垂足では足関節が背屈できないため，大腿を高く上げ，つま先から投げ出す

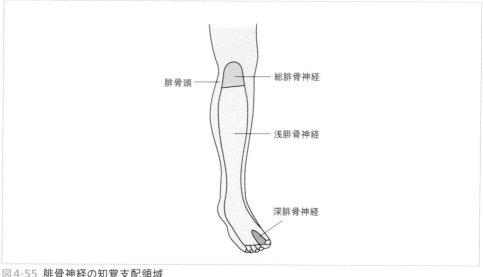

図4-55 腓骨神経の知覚支配領域

ようにして歩行する（鶏歩）。
▶ 治療　圧迫が原因であれば保存療法を行う。医原性の麻痺を避けるため，常に腓骨神経麻痺の有無をチェックすることが重要である。

VI　神経の疾患

A　脳性麻痺

▶ 原因・病態　脳性麻痺は，妊娠中，出産前後もしくは生後4週間以内に，何らかの原因で生じた脳の損傷が原因で起こる運動と姿勢の障害の総称である。原因として，核黄疸（ビリルビン脳症），低酸素性虚血性脳症，脳室内出血（脳室周囲白質軟化症）の頻度が高いが，ほかにも，脳の中枢神経系の奇形，遺伝子や染色体の異常，感染症など様々な原因がある。

▶ 症状　脳性麻痺は筋緊張異常や姿勢の違いから，一般的には次のタイプに分けられる。
①痙直型：四肢の筋緊張が高いため，動作がぎこちなく，**折りたたみナイフ現象***が特徴である。関節の拘縮・変形，側弯症，股関節脱臼が生じやすい。
②アテトーゼ型：不随意運動が特徴で，筋の緊張が安定しないために姿勢が定まらない。頸椎に過度の運動負荷が加わるために，頸椎症を発症しやすい。

---

* **折りたたみナイフ現象**：関節の他動運動に際し，はじめに抵抗がみられるが，ある時点で急に力が抜ける。

第1編

構造と機能

症状と病態生理

診察・検査・治療

4 疾患と診療

症状に対する看護

検査と治療に伴う看護

疾患をもつ患者の看護

事例による看護過程の展開

③**強剛型**：関節の動きが硬く，関節の他動運動の時に鉛管を曲げるような抵抗がある。全身の緊張が高い。

④**失調型**：姿勢保持や動きのための筋活動の調整がうまくできないため，自立歩行ができても不安定で転倒しやすい。

⑤**混合型**：病型が重複した場合が混合型となるが，その多くは痙直型とアテトーゼ型である。

▶ 治療　損傷された脳自体の治療はできないので麻痺の改善は望めないが，日常生活で必要な能力の向上を目的として，早期から運動訓練を行う。また，筋の異常緊張を和らげる目的で，手術やボツリヌス毒素治療が行われる場合もある。関節の変形や側弯症，頸椎症に対しては，整形外科的治療を適時行う。

Ⓑ 急性灰白髄炎（ポリオ）

▶ 原因・病態　急性灰白髄炎（ポリオ，急性脊髄前角炎）は，おもに感染者の腸管から排出される糞便中のポリオウイルスが手，指などを介し接触者の口に運ばれることで感染が起こる。体内に侵入し，血中を循環したウイルスの一部が脊髄を中心とする中枢神経系に到達し，運動神経ニューロンに感染増殖して脊髄前角炎が生じる。

▶ 症状　ポリオウイルスに感染しても，90〜95％の者は感染後も無症状で経過する（不顕性感染）。感染から発症までの潜伏期間は，4〜35日間（平均15日間）である。

　　症状によって，かぜのような症状（微熱，倦怠感，頭痛など）を呈する**不全型**，無菌性髄膜炎症状と筋肉痛を主徴とする**非麻痺型**，急性弛緩性麻痺を呈する**麻痺型**に分けられる。麻痺型では球麻痺を合併して，嚥下障害，発語障害，呼吸障害を生じることがある。感染した場合，不顕性感染と不全型が98％を占め，麻痺型は約0.1％である。麻痺型の約50％が筋拘縮や運動障害などの永続的後遺症を残す。

▶ 治療　根本的な治療法はなく，ワクチン接種によるウイルスの感染予防が重要である。

Ⓒ 末梢神経障害（ニューロパシー）

▌1. 絞扼性神経障害

　神経が靱帯や腱と近接して狭い所を走る場合に，これらからの圧迫や，運動に伴う摩擦などによって徐々に神経麻痺を呈する病態を総称して，**絞扼性神経障害**（entrapment neuropathy）とよぶ。からだの各所に発生し得る。

1 ｜ 手根管症候群

▶ 原因　手関節部掌側にあって，基底と側壁は手根骨，天井は横手根靱帯からなるトンネ

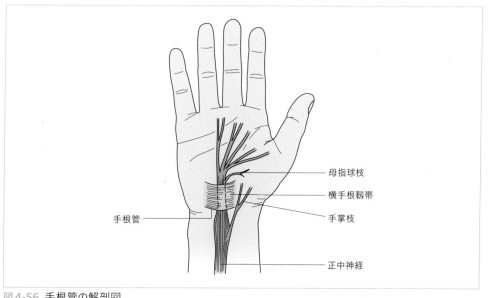

ルを**手根管**（carpal tunnel）といい，この中には，9本の指の屈筋腱と1本の正中神経が通っている（図4-56）。手根管症候群（carpal tunnel syndrome）は，種々の原因によって正中神経が手根管内で絞扼された結果，徐々に神経麻痺を呈するもので，中年以降の女性や手を使う職業の人に多い。橈骨遠位端骨折後や月状骨軟化症（キーンベック病）に続いて発生する場合もある。また，透析患者ではアミロイド沈着による手根管内の滑膜の肥厚によって発生することもある。

▶ 症状　手根管部の正中神経直上にティネル徴候が認められ，手関節屈曲位を保持することにより母指〜環指橈側の正中神経支配領域に疼痛やしびれをきたすかどうかを試す**ファーレン**（Phalen）**テスト**が陽性に出る。進行期には，母指球の麻痺・萎縮がみられ，猿手変形（図4-53b 参照）を呈するようになる。

▶ 治療　患部の安静・固定，理学療法，局所麻酔薬や副腎皮質ステロイド薬の局所注射などの保存療法で効果がない場合には，手術的に靱帯を切開し，正中神経を除圧開放する。状況によっては神経剥離術も加える。また，骨折後の変形やキーンベック病が基礎にある場合には，神経を圧迫している骨の処置を行う。

2 ｜ 肘部管症候群

▶ 概念　上腕骨内側上顆と尺骨肘頭の間に張る線維性腱膜（fibrous band）によってつくられるトンネルを**肘部管**（cubital tunnel）とよび，この中を尺骨神経が通る（図4-57）。線維性腱膜の肥厚や肘関節屈伸運動に伴い，上腕骨内顆部の上を滑って往復する尺骨神経の習慣性脱臼，変形性肘関節症による骨棘，この部にできたガングリオンなどにより，圧迫性あるいは摩擦性の尺骨神経障害を起こすものを**肘部管症候群**（cubital tunnel

母指球枝

横手根靱帯

手掌枝

手根管

正中神経

図4-56　手根管の解剖図

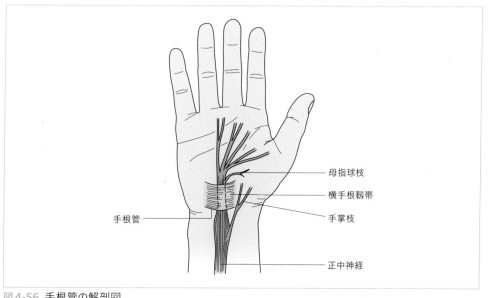

VI　神経の疾患　169

syndrome）とよぶ。小児期の上腕骨外顆骨折後に生じた外反肘による尺骨神経の牽引・過緊張が原因となる場合もあり，その際には受傷後数年〜数十年たってから麻痺が出現するため，**遅発性尺骨神経麻痺**とよばれる。

▶ 症状　肘部管直上にティネル徴候が認められ，環指の尺側や小指のしびれや知覚鈍麻，進行すると，小指球筋や骨間筋の筋力低下や萎縮により鉤爪指（鷲手）変形（図4-53c 参照）やフロマン徴候（図4-54 参照）を呈する。

▶ 治療　手根管症候群と同じような保存治療 が行われるが，ごく軽症例を除いて有効なことは少ない。筋萎縮や鉤爪指変形を呈するようになると，手術をしても回復困難であるため，持続的に症状があれば，できるだけ早期に手術に踏み切ることが望ましい。手術は，神経を圧迫している線維性腱膜を切り離し，場合によっては内側上顆部の骨切除（キング［King］法）や尺骨神経の前方移動術を行う。

3 ｜ 尺骨管症候群

▶ 原因　手関節部の豆状骨と有鉤骨鉤の間にある尺骨神経管（ギヨン管）とよばれる骨線維性トンネルで尺骨神経が圧迫されて生じる。原因として手関節部の打撲や圧迫，職業やスポーツによる反復性の小外傷，ガングリオンなどがあげられる。

▶ 症状　尺骨神経管部の圧痛やティネル徴候，環指尺側と小指の掌側のしびれと感覚障害，手内在筋萎縮と筋力低下，進行すると鉤爪指が生じる。

▶ 治療　外傷が原因の場合には安静で回復することが多い。保存療法で軽快しない場合は，神経の除圧と原因の除去（腫瘍切除など）が必要となる。

4 ｜ 足根管症候群

▶ 原因　足関節内果後下方の足根骨と屈筋支帯に囲まれたトンネルで，脛骨神経が圧迫さ

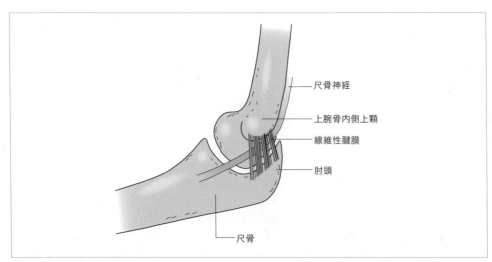

図4-57 肘部管の解剖図

れて生じる。ガングリオンや外傷によって脛骨神経が圧迫されて生じるが，原因不明の場合も少なくない。

▶ 症状　足底部から足趾にかけての放散痛と足根管の痛みが生じる。

▶ 治療　保存療法が基本であるが，屈筋支帯を切離して神経の圧迫をとる場合もある。ガングリオンなど圧迫の原因が明らかな場合は，それらを除去（切除）する。

5 ｜ モートン病

▶ 原因　中足骨骨頭間で趾神経が圧迫されて起こる。足指の中指（第3趾）と環趾（第4趾）の間に生じることが多い。

▶ 症状　足趾の疼痛と知覚障害が生じる。圧迫される部分の足底部に，痛みを伴う神経腫が生じることもある。

▶ 治療　大部分は自然に軽快するが，ステロイドの局所注射が有効な場合もある。症状が改善しない場合は骨間靱帯切離や神経腫切除が行われる。

2. 多発ニューロパシー

▶ 原因　全身の多くの末梢神経に同時に機能不全が生じるが，急性に始まるものと，数か月から数年かけて徐々に発生する（慢性に経過する）ものがある。

　急性に始まるタイプの原因として，細菌が作る毒素が関与する感染症（**ジフテリア，ボツリヌス食中毒**など），自己免疫反応（**ギラン-バレー症候群**），薬剤性，有毒物質（有機リン系殺虫剤など）の摂取があげられる。

　慢性に経過するタイプの原因としては，糖尿病（**糖尿病性ニューロパシー**），過度の飲酒（栄養不良），ビタミン B_{12} 欠乏症（亜急性連合性脊髄変性症），鉛や水銀などの重金属など有害物質の摂取があげられる。そのほか，**シャルコー - マリー - トゥース**（Charcot-Marie-Tooth）**病**などの遺伝性の多発性神経障害（**遺伝性ニューロパシー**）もある。

▶ 症状　原因によって異なり，運動神経，感覚神経，脳神経のいずれかが侵される場合もあれば，これらのうち複数が侵される場合もある。多くの場合は，まず足や手に，続いて腕，脚，または体幹に症状が現れる。また，自律神経系の神経がしばしば侵される（便秘，性機能障害，起立性低血圧など）。排便または排尿を制御できなくなり，便失禁または尿失禁に至る場合もある。

▶ 治療　原因を取り除くことが基本で，基礎疾患がある場合はその治療を行う。

D カウザルギー，反射性交感神経性ジストロフィー（RSD）

▶ 概念　末梢神経損傷後に知覚神経支配領域に起こる強い疼痛を主症状とし，血管運動障害や皮膚の栄養障害などの自律神経症状を伴う症候群を**カウザルギー**と称する。また，明瞭な神経損傷のない骨折や打撲などの外傷後に起こるカウザルギーと同様の症状を呈

する場合は，**反射性交感神経性ジストロフィー**（reflex sympathetic dystrophy：RSD）とよぶ。

　近年はカウザルギーと RSD を合わせて，**複合性局所疼痛症候群**（complex regional pain syndrome：CRPS）と総称し，そのなかで CRPS type Ⅰ（RSD）と CRPS type Ⅱ（カウザルギー）に分けることが多い。

▶ 症状　灼熱痛と表現される疼痛，手全体におよぶ腫張，関節の可動制限，それに発赤・チアノーゼ・蒼白と進む皮膚の変色が特徴で，発汗過多やX線像で骨萎縮が認められる（ズーデック骨萎縮）場合もある。

▶ 治療　確立された治療方法はない。一般的には疼痛の軽減を目的に，薬物療法，理学療法が行われる。交感神経ブロックが有効な症例もある。

Ⓔ 進行性神経障害

　進行性神経障害は，以下の筋萎縮性側索硬化症（ALS），脊髄性筋萎縮症，遺伝性運動感覚神経障害などがあるが，いずれも現在まで根本的な治療法は報告されていない。

1. 筋萎縮性側索硬化症（ALS）

　運動神経細胞が選択的に障害され，筋力低下による歩行困難，構音障害（発音が正しくできない症状），嚥下困難が生じる。最終的には呼吸不全となり，死に至る。視覚，聴覚，臭覚，味覚，触覚，内臓機能が保たれることが特徴である。好発年齢は 40 〜 60 歳代で，男女比は，男性が女性に比べて 1.2 〜 1.3 倍である。約 90 ％は発症原因が不明な孤発性で，約 10 ％は遺伝子変異が関連する家族性である。

2. 脊髄性筋萎縮症

　脊髄前角細胞の変性によって起こり，体幹や四肢の近位部優位の筋力低下，筋萎縮を呈する。

　発症年齢，臨床経過に基づき，Ⅰ〜Ⅳの4型に分類されており，Ⅰ型（重症型：**ウェルドニッヒ‒ホフマン**［Werdnig-Hoffmann］**病**）は乳児期，Ⅱ型（中間型：**デュボビッツ**［Dubowitz］**病**）は乳児期から幼児期，Ⅲ型（軽症型：**クーゲルベルク‒ヴェランダー**［Kugelberg-Welander］**病**）は幼児期から小児期，Ⅳ型は成人期に発症する。罹患率は 10 万人あたり 1 〜 2 人で，Ⅲ型，Ⅳ型の生命予後は比較的良好である。

3. 遺伝性運動感覚神経障害

　末梢神経構成成分の遺伝子異常によって末梢神経が障害され，筋力低下，筋萎縮，感覚障害を呈する。病状の変化は緩徐だが，徐々に症状が進行する場合が多い。筋力低下が進行すると，歩行が困難になる。

代表的な疾患はシャルコー－マリー－トゥース病で，足の変形（凹足<ruby>凹足<rt>おうそく</rt></ruby>）や逆シャンペンボトルとよばれる下肢遠位筋萎縮が特徴である。現在まで根本的な治療法は報告されていない。

VII 脊椎の疾患

頸部痛<ruby>頸部<rt>けいぶ</rt></ruby>や背部痛，腰痛に加え，神経の圧迫が生じれば，それに付随する症状が出現する。頸椎<ruby>頸椎<rt>けいつい</rt></ruby>・胸椎レベルには脊髄が，腰椎レベルには馬尾<ruby>馬尾<rt>ばび</rt></ruby>が存在することを理解する必要がある。

Ⓐ 側弯症

❶ 概要・分類

前額面において脊柱に彎曲<ruby>彎曲<rt>わんきょく</rt></ruby>があれば異常であり，これを側弯症と総称する。側弯症は，機能性側弯症と構築性側弯症に大別される。

（1）機能性側弯症

機能性側弯症は，習慣性，疼痛性（坐骨<ruby>坐骨<rt>ざこつ</rt></ruby>神経痛などによる），下肢長差によるものなどで，いわば一過性もしくは代償性の姿勢異常である。原因が解決されれば治癒<ruby>治癒<rt>ち ゆ</rt></ruby>するもので，あまり問題にはならない。

（2）構築性側弯症

これに対し，構築性側弯症は，積極的治療を要し，また，完治は困難である。これには，特発性<ruby>特発性<rt>とくはつ</rt></ruby>，麻痺性<ruby>麻痺性<rt>ま ひ</rt></ruby>，先天性，**フォンレックリングハウゼン病**＊（**神経線維腫症<ruby>神経線維腫症<rt>せんいしゅ</rt></ruby>**）や**マルファン症候群**，骨系統疾患に伴うものなどがあるが，70 ～ 80％は原因不明の**特発性側弯症**である。

▶ **特発性側弯症**　思春期の女子に多く，成長に伴い増悪傾向をとるが，成長停止とともに変形の進行もほぼ止まるので，腸骨稜<ruby>腸骨稜<rt>ちょうこつりょう</rt></ruby>の骨端線のＸ線写真で骨年齢（成長）を観察しながら治療を進めることが大切である。

特発性側弯症では彎曲<ruby>彎<rt>わん</rt></ruby>が胸椎<ruby>胸椎<rt>きょうつい</rt></ruby>に原発することが多く，代償性の２次カーブが腰椎に加わって，全体としてＳ字状の側弯となることが多い。また，片側性の肋骨隆起<ruby>肋骨<rt>ろっこつ</rt></ruby>（rib hump）や腰部隆起（lumbar hump）がみられ，これらは前屈位で著明となる。そのほか肩甲骨突出<ruby>肩甲骨<rt>けんこうこつ</rt></ruby>や骨盤傾斜，あるいはウエストラインの左右差などもみられる（図4-58）。彎曲が高度になると，胸郭変形が生じて心肺機能の低下がみられるが，脊髄麻痺<ruby>脊髄麻痺<rt>せきずいま ひ</rt></ruby>に至ることはない。

＊フォンレックリングハウゼン病：皮膚および神経に多発する腫瘤（神経線維腫）と，ミルクコーヒー色の特有な色素斑（カフェオレ斑），象皮様皮膚や巨舌，さらに側弯症や四肢骨の弯曲・偽関節などの骨格系の異常を伴う疾患。

第1編

構造と機能

症状と病態生理

診察・検査・治療

4 疾患と診療

症状に対する看護

検査と治療に伴う看護

疾患をもつ患者の看護

事例による看護過程の展開

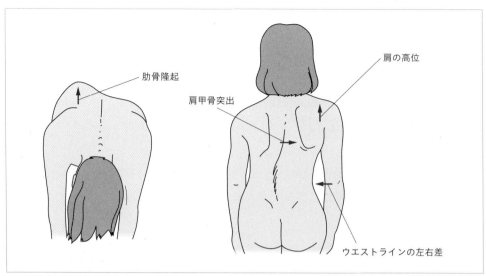

図4-58 脊椎側弯症でみられる特徴的所見

肋骨隆起
肩の高位
肩甲骨突出
ウエストラインの左右差

▶ そのほかの構築性側弯　**先天性側弯症**は，半椎（楔状椎）や塊椎（癒合椎）など左右非対称の脊椎変形がある場合である。**麻痺性側弯症**の原因としては，小児麻痺，脳性麻痺などがある。背部に発毛があれば先天性側弯症，皮膚の褐色斑（カフェオレ斑）や皮下腫瘤（結節）があればフォンレックリングハウゼン病が疑われる。

❷ 治療

X線写真で彎曲の角度を測定し，これをもとに治療方針を立てるが，一般にコブ（Cobb）角（図4-59）が20〜25度は経過観察，25度以上50度程度は装具療法として，ミルウォーキー装具や各種のアンダーアーム装具（腋窩より下に装着。ボストン型，TLSOなど）がカーブパターンにより適宜選択される（図4-60）。

コブ角が40〜50度以上で進行傾向にあるものには，前方法あるいは後方法など，種々の矯正固定手術が行われる。手術中は，脊髄誘発電位を導出し，矯正に伴う脊髄麻痺を発生させないよう観察を怠らないようにする。また，手術後は脊椎伸展による上腸間膜動脈症候群に注意する。

Ⓑ 斜頸

種々の原因により正常直立位の頸の位置から偏ったものを，すべて**斜頸**（torticollis，wryneck）とよぶ。原因により，炎症性斜頸，痙性斜頸，先天性筋性斜頸，先天性骨性斜頸（本章・Ⅸ-A「先天性筋性斜頸」参照）などに分けられる。

1 炎症性斜頸

扁桃炎，中耳炎，上気道炎などに続いて片側性の頸部リンパ節炎を起こした結果，頸部

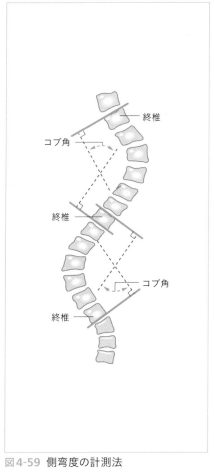

図4-59　側弯度の計測法

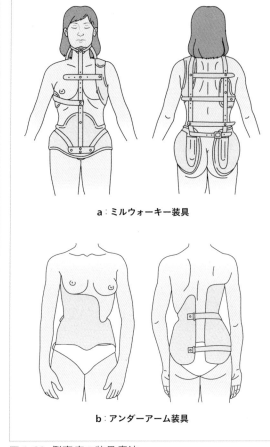

a：ミルウォーキー装具

b：アンダーアーム装具

図4-60　側弯症の装具療法

の深部にある筋が反射的に持続性収縮を起こすことにより斜頸位をとるものである。原疾患が治癒すれば斜頸位も回復する。

2 ｜ 痙性斜頸

　痙性斜頸は，頸椎の運動に関与する筋が中枢性神経疾患により痙直性に収縮を起こすことによるものである。中枢性神経麻痺とは別に，心因性要因が強く関与している場合もある。

C 椎間板ヘルニア

椎間板ヘルニア

概要	好発年齢	・頸椎：中年以降 ・腰椎：青壮年

概要	発症部位	・腰椎，頸椎の順に多く，胸椎ではまれ。 ・頸椎：第5〜6頸椎間およびその上下の椎間 ・腰椎：第4〜5腰椎間，第5腰椎〜第1仙椎間
	病態生理	・椎間板の退行性変性のために内圧が上昇した結果，内部にある髄核がそれを取り巻く線維輪を破って後方の脊柱管内に突出し，脊髄（第1〜2腰椎レベル以下では馬尾）や神経根を圧迫する。
	原因	・加齢に伴う椎間板の変性。 ・線維輪の亀裂といった退行性変化。
症状		・支配領域の神経障害（疼痛やしびれ），知覚鈍麻，筋力低下，反射異常，坐骨切痕，圧痛（大腿・下腿後面中央部） ・【重症例】排尿障害など
検査，診断		・神経学的診断，MRI検査
主な治療		・保存療法：安静臥床，牽引，薬物療法，各種理学療法，コルセット，硬膜外ブロック，神経根ブロック ・手術療法：ラブ法，椎弓切除術，脊椎固定術，経皮的髄核摘出術，レーザー蒸散法

1 病態

　椎間板ヘルニア（herniated intervertebral disc）は，椎間板の退行性変性のために，慢性，急性の種々の原因により内圧が上昇した結果，椎間板の内部にある髄核がそれを取り巻く線維輪を破って後方の脊柱管内に突出し，脊髄（第1〜2腰椎レベル以下では馬尾）や神経根を圧迫する（図4-61，62）。

2 原因

　加齢に伴う椎間板の変性と線維輪の亀裂といった退行性変化が基盤となるため，小児に起こることはまれで，腰椎では青壮年に多く，頸椎では中年以降に多い。

　重いものを持ったり，腰をひねったりした際に急性腰痛症（いわゆるぎっくり腰）として，あるいは，頸椎の場合にはむち打ち損傷などを契機に神経症状が出現する場合もある。また，腰や頸に負担のかかる仕事やスポーツを行っているうちに，あるいは何の誘因もなく徐々に発症する場合も少なくない。

3 発症部位

　腰椎，頸椎の順に多く，胸椎ではまれである。腰椎では，第4〜5腰椎間に最も多く，次いで第5腰椎〜第1仙椎間であり，そのほかの部位に発生することは少ない。頸椎にもしばしば起こり，可動域の大きい第5〜6頸椎間やその上下の椎間に多くみられる。腰部の場合には，腰痛，坐骨神経痛（殿部痛），下肢の外側の疼痛やしびれなどで発症することが多く，腰椎の前弯は減少し，疼痛性（機能性）の側弯症がみられることもある。疼痛のための脊椎運動制限（特に前屈）もみられる。

4 症状

　脊髄や神経根の支配領域の神経障害，すなわち疼痛やしびれ，さらには知覚鈍麻，筋力低下，反射異常，重症例では排尿障害などを起こす。

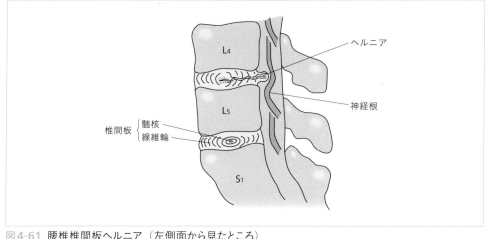

図4-61　腰椎椎間板ヘルニア（左側面から見たところ）

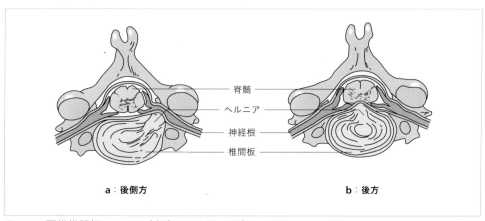

図4-62　頸椎椎間板ヘルニア（上方から見たところ）

また，坐骨神経の走行に一致した坐骨切痕，大腿・下腿後面中央部に圧痛を認める（**ヴァレーの圧痛点**）ことが多い。

▶ ラセーグ徴候とSLRテスト　坐骨神経を構成する第4，5腰椎神経根や第1，2仙椎神経根のいずれかが障害（圧迫）されている場合，下肢後面の疼痛のために下肢の伸展挙上が十分にできない，あるいは仰臥位で股関節，膝関節とも90度屈曲位から膝を他動的に伸展しようとすると下腿後面の疼痛のために伸展不能な現象（**ラセーグ徴候**）がみられる（図4-63b）。これらは腰椎椎間板ヘルニアの有力な診断根拠となる（坐骨神経の**牽引刺激徴候**, tension sign）。なお，ラセーグ徴候は，**SLRテスト**（straight leg raising test，下肢伸展挙上試験）によって，調べることができる（図4-63a）。

▶ 知覚障害，筋力低下，アキレス腱反射の減弱　最も頻度の高い第4～5腰椎間の椎間板ヘルニアでは，通常，第5腰椎神経根が圧迫されるため，その支配領域である下腿外側から足背にかけて知覚障害や前脛骨筋（足関節背屈）や長母趾伸筋（母趾背屈）の筋力低下などをみる。

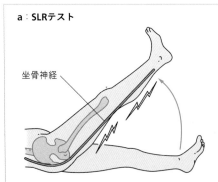

a：SLRテスト

膝関節を伸展のまま一側の下肢を挙上し
股関節を徐々に屈曲する際に，坐骨神経
伸展による痛みが生じるかを確認する。

坐骨神経

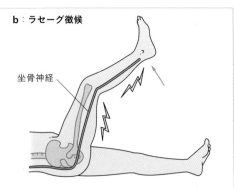

b：ラセーグ徴候

患者を仰臥位にして膝関節と股関節を90°屈
曲させた後，検者が膝関節を伸展させた際に，
坐骨神経に沿った痛みが生じるかを確認する。

坐骨神経

図4-63 ラセーグ徴候とSLRテスト

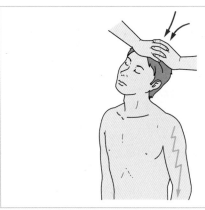

椎間孔の狭窄を強めるような操作を加
えると，神経根の圧迫症状,すなわち障
害された（ヘルニアや骨棘などによる
圧迫）神経根の支配領域（肩～上肢）
に放散痛が誘発される。

図4-64 スパーリングテスト

第5腰椎～第1仙椎間の椎間板ヘルニアでは，通常，第1仙椎神経根が圧迫される
ため，足の外側から足底部の知覚障害，腓骨筋（足関節外反）や下腿三頭筋（足関節底屈），
長母趾屈筋（母趾底屈）の筋力低下，アキレス腱反射の減弱などの所見がみられる。

▶ **末梢神経障害**　腰椎椎間板ヘルニアでは，いずれのレベルでも末梢神経障害を呈する。
頸椎では，椎間板が後方に出た場合には，頸髄を圧迫して脊髄症を呈し，通常，中枢
神経障害として痙性麻痺の形をとる。これに対して後側方に出た場合には，神経根を圧
迫して，神経根症すなわち末梢神経障害として弛緩性麻痺の形をとる。神経根症を呈す
る場合には**スパーリングテスト**が陽性になる（図4-64）。

5 ｜ 検査，診断

▶ 神経学的診断　一定の部位での一定の神経の圧迫障害は，一定の領域の知覚障害や筋力
低下，萎縮，反射異常を示す。このような詳細な神経学的所見をとることによって，ヘ
ルニアの存在部位（神経の圧迫部位）を推定することが可能である（脊髄高位診断）。しか

し，神経の重複支配や解剖学的破格*のため，必ずしも教科書どおりでないこともある。

▶ **MRI 検査** 侵襲のない検査として，MRI が多用される（本編図 3-9 参照）。従来，脊髄造影や椎間板造影，あるいはこれらと CT を組み合わせた検査が行われてきたが，MRI と比べて侵襲が大きいため，現在，そうした検査の実施目的は，手術適応の有無あるいは責任病巣や手術法と範囲の決定のためなどの場合に限られる。

6 治療

▶ **保存療法** 安静臥床，牽引，薬物療法（消炎鎮痛薬，筋弛緩薬，ビタミン剤など），各種理学療法（物理療法，体操療法），コルセット，さらに症状が強く頑固なものには，硬膜外ブロックや神経根ブロックなどが行われる。数か月間にわたるこれらの保存療法により，多くは軽快するが，症状が頑固なものや再発を繰り返すもの，あるいは神経麻痺が著明なもの，または進行性のものに対しては手術を行う。

▶ **手術療法** 腰椎の手術は，後方からの**ラブ**（Love）**法**（図 4-65）が行われることが多いが，病状により椎弓切除術や脊椎固定術を追加する場合もある。頸椎の手術では，多くが前方法（クロワード法など），すなわち前方から侵入し，椎間板を摘出した後，腸骨からの骨移植を行って上下の脊椎間を固定する方法がとられる。

D 脊椎分離症, 脊椎すべり症

▶ **脊椎分離症** 椎弓の一部（上下の関節突起間部）で骨の連絡が断たれているものを脊椎分離症（spondylolysis）といい，第 5 腰椎，次いで第 4 腰椎に多い。頸椎でも，ごくまれにみられる。腰椎分離症は全人口の 4 〜 6％に認められるが，分離部に先天性もしくは発育性の脆弱部が存在し，これにスポーツなどによる慢性の機械的刺激が加わって，少年期から青年期にかけて発生する疲労骨折と考えられている。単純 X 線写真で分離部を描出するには，斜位像が有用である（図 4-66）。

▶ **脊椎すべり症** 脊椎すべり症（spondylolisthesis）は，両側に分離症があって，分離部から上方の椎体が，前方にすべり出たものである。重度のものは，腰椎棘突起列に階段状の変形が認められることがある（図 4-67）。分離のみでは，局所の不安定性に基づく腰痛が症状の主体であるが，すべりが加わると脊髄（多くは腰椎なので馬尾）や神経根が絞扼された結果，種々の神経症状を呈することになる。

脊椎分離がなく，加齢に伴う脊椎間の不安定性に基づくすべりのみを示す場合も多く，これを**変性すべり症**（無分離すべり症）とよぶ。中年以降の女性の第 4 腰椎に多くみられる。

▶ **治療** 治療は，コルセット，腰・腹筋の強化体操，各種理学療法が行われるが，思春期

＊ **解剖学的破格**：先天性の走行，分岐異常。

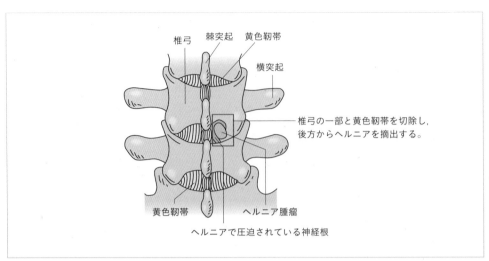

図4-65 腰椎椎間板ヘルニアに対するラブ法

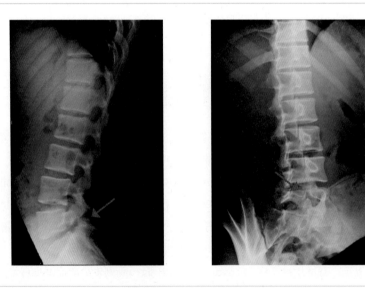

図4-66 脊椎分離症（単純X線写真の斜位像）

第
1
編

構造と機能

症状と病態生理

診察・検査・治療

4

疾患と診療

症状に対する看護

検査と治療に伴う看護

疾患をもつ患者の看護

事例による看護過程の展開

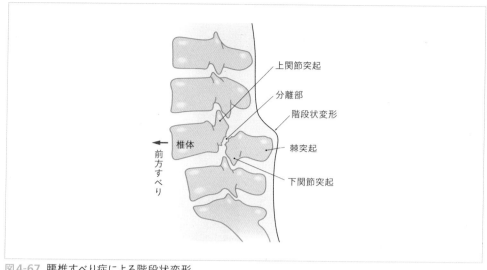

上関節突起

分離部

階段状変形

棘突起

下関節突起

椎体

← 前方すべり

図4-67　腰椎すべり症による階段状変形

に発見された分離の場合には，コルセット装着下の安静により骨癒合(ゆごう)が得られることもある。疼痛(とうつう)が強く頑固に続く場合，神経症状が著明な場合は，手術により分離部の固定や各種の脊椎固定術を行う。

Ｅ　変形性脊椎症（椎間板症）

▶病態・症状　**変形性脊椎症**（spondylosis deformans, degenerative spondylitis）は，椎間板を主体に，周囲の軟部組織，さらには脊椎骨に起こった加齢に伴う退行性病変により様々な症状を呈したものである。具体的には，椎間板の変性，椎間関節の変形性関節症，椎体の骨棘(こつきょく)形成，靱帯(じんたい)や関節包の肥厚(ひこう)・癒着(ゆちゃく)・骨化，脊椎間の不安定性あるいは可動域制限などである（図4-68）。脊椎(せきつい)周囲の疼痛(とうつう)，こわばり，可動域制限，神経根症*，頸(けい)・胸椎(きょうつい)では脊髄症(せきずいしょう)*，さらにはめまい，耳鳴，悪心(おしん)，頭痛，発汗異常，のぼせ，下肢のほてりや冷えなどの自律神経症状（頸部では，バレーリュー症候群）を呈する場合もあるが，これらの病変が存在しても無症状のことも多い。高齢者に極めて多い疾患で，超高齢化社会のわが国の患者数は，脊柱管狭窄症(せきちゅうかんきょうさくしょう)を含めて3000万人を超えている。

▶治療　圧倒的多数を占める軽症から中等症の患者の場合は，非ステロイド性抗炎症薬（NSAIDs）などの薬物療法，運動療法，コルセット装着などの保存療法を行う。神経症状（麻痺(まひ)）が著明な場合には，神経圧迫因子の除去や脊椎間の安定性獲得の目的で椎間(ついかん)

＊ **神経根症**：下位運動ニューロン障害を呈し，筋緊張は低下し（弛緩(しかん)性），腱反射は低下，病的反射は陰性である。筋力低下，筋萎縮，知覚障害は当該神経根の支配領域に限られる。
＊ **脊髄症**：上位運動ニューロン障害を呈し，筋緊張は亢進(こうしん)（痙(けい)性），腱反射は亢進，病的反射は陽性となる。筋力低下，筋萎縮，知覚障害は損傷レベル以下広範囲にみられる。

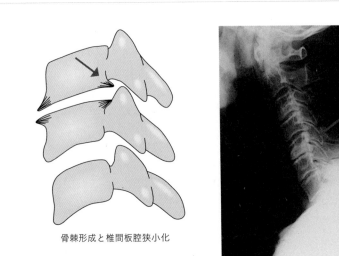

骨棘形成と椎間板腔狭小化

図4-68 変形性脊椎症（右：頸椎単純X線写真）

板摘出，骨棘切除術，脊椎固定術，椎弓切除術もしくは椎弓形成術（脊柱管拡大術）など
が行われる。

F 腰痛症・ぎっくり腰

▶ **原因** 腰痛を訴えるケースのなかで，原因が明確に特定できないものを，いわゆる**腰痛症**（low back pain，lumbago）という（除外診断）。急性の腰痛症がいわゆる**ぎっくり腰**である。他覚的・検査的所見に乏しく，筋や筋膜などの軟部組織の脆弱性，不良姿勢や脊柱彎曲異常などが原因と考えられている。人間は2本足で起立するため，腰や背筋に負担がかかり，その結果，筋の疲労現象として腰痛が起こると考えられる。また，傍脊柱筋を入れる筋膜腔の内圧の上昇，すなわちコンパートメント症候群によるものもあると考えられている。心因性腰痛にも留意する必要がある。

▶ **治療** 治療は，疼痛→筋持続性収縮・過緊張→筋疲労→循環障害→疼痛といった悪循環を断つことが目標になる。姿勢の矯正，不良肢位持続防止，運動療法（腰・腹筋筋力増強，ストレッチング，ウィリアムズ体操など）など患者自身の主体的治療が大切で，そのほかに，鎮痛，循環改善，筋弛緩を図るための各種理学療法，薬物療法（消炎鎮痛薬や筋弛緩薬など），装具療法（コルセット）などが行われる。

第
1
編

構造と機能

症状と病態生理

治療 診察・検査・

4
疾患と診療

症状に対する 看護

検査と治療に 伴う看護

患者をもつ 患者の看護

過程による看護 事例による看護

G 腰部脊柱管狭窄症

▶ 原因・症状　脊柱管狭窄症（spinal canal stenosis）は，脊髄（腰椎では馬尾）を入れる脊柱管が狭くなって，神経の圧迫症状を生じるものである。加齢に基づく変性狭窄症が最も多く（靱帯の肥厚・骨化，椎間板の変性・突出，椎体や椎間関節の骨棘の突出などによる），そのほか，先天性，外傷性，脊椎分離症・脊椎すべり症によるもの，手術後に起こるものなどがある。間欠性跛行や馬尾症状（下肢の温覚異常や会陰部のしびれや痛み）を呈する。

▶ 治療　各種保存療法，特に腰部脊柱管狭窄症の場合には後屈位で症状が増強することから，後部（背部）だけ硬くして後屈を制限した半硬性コルセット（フレクションブレース）が用いられる。

　保存療法で改善のない場合には，手術により脊髄（馬尾）や神経根の除圧を行う。肥厚した靱帯や椎間関節の部分切除でよいものから，椎弓切除術，頸部では脊柱管拡大術，さらに病巣部が広範な場合や不安定性がある場合には，脊椎固定術の追加が必要となる場合もある。

H 脊柱靱帯骨化症

　脊柱の靱帯に骨化が起こる病気を総称して「脊柱靱帯骨化症」とよび，後縦靱帯に起こったものを「後縦靱帯骨化症」，黄色靱帯に起こったものを「黄色靱帯骨化症」とよぶ。両者が混在する場合も少なくない。

1. 後縦靱帯骨化症

▶ 原因　後縦靱帯骨化症（ossification of posterior longitudinal ligament：OPLL）は，椎体の後面を覆う後縦靱帯に骨化が起こり，脊髄を前方から圧迫して主に脊髄症を起こすもので，原因は不明である（図4-69）。

▶ 疫学　中年以降の男性に多く，日本では成人の 1.5 ～ 2％にみられるが，欧米では少ない（日本の約 1/10）。家族内発生率が高いため（30％程度），遺伝的要因の関与が考えられる。また，糖尿病の合併が多いことが知られている。圧倒的に頸椎に多いが，まれに胸椎や腰椎にも発生する。

▶ 症状　後縦靱帯骨化があっても無症状のことも多いが，頸部の軽微な外傷を契機に急激に四肢麻痺（脊髄症）が出現することもある。四肢のしびれやこわばり，手指の巧緻運動障害，歩行障害（痙性歩行）などで初発する場合が多く，重症例では膀胱障害も起こる。

▶ 治療　局所の安静・固定を図るために固定装具の装着や持続牽引，さらには薬物療法，理学療法なども行われるが，根治は困難で，麻痺症状が強く進行傾向がみられれば手術

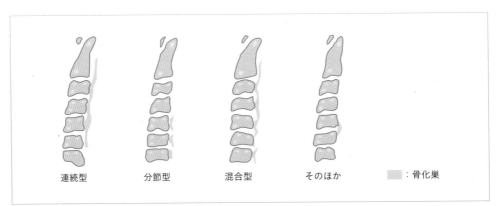

| 連続型 | 分節型 | 混合型 | そのほか | ▨：骨化巣 |

図4-69 頸椎後縦靱帯骨化症の形態分類

を行う。手術は，脊柱管狭窄の程度，骨化の広がり，麻痺の程度や領域に応じて，後方から侵入して単に脊髄の除圧を行う脊柱管拡大術と，前方から侵入して骨化巣を切除し，骨移植や内固定材による前方からの脊椎固定術を行う方法とがある。

2. 黄色靱帯骨化症

▶ 原因　黄色靱帯骨化症（ossification of yellow ligament：OYL）は，脊髄の後方にある椎弓の間を結ぶ靱帯（黄色靱帯）が骨化し，その厚みが増して神経を圧迫することにより症状をきたすが，原因は不明である。頸椎，胸椎，腰椎のいずれにも発生するが，胸椎に発生する場合が多い。

▶ 症状　基本的に OPLL と同様に，胸椎レベルに発生した黄色靱帯骨化によって脊髄が圧迫された場合は，痙性下肢麻痺が出現する

▶ 治療　麻痺が生じた場合には，後方から黄色靱帯骨化巣を切除する。

3. 強直性脊椎骨増殖症

▶ 病態　強直性脊椎骨増殖症（ankylosing spinal hyperostosis）は，脊柱前縦靱帯の骨化が広範囲に起こり，後縦靱帯骨化症や黄色靱帯骨化症を合併する場合も多い。全身の腱や靱帯の付着部の骨化をきたすので，**びまん性特発性骨増殖症**（diffuse idiopathic skeletal hyperostosis：DISH）とよばれることもある。糖尿病や肥満を合併することがある。

▶ 症状・治療　軽度の腰背部痛，脊柱運動の低下を伴う。頸椎前方の著明な骨化のために嚥下障害を生じる場合は，切除する場合がある。

① 二分脊椎（脊椎披裂）

▶ 原因　脳・脊髄の原基である神経管は妊娠早期に胎児に形成され，妊娠してから 28 日目までに管状構造となる。二分脊椎は，胎児の神経管の一部に発達障害や閉鎖不全を生

第
1
編

構造と機能

症状と病態生理

診察・検査・治療

4 疾患と診療

症状に対する看護

検査と治療に伴う看護

患者の看護

事例による看護過程の展開

じ，その結果，脊髄や脊椎の欠損が生じたものである。母親の葉酸の欠乏，抗痙攣薬の内服，糖尿病，肥満などが危険因子としてあげられているが，原因は不明である。

▶ 分類・症状　二分脊椎は以下の3つのタイプに分類されるが，重症度は様々である。

- **潜在性二分脊椎**：最も軽症なタイプで，椎弓の小さな分離や段差を有するが，神経に異常はなく，無症状である。脊椎の欠損がある部分の皮膚に，毛髪や脂肪の蓄積，皮膚陥凹を認めることがある。大部分のケースでは，その存在に気がつかない場合が多く，X線検査など画像検査を受けて初めて認識されることも多い。
- **髄膜瘤**：脊髄周囲を保護する膜が，背骨の開口部から押し出された状態である。脊髄は正常に発達するため，神経の障害は生じない。
- **脊髄髄膜瘤**：最も重症の二分脊椎で，背骨の開口部から脊髄の一部が突出したものである。脊髄髄膜瘤は皮膚で覆われている場合もあるが，通常は，組織や神経が背部に露出している。同部から重篤な感染が生じ，生命が脅かされることもある。露出している部分の神経が障害されるため，下肢の筋力低下や完全麻痺，排尿・排便障害が発生する。また，水頭症やキアリ奇形を併発する。

▶ 治療　髄膜瘤では，背骨の開口部から押し出された脊髄周囲を保護する膜を切除する。脊髄髄膜瘤においては，出生後早急に閉鎖手術を行い，水頭症に対して短絡術（シャント）を行う。年齢を重ねるとともに股関節の脱臼や側弯症が進行し，手術が必要となる場合がある。

Ⓙ 頸椎症性脊髄症，神経根症

▶ 原因　骨や変性した椎間板によって，脊髄または神経根，もしくは両者が圧迫されることにより症状が出現する。

▶ 症状　脊髄が圧迫された場合，上下肢の麻痺，排尿・排便障害などの脊髄症状が出現する。神経根が圧迫された場合には，神経根に沿った上肢のしびれ・痛み，神経根が支配する筋肉の筋力低下が出現する。椎間板変性による頸肩部の痛みも合併する場合が多い。

▶ 治療　神経根が圧迫された場合，消炎鎮痛薬を内服し，カラーを着用しながら頸部の安静を保つことで軽快する場合が多い。痛みが続く場合は，ブロック注射も治療の選択肢の一つとなる。長期間，痛みが持続する場合は，手術治療の対象となることもある。脊髄症状が出現した場合の大部分は，手術の適応である。手術は椎弓形成術あるいは前方除圧固定術が行われる。

Ⓚ 脊髄腫瘍

▶ 分類　脊髄腫瘍（spinal cord tumor）は，脊柱管内に発生する腫瘍であり，部位により硬

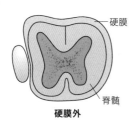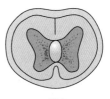

図4-70 脊髄腫瘍（水平断面）

膜外，硬膜内髄外，髄内の3つに分類される（図4-70）。硬膜外腫瘍では神経鞘腫（neurinoma），血管腫（hemangioma），転移性腫瘍（metastatic tumor），硬膜内髄外腫瘍では神経鞘腫，髄膜腫（meningioma），髄内腫瘍では上衣腫（ependymoma）や星状細胞腫（astrocytoma）が多い。

▶ **症状**　発生部位以下の脊髄（馬尾）症状，すなわち神経麻痺が主体であるが，腫瘍存在部周辺や末梢の神経支配領域の疼痛で発症する場合も少なくない。

▶ **診断**　腫瘍の骨への浸潤・破壊がある場合には単純X線写真で描出可能であるが（骨吸収像，破壊像），多くはCT，MRI，血管造影などにより診断がなされ，それぞれ存在部位によって特徴的陰影を呈する。

▶ **治療**　治療の原則は腫瘍の全摘出であるが，部位や進展度により不可能な場合もあり，その際には腫瘍の部分摘出術や椎弓切除術（後方除圧術），脊椎固定術にとどめざるを得ない。神経鞘腫や髄膜腫では摘出可能な場合が多く，予後も良好である。

VIII 筋・腱の疾患

A 狭窄性腱鞘炎

腱の上をトンネル状に覆い，腱が走行部（滑走床）から逸脱するのを抑えて，腱による関節の動きを円滑にさせるのが**腱鞘**である。指の使い過ぎなどにより腱鞘の裏打ちをする滑膜組織に炎症が起こり，しだいに肥厚して腱がスムースに滑動できなくなり，疼痛や引っかかり現象を生じるものを**狭窄性腱鞘炎**という（図4-71）。原則，いかなる部位でも起こり得る。

1. ドゥケルヴァン病

▶ **病態・診断**　ドゥケルヴァン病（de Quervain disease）では，長母指外転筋と短母指伸筋

が腱鞘内を通る手関節橈側の橈骨茎状突起部周辺に疼痛を訴える。母指を中にして指を握り，手関節を尺屈させると痛みが再現される**フィンケルシュタイン**（Finkelstein）**テスト**が陽性になる（図 4-72）。手関節や母指を酷使する人に多い。

▶治療　多くは，安静，外用薬の使用，装具による固定などで症状が軽快するが，治療に抵抗する（治療してもあまり良くならない）場合，副腎皮質ステロイド注射や腱鞘切開術を行う。

2. ばね指

▶原因　ばね指（snapping finger）は，幼児にみられるものと，中年以降の女性に多くみられるものがある。幼児では母指に多く，先天性の腱鞘の狭窄や腱の肥厚が考えられている。成人の場合，中指，環指，母指に多い。

▶症状　進行すると，指の屈曲位で引っかかったあと，伸展を強制すると，引っかかりがばね様に解除される**ばね現象**がみられる。この際，疼痛を伴うことが多い。

▶治療　多くは，安静，外用薬の使用，装具による固定などで症状が軽快するが，治療に抵抗する場合，副腎皮質ステロイド注射や，腱鞘切開術（図 4-73）を行う。

B アキレス腱周囲炎

▶病態　アキレス腱周囲には血行の豊富なパラテノンという組織があり，スポーツなどによるアキレス腱の使い過ぎによりこの部分に炎症を起こした病態を**アキレス腱周囲炎**という。

▶治療　局所の安静やクッション性の高い靴，少しヒールのある靴などでアキレス腱への負担を減らすようにする。

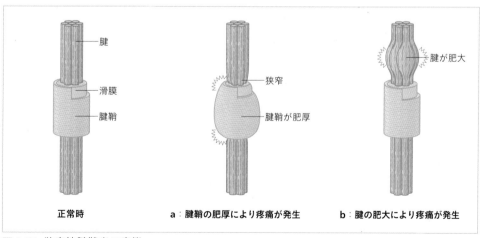

| 正常時 | a：腱鞘の肥厚により疼痛が発生 | b：腱の肥大により疼痛が発生 |

腱　　滑膜　　腱鞘　　狭窄　　腱鞘が肥厚　　腱が肥大

図4-71 狭窄性腱鞘炎の病態

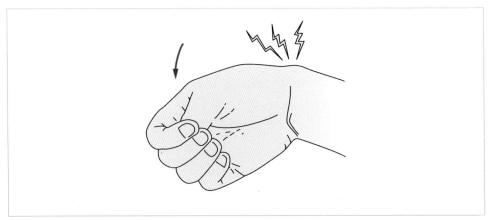

図4-72 フィンケルシュタインテスト

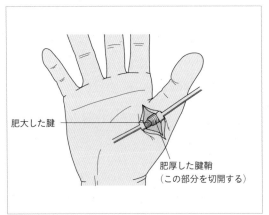

肥大した腱

肥厚した腱鞘
（この部分を切開する）

図4-73 ばね指の腱鞘切開術

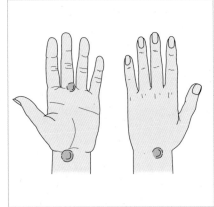

図4-74 ガングリオンの好発部位

C ガングリオン

▶ **病態・診断**　ガングリオンは，関節包や腱鞘から生じる球状の嚢腫で，内部に透明なゼリー状の物質がたまっている。手関節周辺に好発し（図4-74），成人以降幅広い年代に発生する。超音波，MRIまたは，診断と治療を兼ねた穿刺吸引で診断可能である。

▶ **治療**　ガングリオンと診断がつけば，部位や症状に応じた治療を行う。症状が乏しければ経過観察のみでよい。痛みなどの症状があれば，穿刺吸引，圧迫による破砕を行う。それらの方法で再発する場合は切除を行うこともあるが，切除後の再発率が比較的高いため，慎重に判断すべきである。

第 1 編

構造と機能

症状と病態生理

診察・検査・治療

4
疾患と診療

症状に対する看護

検査と治療に伴う看護

疾患をもつ患者の看護

事例による看護過程の展開

D 筋ジストロフィー

Digest

筋ジストロフィー

概要	概要	●全身の筋萎縮とそれに伴う筋力低下を特徴とする遺伝性疾患
	性別・好発年齢	●デュシェンヌ筋ジストロフィーの場合 ：男児 3500 人に 1 人の割合（最も頻度が高い） ●有病率：人口 10 万人当たり 2 〜 3 人
症状		●全身の筋萎縮，筋力低下，運動発達の遅れ，歩行困難
主な治療		●根本的な治療なし ●対症療法（歩行能力の維持，呼吸管理，栄養管理）

▶ 概要　筋ジストロフィーとは，全身の筋萎縮とそれに伴う筋力低下を特徴とし，筋生検術で共通のジストロフィー変化（筋線維の大小不同，変性と再生像，結合織や脂肪への置換など）を認める遺伝性疾患である。

▶ 疫学　最も頻度が高いデュシェンヌ（Duchenne）筋ジストロフィーは，男児 3500 人に 1 人の割合で発症し，有病率は人口 10 万人当たり 2 〜 3 人である。

▶ 症状　幼少時の運動発達が遅れるなどの特徴がある。処女歩行の遅れや転倒，ジャンプができないなどで気づかれ，1 歳半頃から 3 歳くらいに受診することが多い。歩行機能は 4 歳から 5 歳で発達のピークとなり，以降は筋力低下の進行に関節の拘縮や変形が加わり，10 歳頃より歩行困難になる。

▶ 治療　筋肉の変性をコントロールする根本的な治療はなく，装具による歩行の能力維持や呼吸管理，栄養管理などの対症療法が主となる。

IX 先天性の疾患

　先天性疾患とは，出生前に疾患の原因が生じた疾患の総称で，形態異常と機能異常に分けられる。運動器疾患においては，本節で解説する先天性筋性斜頸や先天性内足など形態異常によるものが多い。また，先天性骨系統疾患は，先天性に骨病変をもつ症候群であり，全身性のものと一部の骨に限局したものがある。

A 先天性筋性斜頸

▶ 病態　**先天性筋性斜頸**とは片側の胸鎖乳突筋の線維化による拘縮で，頭部が患側に傾くと同時に顔が健側に回旋する。通常，生後 1 週間頃から胸鎖乳突筋に腫瘤が認められ，2 〜 3 週間で著明になるが，以後，多くのケースで自然に吸収され，数か月後には消失

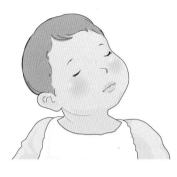

生後1週間頃から胸鎖乳突筋（本イラストの場合，右側の胸鎖乳突筋）に腫瘤が認められ，2〜3週間で著明になる。頭部が患側に傾くと同時に顔が健側に回旋する。

図4-75　先天性筋性斜頸（右）

する。1歳頃までには約90%の症例が可動域制限を残すことなく自然治癒する。一部は1年経過しても残存するものがあり，局所は瘢痕化（線維化）する。頭部は患側に傾き，顔面は健側に回旋した肢位をとる（図4-75）。1歳を過ぎても斜頸位が残存する場合は，その後に改善する可能性は低く，年長児例では，顔面非対称，脊柱側弯などの変形を呈するようになる。

▶ 原因　原因として子宮内で頸椎が回旋した状態で圧迫されることによる局所のコンパートメント，または浮腫や虚血が生じ，筋の線維化をきたすのではないかとされているが，いまだに特定されていない。性差はなく，初産児や骨盤位分娩，難産児に多いとされている。先天性斜頸には，クリッペル-ファイル（Klippel-Feil）症候群*や癒合椎，楔状椎などの脊椎奇形がある場合にみられる骨性斜頸や，外眼筋機能不全による複視を修正するために斜頸位をとる眼性斜頸などがあり鑑別が必要である。なお，後天性斜頸には，痙性斜頸，炎症性斜頸，外傷性斜頸などがある（本章-Ⅶ-B「斜頸」参照）。

▶ 治療　90%は自然治癒を示すので，特にマッサージや積極的矯正はせず，向き癖や頭部変形防止（枕，寝かせ方）の指導を行いながら1歳以後まで経過観察をする。経過観察のみであると親は不安を抱くため，本疾患の特徴に関するていねいな説明と指導が欠かせない。自然治癒せずに筋の緊張が強く，斜頸位が残り，頭部の運動が制限される場合には，2〜3歳頃に手術で胸鎖乳突筋の切腱術を行い，顔面非対称や頭蓋変形を予防する。

Ⓑ 先天性内反足

▶ 病態　先天性内反足（congenital clubfoot）とは，前足部の内転，後足部の内がえし（内反），足全体の凹足と尖足の変形を伴う先天的な足部の変形である（図4-76）。わが国における発生頻度は約1500人に1人の割合であり，男女比は2：1と男児に多く，両側例

＊ クリッペル - ファイル症候群：短頸，後頭部頭髪の生え際の低位，頸椎可動域制限を3徴とする先天性頸椎分節異常。

第
1
編

構造と機能

症状と病態生理

診察・検査・治療

4

疾患と診断

症状に対する看護

検査と治療に伴う看護

患者をもつ患者の看護

事例による看護過程の展開

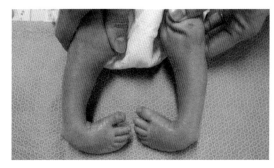

両側の先天性
内反足の症例。

図4-76 先天性内反足

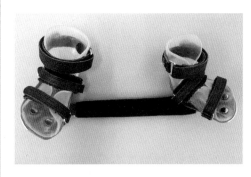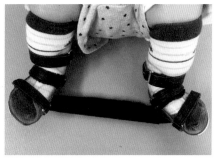

図4-77 足部外転装具（左先天性内反足に対して足部外転装具を装着した例）

と片側例の頻度は同程度である。放置すると骨の変形，アキレス腱や後脛骨筋の短縮，腓骨筋の延長（弛緩）などを生じ，変形の矯正が困難となり強い歩行障害をもたらす。

▶ 診断・治療　出生時からの特徴的な変形により診断可能で，できるだけ早期に治療を開始することが重要である。治療はポンセティ（Ponseti）法が標準的な治療方法である。ポンセティ法とは，徒手矯正とギプス保持を複数回行い，それに続くアキレス腱の皮下切腱術，足部外転装具（図4-77）の装着が治療体系である。足部外転装具は，**デニス・ブラウン型の装具**が代表的で，使用コンプライアンスが悪いと再発率が高くなる。高度遺残変形例では，アキレス腱延長術，後方や内側の関節包や靱帯の切離などの軟部組織解離術や矯正骨切りを併用した矯正が必要となることがある。

C 先天性骨系統疾患

先天性骨系統疾患とは，先天性の原因によって起こる骨発育の障害や変形を総称したものである。骨変化は，全身性，対称性であることが多い。疾患により，四肢の長管骨や脊椎骨などに病変が強く現れる好発部位があり，その結果，短肢型，短体幹型など，特徴的

な体型を呈する。

　骨格系以外にも，精神発達遅滞や感覚器，皮膚，爪，髪，性器などの異常を伴うこともある。運動器疾患における代表的なものとして，軟骨無形成症，先天性脊椎骨端異形成症，骨形成不全症などがある。

1. 軟骨無形成症

▶ 病態　軟骨無形成症（achondroplasia）は，軟骨内骨化障害のために四肢骨の縦方向の成長が不良となり，四肢短縮型の低身長を生じる。四肢骨の横方向の成長は障害が少なく，結果として正常より太い骨になる。頭部は大きく前額部と下顎は突出し，顔面中央部の低形成を認め，鼻根部が陥没した特有な顔貌となる。上肢では肘関節の伸展制限を示すことが多く，手指は太く短く三尖手を示す。下肢では膝が内反膝であることが多く，足関節は内反位を示す。新生児期や乳幼児期では，水頭症を生じることがある。脊椎においては椎体の変形を認め，胸腰椎移行部は後弯し，腰椎前弯は増強する。若年で脊柱管狭窄症を発症しやすい。

▶ 原因　線維芽細胞増殖因子受容体 3 型（fibroblastgrowth factor receptor-3：FGFR3）遺伝子の異常を認め，四肢短縮型低身長を示す骨系統疾患である。常染色体優性遺伝であるが，罹患者の 80 〜 90％ が新突然変異である。

▶ 治療　知能発達・生命予後は正常と考えられる。根治療法はなく，対症療法が中心で，水頭症に対するシャント術，四肢短縮および低身長に対する骨延長や成長ホルモンの投与，脊柱管狭窄症に対する除圧術などを行うことがある。

2. 先天性脊椎骨端異形成症

▶ 病態　先天性脊椎骨端異形成症（spondyloepiphyseal dysplasia congenita）は，出生時から体幹短縮型低身長を示す。樽状胸郭，腰椎過前弯，側弯や内反股，内反膝，外反膝，内反足などの関節変形を合併することがある。骨格系以外で合併するものとして，口蓋裂や重度近視，網膜剥離がある。長管骨骨端部の骨化障害が特徴的で，成長しても骨端部は扁平であり，早発性の変形性関節症に至ることがある。小児期の単純 X 線写真胸腰椎側面像では椎体高は前方よりも後方が低く，辺縁が丸いため，西洋梨型とよばれる。頸椎では軸椎歯突起の低形成を認め，環軸椎脱臼の原因になることがある。

▶ 原因　Ⅱ型コラーゲン遺伝子の変異を認め，体幹短縮型低成長を示す骨系統疾患である。Ⅱ型コラーゲン異常症は常染色体優性遺伝の遺伝形式をとる。

▶ 治療　根治療法はない。内反股や内反膝，外反膝などの関節変形に対して，早発性の変形性関節症の発症を遅らせるために手術が行われることがある。脊柱変形に対しては手術が行われることは少ないが，環軸椎亜脱臼・脱臼に関しては脊髄症を生じないように手術が行われることがある。

3. 骨形成不全症

▶病態　骨形成不全症（osteogenesis imperfecta）は，全身の骨脆弱性を示し易骨折性を示す骨系統疾患で，青色強膜（眼の白い部分が青みがかっている変化），難聴，歯牙形成不全を合併することがある。加齢とともに難聴の頻度が高くなる。骨脆弱性による易骨折性により四肢の著しい変形や脊柱・胸郭の変形を生じることがある。病状の程度に差があり，出生時に多発骨折を認める症例から，数度の骨折のみで普通の生活が送れる症例まで幅がある。膜性骨化が障害されるため，長管骨は骨幹部および骨幹端部が狭小化し，頭蓋骨はウォルム（Worm）骨*を認め，脊椎は椎体高が低く，魚椎変形などを示す。

▶原因　Ｉ型コラーゲンの遺伝子変異により正常Ｉ型コラーゲンの量的・質的異常が生じ，骨強度が低下すると考えられている。常染色体優性遺伝をとることが多いが，一部は常染色体劣性遺伝である。

▶治療　治療の基本は，骨折の予防と変形の矯正である。骨折しやすいが，骨癒合は正常なため，骨折に対してその都度治療する。彎曲変形を残さずに骨癒合を得ることが再骨折を予防するうえで重要である。特定の長管骨に骨折を繰り返す場合や，変形が強い場合には，矯正骨切り術や髄内釘挿入術を行うことがある。

D　そのほかの先天性疾患

1. 手の先天異常

▶病態　手の先天異常の疾患・病態は多彩であり，発症原因や病態の多くは解明されていない。多指症，合指症，縦軸形成障害，横軸形成障害，裂手，先天性絞扼輪症候群，先天性握り母指症，巨指症など，種々の異常がある。

▶治療　合指症や多指症などを除けば，手術を行っても，機能，外観ともに正常になる症例はまれであるが，症状改善のために様々な手術が行われることが多い。一般的に，麻酔の安全性や骨の評価がある程度可能になる１歳頃に手術を行うことが多い。先天奇形を治療する場合は，患児だけでなく両親の対応にも配慮が必要である。場合により，遺伝相談の専門機関への紹介も考慮する。

2. マルファン症候群

▶病態　結合組織の異常により，全身の骨格症状，眼症状，心血管系の症状を呈する疾患である。骨格症状として，やせ型の高身長で四肢が細くて長く，手指も細長く，くも状指症を認める。また，後側弯などの脊柱変形や漏斗胸などの胸郭変形を認め，全身の関

＊ **ウォルム骨**：頭蓋縫合周囲のモザイク状の骨化遅延。

節弛緩性により扁平足を認めることも多い。眼症状として水晶体（亜）脱臼の頻度が高く，心血管系の症状として解離性大動脈瘤や心臓弁膜症などがある。

▶ 原因　細胞外マトリックスの構造たんぱくである brillin-1 をコードする FBN1 遺伝子の変異により発症し，常染色体優性遺伝の遺伝形式をとる。

▶ 治療　扁平足や脊柱後側弯症に対する治療が主となる。

3. エーラス−ダンロス症候群

▶ 病態　皮膚の過伸展，関節弛緩性など，結合組織の脆弱性をもつ遺伝性の疾患群である。

▶ 原因　Ⅰ型，Ⅲ型，Ⅴ型コラーゲン遺伝子などの変異により発症し，常染色体優性遺伝や常染色体劣性遺伝の遺伝形式をとる。

▶ 治療　関節の異常可動性や脱臼などに対して治療が必要なことがある。

X　骨・関節の炎症性疾患

A　骨・関節の感染症

　骨・関節の感染症は現代の日本でも決して減少しておらず，依然として重要な疾患である。特に最近では，人工関節・インプラント手術や高齢者の手術増加に伴い，術後感染が問題となっている。細菌感染に対しては抗菌薬が有効であるが，薬剤耐性の MRSA（メチシリン耐性黄色ブドウ球菌）や VRE（バンコマイシン耐性腸球菌），MDRP（多剤耐性緑膿菌）が報告されており，環境衛生の改善や抗菌薬の適切な使用が必要である。

1. 骨髄炎

骨髄炎	
原因	• 血行性感染 • 開放創・手術による直接の感染 • 近隣の感染巣からの波及
症状	• 急性骨髄炎：高熱，疼痛，患肢を動かさなくなる（乳幼児），局所で発赤，熱感，腫脹 • 慢性骨髄炎：皮膚瘻孔の形成，排膿など
検査, 診断	• 血液検査：白血球↑，赤沈↑，CRP↑，白血球の左方移動 • X線，MRI，骨シンチグラフィー：骨膜反応，骨萎縮像
主な治療	• 保存療法：局所の安静，冷却，抗菌薬の全身投与 • 手術療法：切開排膿および感染巣の搔爬

第1編

構造と機能

症状と病態生理

診察・検査・治療

4 疾患と診療

症状に対する看護

検査と治療に伴う看護

疾患をもつ患者の看護

事例による看護過程の展開

1 原因

骨髄炎（pyogenic osteomyelitis）とは，骨と骨髄の感染症である。骨髄炎は原因や感染経路により，①血行性感染，②開放創・手術創による直接の感染，③近隣の感染巣からの波及の3つに分けられる。

▶ 血行性骨髄炎　幼少児に多く，特に低出生体重児でリスクが高い。血行感染の経路は，皮膚化膿創，歯槽炎，上気道炎などの1次感染巣の菌が血流に入り（菌血症），その菌が骨髄に運ばれて増殖すると骨髄炎となる。好発部位は，大腿骨，脛骨，上腕骨などの長管骨で，血流が遅くなり菌がたまりやすいとされている骨幹端である。

▶ 外傷性骨髄炎　開放創や手術創から直接細菌が侵入し発生する。起因菌は黄色ブドウ球菌が多いが，感染が慢性化すると，菌交代*によって緑膿菌などのグラム陰性桿菌が増加する。

2 病態

初発病巣から骨髄内に菌が侵入し，骨髄内で増殖して膿となる。膿が骨皮質内の血管や神経の通る細い管（ハバース管，フォルクマン管）を通って骨膜下膿瘍をつくり，さらに骨膜を破って皮下・皮膚に達し，皮膚に穴が開くと瘻孔となる。感染の影響で骨の栄養血管が閉塞し，骨が阻血状態となり壊死して腐骨となる。一方，骨膜が菌で刺激されることで骨膜性の骨新生も起こり，X線で骨硬化を示す。急性期の感染が完全に沈静化されないと慢性化し，慢性骨髄炎となり難治性である。急性骨髄炎がいったん沈静化した後，数か月から数年経過して再燃することもあり注意を要する。

特殊な骨髄炎として，外傷がなく血行性に生じ，急性期の症状を呈さずに慢性骨髄炎として骨内に膿瘍を形成する**ブロディ骨膿瘍**がある。同様に急性期症状に乏しく，X線で骨の硬化肥厚を特徴とする慢性骨髄炎として**ガレー骨髄炎**がある。

3 症状

急性骨髄炎では，高熱と疼痛があり，乳幼児では患肢を動かさなくなる。局所には，発赤，熱感，腫脹がみられる。慢性骨髄炎になると，全身，局所ともに炎症症状は穏やかになり，疼痛，腫脹，熱感などがほとんどみられないこともある。慢性期には皮膚瘻孔が形成され，そこから排膿がみられることがある。ときに瘻孔部への慢性的刺激による皮膚がんを生じることがあり，注意を要する。

4 検査・診断

急性期には血液検査で，白血球増多，赤沈亢進，CRP（C反応性たんぱく）上昇，白血球

---

* **菌交代**：抗菌薬の長期使用時などに，その薬剤に対する耐性菌が異常増殖すること。

の左方移動などの炎症所見を示す。X線所見で骨膜反応や骨萎縮像がみられるのは発生から1〜2週間後であるが，MRIや骨シンチグラフィーではより早期から診断可能である。

慢性化すると血液検査の炎症性所見は乏しくなり，X線では骨硬化と骨吸収像が不規則に混在し，骨の肥大が認められるようになる（図4-78）。

5 治療

▶ **急性骨髄炎の場合**　局所の安静，冷却，抗菌薬の全身投与を行うが，これらが無効あるいは膿瘍を形成した場合は，手術的に切開し排膿（ドレナージ）する。

▶ **慢性骨髄炎の場合**　感染による症状が乏しい場合は，経過観察または経口の抗菌薬などで保存療法を行うことがある。症状が強い場合は手術治療を行うが，局所の血流不良により抗菌薬を全身投与しても局所に薬剤が到達しにくいことと，炎症のため壊死した腐骨が異物として存在することにより難治性である。手術は腐骨を含む病巣を掻爬し，骨折に対する骨接合の内固定材料がある場合にはそれを抜去し，創外固定などの外固定に換える。掻爬部に抗菌薬入り骨セメントビーズを留置する。骨折に対し再度内固定を行う場合は，感染の沈静化を待ってから行う。病巣を徹底的に掻爬すると骨欠損を生じ，感染が沈静化し骨が癒合した後に骨の短縮を残すことがあるが，近年では創外固定器を応用した脚延長術で矯正可能となっている。その場合，創外固定を装着，状態の良い部分で骨切りし，1週間程度の待機後に1日1mmずつ骨を延長する。

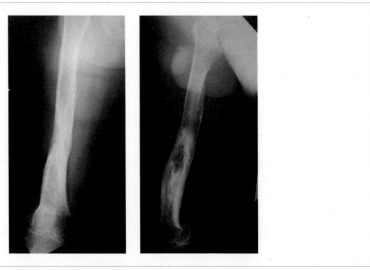

図4-78 大腿骨顆上部から骨幹部にかけての慢性骨髄炎

2. そのほかの感染症

1 化膿性関節炎

▶ **病態** 筋肉の反応性収縮により関節は屈曲位をとることが多く，発熱やリンパ節の腫脹，あるいは関節全体の腫脹がみられることもある。早期に発見し適切な治療を行わないと，関節の脱臼を生じたり，軟骨の消失，骨の発育障害を残すことがある。

▶ **原因** 化膿性関節炎（pyogenic arthritis）は骨髄炎と同様に，原因や感染経路によって，遠隔病巣からの血行感染，周辺の骨髄炎からの波及，外傷や関節内注射による直接感染の3つに分けられる。起因菌は黄色ブドウ球菌が多いが，表皮ブドウ球菌や肺炎桿菌などの弱毒菌も増えつつある。関節穿刺や関節内注射は，「注射という行為」による感染の可能性があり，それらに際しては十分な消毒や清潔操作が必要である。特に膠原病や糖尿病を合併している患者では危険性が高い。乳児でしばしばみられる化膿性股関節炎は，大腿骨の骨髄炎から波及することが多く，おむつを取り替えるときに泣いたり，患肢を動かさなくなったりすることによって発見される。

▶ **治療** 治療に先立ち，まず関節穿刺を行い，菌の同定を行う。菌同定までの期間は広域スペクトルの抗菌薬の全身投与を行い，適時，関節切開による排膿を行う。

菌の同定ができれば，感受性のある抗菌薬に切り替えて投与を行う。関節を構成する組織の破壊を伴うため，関節面の不適合を生じ，2次性の変形性関節症や関節脱臼，関節拘縮を生じることがあり，感染が沈静化ししだい，機能訓練を行う必要がある。

2 化膿性脊椎炎

▶ **原因** 高齢者や易感染性宿主の増加により，化膿性脊椎炎は増加傾向にある。頸椎や胸椎に少なく腰椎に発生が多い。骨盤や腹部の感染病巣から椎骨静脈叢を通じて椎体終板に達して感染する。また，近年では，長時間の脊椎手術の術後感染も原因の一つとして重要である。

▶ **検査・診断** 疼痛と発熱を伴う場合，血液検査や画像検査を行う。初期には単純X線写真での変化はあまりみられない。発症後数週間で椎体終板の骨破壊像や椎間板腔の狭小化が認められる。また，早期診断にはMRIが有用である。結核性脊椎炎および転移性腫瘍との鑑別のためには，組織を採取して細菌学的検査と病理学的検査を行う。

▶ **治療** 組織の培養および血液培養検査によって菌が同定されたら，感受性のある抗菌薬の投与および局所の安静を保つ。ただし，すでに抗菌薬が投与されている場合には起炎菌が同定されないことも多く，その場合は，いったん抗菌薬を中止して組織を採取もしくは血液培養を行う。保存療法が原則であるが，治療に抵抗する場合，骨破壊による高度の不安定性が生じた場合は，手術を選択する。

　日本における骨関節結核は一時期減少していたが，1990年代後半より増加が報告され，決してまれなものではなく，感染性疾患においては必ず鑑別診断の一つに入れておくべき疾患である。肺結核の合併のない骨関節結核が半数近くあるとの報告があり，肺結核の既往がないことは，本疾患を除外する理由とはならない。

▶ 病態　**結核性脊椎炎**（**脊椎カリエス**）は，胸椎や腰椎に好発し，感染により骨破壊が進行すると，後弯が強く背中が丸くなった状態となり，いわゆる亀背になる（図4-79）。進行期の代表的症状はほかに，冷膿瘍や脊髄麻痺があり，亀背と合わせて**ポット**（Pott）**の3徴候**といわれる。

▶ 症状　肺の感染が強く生じている粟粒結核など特殊な場合を除き，初期では症状に乏しいことが多い。疼痛は軽度で，鈍痛や背部の重い感じ程度であるが，患部の叩打痛が認められることがある。

▶ 検査・診断　粟粒結核など特殊な場合を除き，血液検査で強い炎症所見を呈することは少ない。炎症所見が少ないことから，結核菌の膿瘍は冷膿瘍といわれる。ツベルクリン反応は多くの場合，強陽性を示す。X線所見は初期には椎間板間隙の狭小化や骨萎縮程度であるが，進行すると，椎体終板の不整や椎体の破壊が認められるようになる。CTやMRIは椎間板や骨の変化をより正確にとらえるため，早期診断に有用である。確定診断には膿の一部を採取して培養検査や病理検査を行うが，検出できないこともあり，菌の遺伝子を増幅して検出するPCR（ポリメラーゼ連鎖反応）検査が有効である。

▶ 治療　臥床，コルセット，装具などによる安静加療と抗結核薬の全身投与を行う。薬剤は，リファンピシン，イソニアジド，エタンブトール，ピラジナミドの組み合わせで行うことが多く，エタンブトールの代わりにストレプトマイシンを用いることもある。保存療法で改善に乏しい場合や脊髄麻痺の合併のある場合は，病巣掻爬，ドレナージ，脊椎固定術を行うこともある。

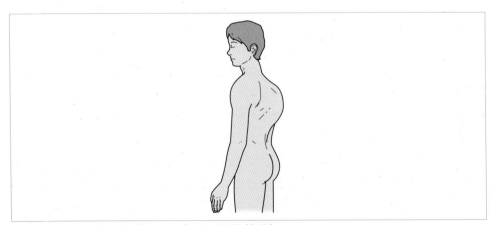

図4-79 結核性脊椎炎（脊椎カリエス）による後弯（亀背）

B 痛風

▶病態　痛風（gout）は，血液中の尿酸の排出障害や産生亢進により高尿酸血症を生じ，過飽和となった尿酸が組織に結晶として析出，沈着することによって生じる。成人男性に多く，40歳代に好発する。関節と関節周囲に沈着し，繰り返す関節炎となることが多く，特に足の第一趾が好発部位で過半数を占める（図4-80）。

▶症状　急速に強い痛みと発赤，腫脹を生じることが多く，**痛風発作**とよばれる。軟部組織に沈着することもあり痛風結節となるが，痛風結節そのものには疼痛は乏しいことが多い。高尿酸血症を長期に放置すると尿路に結石を生じることがあり，腎機能障害の原因となる。

▶検査・診断　痛風発作時には血液検査で，白血球増多，赤沈亢進，CRP上昇，白血球の左方移動などの感染に類似した炎症所見を示す。血清尿酸値が高値を示すことが多いが，痛風発作時には尿酸が関節内に析出することにより，逆に血清尿酸値が低下して正常値を示すこともあり，健康診断などのふだんの尿酸値や，発作が落ち着いた後の尿酸値を確認することが重要である。

　確定診断は関節液内に含まれる尿酸結晶を偏光顕微鏡で確認することであるが，実際の痛風発作時には痛みが強く，関節穿刺は困難であるため，症状や病歴で診断することが多い。X線で初期は異常所見を認めないが，進行すると骨関節の破壊像や軟部の石灰化陰影を生じる。

▶治療　痛風発作時には非ステロイド性抗炎症薬を用いる。以前はコルヒチンが用いられることが多かったが，有害作用が強いため，最近では第1選択薬ではなくなっている。

　痛風発作が沈静化した後は，血清尿酸値を下げ適正化する治療を行う。尿酸値の適正

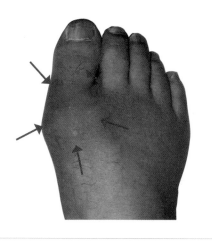

第一趾の発赤，腫脹

図4-80　痛風の症状

化には，尿酸排出促進剤や尿酸産生抑制剤を処方する。痛風発作中に尿酸値を低下させる薬剤を使用すると発作が強くなることがあり，発作中はそのような薬剤は用いない。薬剤の必要量は個人差があるため，少量から内服を開始し，定期的に血清尿酸値を測定し調整する。

また，食物に含まれるプリン体から尿酸が産生されるため，牛肉，マグロ，エビ，カニ，ビールなど，プリン体を多く含む食品については摂りすぎないように指導する。

C 偽痛風

▶ **病態** 偽痛風は，ピロリン酸カルシウムの沈着により生じる滑膜炎で，痛風発作と類似した急性関節炎を生じることがあるが，無症状のことも多い。膝の半月板に沈着することが最も多く，ほかに，軟骨，滑膜，腱，靱帯にも沈着する。痛風より好発年齢が高く，60～80歳での発症が多い。痛風が男性に多いのに対し，若干女性のほうが多いとされている。

▶ **症状** 急性の偽痛風発作は，1か所～数か所の関節炎が数日から2週間程度持続する。膝関節に多いが，痛風と同様に足の第一趾に生じることもあり，すべての関節で生じ得る。熱感，発赤，腫脹を伴う関節痛を生じる。

▶ **検査・診断** 血液検査で，白血球増多，赤沈亢進，CRP（C反応性たんぱく）上昇など炎症所見を示すが，尿酸値の上昇は通常認めない。関節液も混濁し膿に類似するため，感染と間違いやすく注意を要する。X線での石灰化が診断に有用で，特に膝における半月板の石灰化が特徴的である。関節液を採取してピロリン酸カルシウムを証明することにより，確定診断できる。

▶ **治療** 偽痛風発作時は，膝などの大きな関節においては関節穿刺をしてピロリン酸カルシウムの入っている関節液を排出，あるいは関節内を生理食塩水にて洗浄する。関節穿刺の際は，2次的感染を予防するために清潔操作が必要である。

また，対症療法として，局所のクーリング，非ステロイド性抗炎症薬を使用する。症状がないものには治療は不要である。

D 脊椎関節炎

脊椎関節炎とは，感染症以外の脊椎炎症性疾患のうち，関節リウマチを除いたものをいう。脊椎炎のほかに，仙腸関節炎，腱や靱帯付着部炎などを伴う。リウマチ因子が陰性であることが多く，以前は血清反応陰性脊椎関節炎と総称されていたが，最近では使われなくなりつつある。

強直性脊椎炎，乾癬性関節炎，サフォー（SAPHO）症候群，反応性関節炎（ライター症候群），炎症性腸炎関連関節疾患，ブドウ膜炎関連関節炎などに分けられる。

1. 強直性脊椎炎

第
1
編

構造と機能

症状と病態生理

診察・検査・治療

4
疾患と診療

症状に対する看護

検査と治療に伴う看護

疾患をもつ患者の看護

事例による看護過程の展開

Digest

概要	概要	・何らかの環境因子が関与して免疫異常が生じた結果，靱帯の骨付着部から炎症が始まり，最終的には靱帯が骨化して脊椎や関節が強直に至る慢性進行性疾患
	合併症	・眼のブドウ膜炎，虹彩毛様体炎
	疫学	・20 歳代で，男性に多い。日本での発生率は約 0.04%
症状		・初期：頸部，腰背部，殿部，アキレス腱周辺の疼痛 ・症状は一定しないことが多い。
検査，診断		・血液検査：赤沈↑，CRP↑，HLA-B27（90%以上で陽性） ・身体所見，画像診断：図 4-81 参照
主な治療		・対症療法：薬物療法，理学療法 ・手術療法：人工股関節置換術，脊椎矯正骨切り術

1 | 概念

　強直性脊椎炎（ankylosing spondylitis）は，関節リウマチと同じく遺伝的要素を基盤に，何らかの環境因子が関与して免疫異常が生じた結果，靱帯の骨付着部から炎症が始まり，最終的には靱帯が骨化して脊椎や関節が強直に至る慢性進行性疾患である。靱帯や骨以外では，眼のブドウ膜炎や虹彩毛様体炎が合併することがある。

2 | 病態・疫学

　主に，脊椎，仙腸関節，時に四肢の関節（股関節など）が障害される。脊椎は徐々に後弯変形を呈し，この位置で強直すると強い機能障害を生じる。好発年齢は 20 歳代で男性に

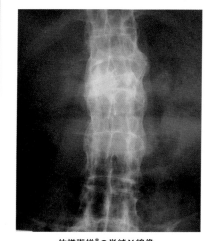
竹様脊椎*の単純 X 線像

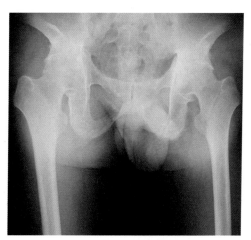
両股関節の変形および仙腸関節の強直

図 4-81　強直性脊椎炎

多く，日本での発生率は約 0.04% とされている。

3 症状

　頸部，腰背部，殿部，アキレス腱周辺の疼痛で始まり，症状は一定しないことが多く，初期には診断が困難で数年かかってやっと診断が確定することも珍しくない。

4 検査・診断

　血液検査では，関節リウマチと同じく赤沈亢進や CRP 上昇などの炎症所見がみられるが，そのほかの免疫学的検査ではあまり異常値を示さない。HLA-B27 が 90％以上で陽性となり診断に有用である。しかし，身体所見や画像診断（図4-81）などを総合した臨床所見で診断可能な場合もあり，HLA 検査は高額なこともあって必須ではない。

5 治療

　非ステロイド性抗炎症薬と理学療法による関節強直の予防が基本であるが，根治的な治療ではないため，長期にわたる治療が必要となる。近年では関節リウマチに使用される生物学的製剤が有効との報告があり，治験が行われている。四肢関節強直や後弯位での脊椎強直に対して，人工関節置換術や脊椎の矯正骨切り術を行うことがある。

▌2. 乾癬性関節炎

▶ 概要　乾癬に関節炎を合併した疾患で，乾癬患者の 10 ～ 30％に認める。脊椎関節に加えて，爪母や爪床に炎症が生じて DIP 関節炎を生じる。

▶ 治療　脊椎関節症状に関しては強直性脊椎炎に準ずる。

▌3. サフォー（SAPHO）症候群

▶ 概要　掌蹠膿疱症に関節炎を合併した疾患で，滑膜炎（synovitis），痤瘡（acne），膿疱症（pustulosis），骨増殖症（hyperostosis），骨炎（ostitis）の 5 徴を有することから，それらの頭文字をとって，SAPHO 症候群とよばれる。

▶ 治療　掌蹠膿疱症に対する治療（薬物療法など）のほかに，関節炎に対してはほかの脊椎関節炎に準じる。

＊**竹様脊椎**：椎体が互いに竹節状となり，硬直すること。

第
1
編

構造と機能

症状と病態生理

診察・検査・
治療

4
疾患と診療

症状に対する
看護

検査と治療に
伴う看護

疾患をもつ
患者の看護

事例による看護
過程の展開

E 関節の変性疾患：変形性関節症

Digest

変形性関節症

概要	概要	・軟骨の変性や摩耗による関節破壊と反応性の骨増生を特徴とする慢性疾患
	分類	・1次性関節症（原因が特定できない） ・2次性関節症（原因が存在する）
症状		・関節痛，可動域制限 ・股関節症の場合：トレンデレンブルグ徴候，跛行
主な治療		・保存療法：生活指導，運動療法，物理療法，装具療法，薬物療法 ・手術療法：骨切り術，人工関節置換術

1. 変形性股関節症

▶ **概念** 変形性股関節症（coxarthrosis）とは，寛骨臼と大腿骨頭から構成される股関節において，軟骨の変性や摩耗による関節破壊と反応性の骨増生を特徴とする慢性疾患である。股関節痛と可動域制限によって日常生活動作が障害される。

▶ **分類・原因** 原因が特定できない1次性股関節症と，何らかの原因が存在する2次性股関節症に分類される。日本では，発育性股関節形成不全の遺残変形や寛骨臼形成不全症に起因するものが多い。そのほか，ペルテス病や大腿骨頭すべり症に代表される，小児疾患，寛骨臼骨折，大腿骨頭骨折などの外傷，大腿骨頭壊死症，大腿骨寛骨臼インピンジメントなど，原因は様々である。

▶ **症状** 股関節痛，可動域制限，跛行が主である。疼痛は鼠径部痛が主であるが，大腿部痛や殿部痛を訴えることも多い。病期の進行とともに可動域制限が出現し，日常生活動作に支障をきたすようになる。さらに外転筋力（主に中殿筋）の低下によるトレンデレンブルグ（Trendelenburg）徴候があり，これに由来した跛行を軟性墜下性歩行とよぶ（本編-第2章-VI-4「墜下性歩行」参照）。

▶ **治療** 保存療法と手術療法に分けられる。

保存療法は，生活指導（体重コントロールなど），運動療法（筋力トレーニングやストレッチなど），物理療法（温熱療法など），装具療法（杖や補高靴など），薬物療法などがあり，病期や症状によってこれらを組み合わせて行うことで効果が得られる。

手術療法は，主に関節温存手術である骨切り術と人工関節置換術を行う。若年で，比較的変形の少ない場合は，寛骨臼回転骨切り術や棚形成術などの関節温存手術が選択される。ただし，就学や就職，女性では出産や育児と手術時期が重なることも多く，早期の社会復帰を希望する場合，これらの手術は困難なこともある。一方，高齢者や変形の進行している場合は，人工股関節全置換術（図4-82）が行われることが多い。

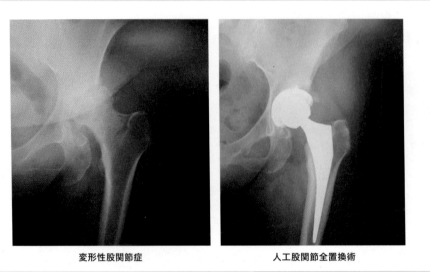

変形性股関節症　　人工股関節全置換術

図4-82 変形性股関節症と人工股関節全置換術（同一症例）

▌2. 変形性膝関節症

▶ 概要　変形性膝関節症（gonarthrosis）とは，大腿骨と脛骨，膝蓋骨から構成される膝関節において，軟骨の変性や摩耗による関節破壊と反応性の骨増生を特徴とする慢性疾患である（図4-83）。膝関節痛と可動域制限によって日常生活動作が障害される。

▶ 分類　原因が特定できない1次性と，何らかの原因が存在する2次性に分類される。股関節と異なり，老化に伴う1次性が多い。

▶ 症状　膝関節痛，可動域制限が主である。動き始めに痛く，しばらく動いていると痛み

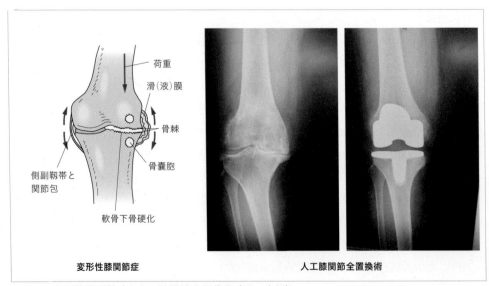

荷重
滑（液）膜
骨棘
骨嚢胞
側副靱帯と関節包
軟骨下骨硬化

変形性膝関節症　　　　人工膝関節全置換術

図4-83 変形性膝関節症と人工膝関節全置換術（同一症例）

が和らぐことが多い。徐々に可動域制限が出現し，正座やしゃがみ込みが困難になってくる。また，関節水腫（膝に関節液がたまる）を起こすと，膝が重苦しくなり，曲げ伸ばしが制限されることもある。

▶ 治療　保存療法と手術療法に分けられる。

　保存療法は，生活指導（椅子やベッドなどを使用する洋式の生活や体重コントロールなど），運動療法（筋力トレーニング［大腿四頭筋訓練］，ストレッチなど），物理療法（温熱療法など），装具療法（足底板など），薬物療法（NSAIDs のほかに，ヒアルロン製剤の関節内注射）などがある。

　手術療法は，主に関節温存手術である骨切り術と人工膝関節全置換術（図 4-83 写真）を行う。膝関節内側の軟骨が摩耗して内反変形している場合は，荷重面を変えるための高位脛骨骨切り術が選択される。一方，高齢者や変形の進行している場合は，人工膝関節全置換術が行われることが多い。

3. そのほかの変形性関節症

　手指の変形性関節症として，ヘバーデン結節とブシャール結節（本編-第 2 章-Ⅲ-B「変形」参照）がある。

　ヘバーデン結節は，中年女性に多く発症する DIP 関節の変形性関節症である。疼痛に加えて，骨性隆起や関節可動域制限がある。ブシャール結節は PIP 関節の変形性関節症で，ヘバーデン結節の約 20％に合併する。治療は原則として保存療法が選択される。

XI　上肢の疾患

A　頸肩腕症候群

　頸肩腕症候群とは，頸部，肩，腕から手指にかけての痛み，しびれ，知覚障害，循環障害などの自覚症状を呈する状態の総称である。広義では肩こりとオーバーラップする疾患が多いが，狭義では診断が可能な疾患（診断名がつくもの）を除外し，原因不明のものをこのようによぶ。

　パソコンなどの OA 機器を同一姿勢で長時間作業する場合や，作業内容が単調な手指を使う職業に多いとされる。自律神経症状（しびれ，冷感など）を合併することが少なくない。

　なお，頸肩腕症候群の病態は明らかされておらず，科学的に有効性が示されている治療も存在しない。

B 胸郭出口症候群

▶ **原因**　胸郭上部において腕神経叢や鎖骨下動静脈が種々の構造的・解剖学的要因によって，圧迫または牽引されることで生じるとされる（図4-84）。

▶ **症状**　肩こりや背部痛，上肢の脱力，易疲労感，しびれ，浮腫，冷感などが主な症状である。

▶ **治療**　症状が誘発される肢位や動作を避けるよう患者に指導することが多いが，肩甲骨を挙上位に保つ特殊なバンドの装着により症状が改善するとの報告もある。手術療法として，圧迫の原因とされる斜角筋の切離や第1肋骨の切除などが行われる場合もある。

C 野球肩

▶ **原因**　関節唇*が損傷することによって生じる。なかでも上関節唇損傷が代表的な損傷部位である。野球肩は従来は投球動作によって生じる特異的な病変と考えられてきたため，投球肩とよばれてきたが，通常の外傷によっても生じることが明らかとなっている。

▶ **症状**　投球動作時に，痛みや引っかかり感を訴えることが多い。

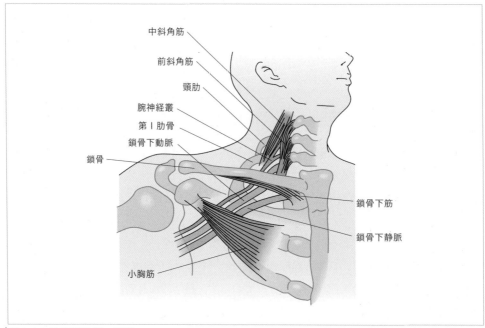

中斜角筋
前斜角筋
頸肋
腕神経叢
第1肋骨
鎖骨下動脈
鎖骨
鎖骨下筋
鎖骨下静脈
小胸筋

図4-84　胸郭出口部の解剖

＊ 関節唇：関節窩の周囲に全周性に付着する，関節窩と関節包をつなぐ線維性軟骨。

▶治療　保存療法が基本であるが，症状が軽快しない場合には，損傷した関節唇の縫合や切除を行う。

D　五十肩（肩関節周囲炎）

▶概念　五十肩とは，肩関節周囲筋，腱板，靱帯，関節包などの加齢に伴う退行性変化を基盤に，多くは外傷，運動，冷却，固定（不動）などを契機に有痛性肩関節拘縮を起こしたものの総称である。**凍結肩**（frozen shoulder）とよばれることもある。広義には，上腕二頭筋腱炎，腱板炎，腱板部分断裂，肩峰下滑液包炎，癒着性肩関節包炎などを含む。**肩関節周囲炎**という疾患名もほぼ同じ意味に使われる。当然ながら中年以降に多く，特に誘因なく徐々に起こることもある。

▶症状　急性期は安静時痛，夜間痛，また上肢への放散痛もみられるが，肩関節運動痛とそれに伴う肩関節可動域制限，特に回旋運動が制限され，結髪位，結帯位をとることが困難になるのが特徴である。

▶治療　予後は良好で，数か月から1年で自然に治癒することが多いが，疼痛が激しく機能障害が強いときには，対症的に物理療法，体操療法（コッドマン体操），薬物療法，関節内注射（局所麻酔薬や副腎皮質ステロイド薬，ヒアルロン酸製剤）などを行う。

E　月状骨軟化症（キーンベック病）

▶原因　月状骨軟化症（キーンベック病）は，手根骨の一つである月状骨が進行性に扁平化する（図4-85）。栄養血管の血流不全によるものと考えられているが，その原因として，小さな外傷の繰り返し，月状骨に加わる強い圧力，気づかないほどの小さな骨折（不顕性骨折）などがあげられている。手をよく使う青壮年の男性に発症する場合が多いが，

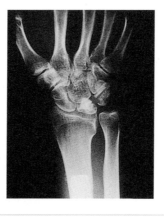

図4-85　月状骨軟化症（キーンベック病）

女性や高齢者にもみられる。

▶ 症状　手を使った後に手首に痛みと腫脹，握力の低下，運動制限などが生じる。

▶ 治療　初期や疼痛が強いときには，安静やギプス，装具による固定を行う。月状骨にかかる力を減らすために橈骨を短縮する手術（橈骨短縮骨切り術）や，骨移植（遊離や血管柄付きなど）が行われる場合もある。

F テニス肘（上腕骨外側上顆炎）

▶ 病態　上腕骨外側上顆には回外筋や手指の複数の伸筋腱が付着しており，前腕回外，手関節背屈，手指伸展などの動作を繰り返すことによって，この部位の腱線維の断裂や機械的炎症が起こる。これを**上腕骨外側上顆炎**（external humeral epicondy-litis）という。これらの筋腱を収縮させる際に（手関節背屈，手指伸展，前腕回外），あるいはそれに抵抗を加えた際に外側上顆部，時には前腕の筋腹に沿った疼痛を訴える。テニスを契機に発症することが多いため，一般的にテニス肘（tennis elbow）とよばれる。

▶ 治療　安静，バンド装着による筋力の伝達制限，物理療法，筋力増強訓練，ストレッチング，副腎皮質ステロイド薬の局所注射などが行われるが，強い症状が続くときには，病巣部の瘢痕切除や伸筋腱やその付着部への緊張を緩める目的での腱の延長術，外側上顆部の骨切り術が行われることもある。

G 野球肘

▶ 原因　野球肘は，投球動作によって発生した肘関節の障害の総称である。投球動作によって肘関節に負荷がかかり，その結果，離断性骨軟骨炎や内側側副靱帯の損傷など様々な障害が発生する。

▶ 治療　予防としては投球回数制限を行う。障害が発生した場合は，投球を禁止して障害部位に負荷がかかることを避ける。離断性骨軟骨炎に対しては骨片摘出や骨軟骨移植，内側側副靱帯の損傷に対しては靱帯再建術が行われる。

XII 下肢の疾患

A 骨端症

発育途上に骨端部に起こる壊死や，それに基づく発育障害を，総称して**骨端症**（apophy-seopathy）とよぶ。原因として，遺伝，外傷，内分泌異常などがあげられているが，確定

されていない。様々な部位に発生し、それぞれ最初に症例を発表した人の名前が疾患名につけられている。

1. ペルテス病

▶ 概要　ペルテス病（Perthes disease）は、5〜10歳の男児に好発する大腿骨頭の虚血性壊死である。

▶ 症状　多くは片側性である（図4-86）。跛行で発見されることが多い。疼痛は比較的軽く、時に大腿から膝へ放散する。内旋と屈曲・外転（開排）が特に制限される。早期の発見、適切な治療がなされないと、骨頭や頸部の変形、亜脱臼を残し、将来、2次性変形性股関節症へと進展する。

▶ 診断　X線写真では、初期には変化が認められないが、進行すると骨頭核の扁平化や分節化が生じてくる。MRIが早期発見や病態把握に有用である。

▶ 治療　病状、年齢に応じて様々な治療法がとられるが、骨整復完了までの間、陥没変形防止のために外転免荷装具を装着させることが多い。壊死が広範なものや亜脱臼位が強いものには、大腿骨内反骨切り術や骨盤骨切り術を行う。免荷装具装着が長期間となるため、積極的に骨切り術を行う場合もある。発症年齢が低いほど予後は良好である。

2. オズグッド‐シュラッター病

▶ 症状　オズグッド‐シュラッター病（Osgood-Schlatter disease）は、スポーツを行っている男児に多く、脛骨粗面*の疼痛、圧痛、隆起がみられる（図4-87）。

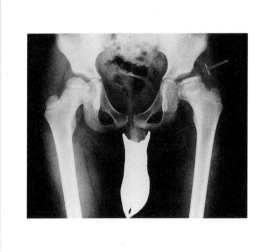

図4-86　ペルテス病

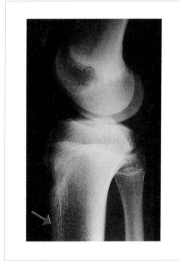

図4-87　オズグッド‐シュラッター病

＊ **脛骨粗面**：脛骨前縁の上端に存在する隆起した部位。

第1編

構造と機能

症状と病態生理

診察・検査・治療

4 疾患と診断

症状に対する看護

検査と治療に伴う看護

疾患をもつ患者の看護

事例による看護過程の展開

▶ 治療　病状に応じた安静や疼痛に対する対症療法により，半年から1年で自然に治癒するが，隆起は残ることが多い。骨片が脛骨粗面から分離して症状が強く続く場合には，骨片摘出術を行う。

3. そのほかの骨端症

そのほかの骨端症には，次のようなものがある。

- ショイエルマン病（Scheuermann disease）：椎体骨端部に生じる。後弯を呈する。
- ブラント病（Blount disease）：脛骨内顆に生じる。内反膝を呈する。
- シーヴァー病（Sever disease）：踵骨に生じる。
- ケーラー病（Köhler disease）：足の舟状骨に生じる。5～9歳男児に多い。
- フライバーグ病（Freiberg disease）：中足骨頭に生じる。思春期女性に多い。

B 関節遊離体（関節ねずみ）

関節遊離体（intra-articular free body）とは，関節内に，軟骨性または骨性の遊離体が浮遊した状態で，**関節ねずみ**（joint mouse）ともよばれる。

関節遊離体の原因としては，離断性骨軟骨炎，滑膜性骨軟骨腫症，骨軟骨骨折，変形性関節症，関節リウマチや結核性関節炎における米粒体（rice body）* などがある。

以下に，関節遊離体の原因とされる，離断性骨軟骨炎，滑膜性骨軟骨腫症について解説する。

1. 離断性骨軟骨炎

▶ 病態　離断性骨軟骨炎（synovial osteochondritis dissecans）は，軟骨下に骨壊死が起こって健常部から遊離したもので，若年者の大腿骨内顆（膝関節）や上腕骨外顆部（肘関節）に多く発生し，膝や肘関節内の遊離体となる。

▶ 症状　関節痛や可動域制限がみられるが，関節内で嵌頓を起こすとロッキング（引っかかり現象）が生じる。

▶ 診断　遊離体に軟骨成分が多い場合，単純X線写真では写りにくいため，確定診断には関節造影や関節鏡が必要となる。また，MRIも診断に有用であり，骨軟骨片が遊離する前の段階での変化を描出できる。

▶ 治療　骨軟骨片が完全に遊離する前に発見された場合は，安静によって治癒することもある。あるいは，吸収性のピンや骨釘により骨軟骨片を手術的に固定することも行われる。完全に遊離してしまって疼痛が強かったりロッキングを繰り返したりする場合には，関節鏡下にあるいは関節切開により摘出する。

＊ **米粒体**：形状が米粒に似ている遊離体。

2. 滑膜性骨軟骨腫症

▶ 病態　滑膜性骨軟骨腫症（osteochondromatosis）は，何らかの原因（外傷説や炎症説がある）で滑膜に化生が起こり，軟骨性もしくは骨軟骨性の小腫瘤が関節内に多数形成されるものである。関節の違和感，鈍痛，時にロッキングを起こす。

▶ 治療　症状が強い場合には，手術的に摘出し，さらに滑膜切除術も行う。

C 膝大腿骨顆部骨壊死

▶ 原因　大腿内側骨顆部に好発し，一側性の場合が多い。原因は不明である。

▶ 治療　まず患肢の免荷を行い，局所に加わる力学的負荷を軽減する。保存療法のみで症状が軽快する場合もある。症状の改善がみられない場合は，骨切り術や人工関節置換術を行う。

D 発育性股関節形成不全

▶ 病態　発育性股関節形成不全（developmental dysplasia of the hip：DDH）とは，狭義には周産期および出生後の発育過程で大腿骨頭が関節包の中で脱臼している状態をいう。しかし，広義には出生前後の股関節脱臼・亜脱臼や，将来脱臼をきたす可能性を有する臼蓋形成不全を含めた脱臼準備状態にあるすべての病態が含まれる。

▶ 原因　DDH の原因として，遺伝的要因，出生前環境要因，出生後環境要因がある。遺伝的要因としては，家族内発生が多いことが知られている。出生前環境要因としては，正常分娩よりも骨盤位分娩で発生頻度が高く，子宮内での胎児の肢位が影響しているとされている。出生後環境要因としては，下肢の自由な運動を妨げるような着衣やおむつの使用，抱き方などが影響しているとされている。

▶ 分類　分類として，骨頭の求心性は良いが臼蓋の形態が不良な状態である臼蓋形成不全，骨頭が臼蓋の側方に偏位した状態である亜脱臼，軟骨性の臼蓋と骨頭の接触が完全に断たれた状態である完全脱臼がある。股関節脱臼は大腿骨頭が関節包を付けたまま脱臼する関節包内脱臼である（図4-88）。男女比は 1：5 ～ 9 と女児に多い。

▶ 検査・診断　診断は問診および，臨床症状，画像検査などにより行う。臨床症状は，患者が乳児であり自覚症状が訴えられないため，3 か月または 4 か月健診において指摘され紹介受診することが多い。股関節開排制限（図4-89），大腿皮膚溝の左右差，アリス（Allis）徴候（図4-90），クリック徴候（オルトラーニ［Ortolani］法*，バーロー［Barlow］法*）

＊ **オルトラーニ法**：股関節を開排して，脱臼が整復される感触を触知する。
＊ **バーロー法**：開排位から股関節を閉じていく際に，脱臼する感触を触知する。

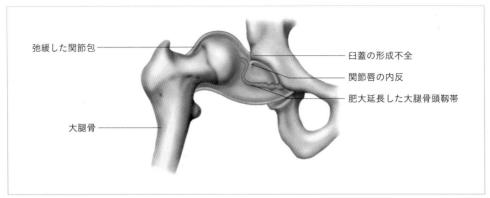

図4-88 発育性股関節形成不全の病態

弛緩した関節包

臼蓋の形成不全

関節唇の内反

肥大延長した大腿骨頭靱帯

大腿骨

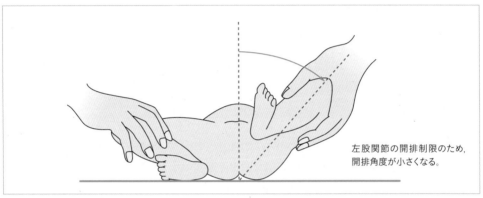

図4-89 股関節開排制限

左股関節の開排制限のため，開排角度が小さくなる。

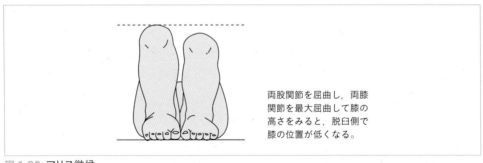

図4-90 アリス徴候

両股関節を屈曲し，両膝関節を最大屈曲して膝の高さをみると，脱臼側で膝の位置が低くなる。

などを確認する。クリック徴候を確認する際の強引な操作は軟骨損傷の危険があるので，手技に精通した医師が愛護的に行う必要がある。幼児期になっても脱臼が整復されずに残っていると，処女歩行の遅延，異常歩行（軟性墜下性歩行あるいはトレンデレンブルク［Trendelenburg］歩行），トレンデレンブルク徴候*，脚長不同，骨頭の外上方移動，大転子高位などを認める。また，両側例では腰椎前弯の増強を認める。

＊ トレンデレンブルク徴候：患肢（脱臼側）で立位をとろうとすると，中殿筋不全のために遊脚側に骨盤が傾斜する。

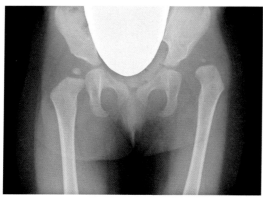

脱臼側の臼蓋形成が不良で，臼蓋は急峻で浅くなっている。大腿骨頭の骨頭核は外方化し，骨頭核の出現は遅れ，小さい傾向にある。

図4-91 発育性股関節形成不全（左）の単純X線写真

　画像検査としては，単純X線写真や超音波検査により診断する。股関節単純X線写真では，脱臼側の臼蓋形成が不良で，臼蓋は急峻で浅くなっている。また，大腿骨頭の骨頭核は外方化し，骨頭核の出現は遅れ，小さい傾向にある（図4-91）。しかし，単純X線写真では時として臼蓋形成不全や脱臼が不明瞭な場合があり，脱臼の指標となるシェントン（Shenton）線やカルベ（Calvé）線などの補助線を用いて診断を行う（図4-92）。超音波検査は無侵襲であり，X線で描出されない関節包，関節唇，軟骨性骨頭などの描出も可能なため有用性が高く，近年普及傾向にある。

▶ 治療　早期発見・早期治療が原則で，生後6か月以内に診断し，リーメンビューゲル法（図4-93）で整復されれば治療成績はおおむね良好である。しかしながら，リーメンビューゲル法での治療不成功例や発見遅延例，大腿骨頭壊死の合併例では治療成績が劣る。また，リーメンビューゲル装着で整復位が得られない場合に，無理な装着を続けていると骨頭変形を生じる可能性があるため注意が必要である。リーメンビューゲル法で

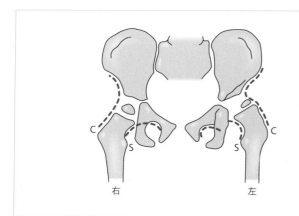

右は正常，左は脱臼
C：カルベ（Calvé）線
S：シェントン（Shenton）線

図4-92 発育性股関節形成不全のX線診断

第1編

構造と機能

症状と病態生理

診察・検査・治療

疾患と診療

症状に対する看護

検査と治療に伴う看護

疾患をもつ患者の看護

事例による看護過程の展開

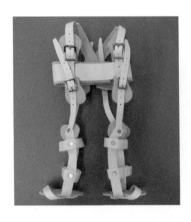

図4-93 リーメンビューゲル

約80〜90%の脱臼<ruby>脱臼<rt>だっきゅう</rt></ruby>は整復されるが，整復されない場合には牽引<ruby>牽引<rt>けんいん</rt></ruby>療法や徒手整復術，観血的整復術などで整復を試みる。脱臼整復後に臼蓋<ruby>臼蓋<rt>きゅうがい</rt></ruby>の形成が不良で，骨頭の求心性が維持されない場合には，就学前に骨盤骨切り術（ソルター骨盤骨切り術，ペンバートン手術，三重寛骨骨切り術，キアリ骨盤骨切り術）や大腿骨減捻内反骨切り術<ruby>大腿骨減捻内反<rt>だいたいこつげんねんないはん</rt></ruby>などの補正手術が必要となる症例もある。

E 大腿骨頭壊死症

▶病態　種々の原因で骨への血流が断たれると（阻血<ruby>阻血<rt>そけつ</rt></ruby>），側副<ruby>側副<rt>そくふく</rt></ruby>血行による回復が起こりにくい骨頭部や長管骨の骨端部には，骨の壊死<ruby>壊死<rt>えし</rt></ruby>が起こる。骨壊死がいったん起こると，局所への繰り返される負荷により微小骨折が起こるが，血流不全のため，その整復は不良で，結果的に骨の陥没（collapse）や変形，さらには関節不適合性（変形性関節症）が生じ

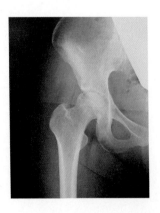

図4-94　大腿骨頭壊死症

る。骨壊死は，大腿骨頭に起こるものが圧倒的に多く（図4-94），まれに大腿骨顆部や脛骨顆部，上腕骨頭などにも起こる。

▶ **原因・分類**　大腿骨頭壊死症（aseptic necrosis of the femoral head）は，原因により特発性と症候性に分けられる。

①**特発性**：明確な原因を確定できないものをいうが，アルコール多飲や副腎皮質ステロイド薬使用との関連が強いことがわかっている。両側性発症がおよそ60％ある。アルコール性のものは中年以降の男性に多く，ステロイド性のものは女性に多い。

②**症候性**：基礎疾患や外傷に続発するもので，大腿骨頸部骨折後や股関節脱臼骨折後に発生する外傷性のもの（骨折後の壊死としては，そのほかに手の舟状骨や距骨も有名である），SLE（全身性エリテマトーデス），減圧症*，鎌状赤血球症，ゴーシェ病，放射線照射などによるものがある。

▶ **症状**　壊死に伴う陥没変形（骨破壊）の進行とともに疼痛が増強し，また，可動域制限もしだいに増強する（屈伸運動は比較的末期まで保たれる）。

▶ **診断**　単純X線写真で異常を呈する前に，MRIや骨シンチグラフィーで異常が認められるため，これらは早期診断に有用である。

▶ **治療**　初期には患肢免荷，そして対症的に各種理学療法を行うが，これらでは陥没変形の進行を止めることは困難である。壊死部が一部に限局している場合には，大腿骨内反骨切り術や骨頭回転骨切り術，壊死が広範囲に及んだ例では，人工骨頭置換術や人工関節置換術が必要となる。

F 大腿骨頭すべり症

▶ **病態**　大腿骨骨頭の骨端（成長終了前における大腿骨の一番上の端の部分）が後方にすべる疾患である。

▶ **原因**　原因ははっきりしないが，肥満や肥満傾向の児童に多いこと，しばしば両側性に発症することなどから，何らかのホルモン異常の存在が指摘されている。

▶ **症状**　思春期の子ども，なかでも男子に好発する。股関節痛が初発症状である場合が多いが，膝や大腿部の痛みを訴える場合もあるので，初期診断は必ずしも容易ではない。所見としては，股関節の圧痛，運動時痛，下肢の外旋位が認められる。股関節を屈曲させると開排が生じる，**ドレーマン**（Drehmann）**徴候**も特徴である。

▶ **治療**　手術治療が選択される場合が大部分である。ネジを入れて固定するピンニングが基本であるが，変形が強い場合は骨切り術も行われる。

---

* **減圧症**：潜水病，潜函病，またはケーソン病ともよばれる。潜水などによる高圧下作業後に急激に減圧（水面へ上昇し正常気圧下へ）した場合に発生するもので，高圧下で血液中に過度に溶解されたガス（主に窒素）が減圧に伴い気泡化し，これが肺や脳や筋，そして骨などの動脈に詰まって，疼痛，かゆみ，呼吸困難，意識障害，神経麻痺などを起こす。

G 滑液包炎

▶ **症状** 滑液包は，関節周囲の腱や靱帯，骨などの間にあって，これら相互間の摩擦を軽減させる働きをもつ滑膜に裏打ちされた小囊である（図4-95）。外傷や慢性の刺激が加わると炎症を起こし，滑液産生が亢進して滑液包水腫となり，壁も肥厚する。これが滑液包炎（bursitis）である。肘頭部，足関節果部，外反母趾のMP関節内側部（バニオン；bunion），膝蓋骨前部などにしばしばみられ，肩関節や股関節では急性炎症（石灰沈着性滑液包炎）（図4-96）を起こし，激痛を生じることもある。

▶ **治療** 肘頭部や前膝蓋骨滑液包，前脛骨滑液包には，比較的大きな滑液包水腫が生じるため，しばしば穿刺が行われ，淡血性の内容物が吸引される。吸引後しばらくすると再

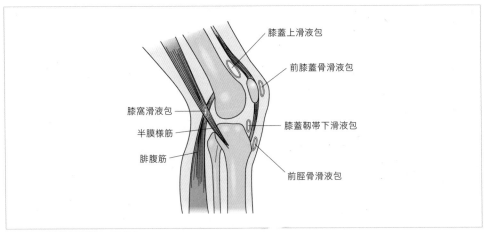

図4-95 膝関節周辺の滑液包

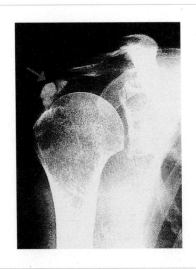

図4-96 石灰沈着性滑液包炎

発するが，何回か繰り返し吸引しているうちに消失することが多い。無痛性であるため，放置される場合も多いが，このような対処でも数か月で自然消滅することが多い。足関節の滑液包炎では違和感を伴うこともあり，このような場合には摘出術が行われることもある。

H 扁平足

▶ 原因・病態　扁平足（へんぺいそく）は，幼時期に足底のアーチ（土踏まずにあたる部分のタテヨコのアーチ）が発育しない場合と，外傷や加齢によって扁平足が生じる場合がある。また，下肢全体のアライメント*を変化させる足関節や膝の障害が関与している場合もある。危険因子として，肥満，足部や足関節の損傷，関節リウマチ，加齢，糖尿病があげられる。

　扁平足になると，歩行時や走る時に路面からの衝撃の吸収や緩和が難しくなり，足全体の負担が大きくなる。その結果，種々の症状を呈するが，これらの症状を総称して**扁平足障害**とよぶ場合がある。

▶ 症状　大部分は無症状であるが，一部では足部の痛み（特に踵（かかと）あるいは足底のアーチ部の痛み）を訴え，活動性の増大に伴って症状が増悪する。足関節内側の腫脹が認められる場合もある。

▶ 治療　アーチをつけた足底板（そくていばん）の使用や，アーチを支えるための筋力強化，関連する筋肉のストレッチなどを行う。保存療法が無効な場合は，手術が行われる場合もある。

I 外反母趾

▶ 原因　外反母趾（ぼし）（hallux valgus）は，母趾が中足趾節関節（MP 関節）で腓骨側（ひこつ）へ外反しているもので（図 4-97，本編図 2-14a 参照），思春期と中年の女性に多く，遺伝的素因に加え，靴（ハイヒール）による環境因子が組み合わさって発生すると考えられている。また，関節リウマチによる場合も多い。

▶ 症状　主な症状は，MP 関節内側の突出部の疼痛（とうつう）で，皮下の滑液包炎（外反母趾に合併した場合，"バニオン"とよばれる）が起こることが多い。

▶ 予防・治療　予防あるいは進行防止のためには，前足部が広く足底アーチ（いわゆる土踏まず）の保持がある靴の指導，あるいは各種装具療法を行うが，疼痛や変形が強く，MP 関節の亜脱臼（あだっきゅう）や母趾内転筋や短母趾屈筋の付着する種子骨の偏位が強いものは，腱移行術や矯正骨切り術（きょうせいこつ）を行う。

＊ アライメント：各関節や骨の並びのことをいう。

第1編

構造と機能

症状と病態生理

診察・検査・治療

疾患と診療

症状に対する看護

検査と治療に伴う看護

疾患をもつ患者の看護

事例による看護過程の展開

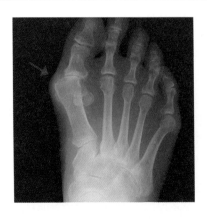

図4-97 外反母趾

J 下肢深部静脈血栓症

▶ **原因・病態**　血液凝固能の亢進，静脈血流のうっ滞，静脈壁の障害の3つの因子が種々の程度に重なって，下肢の深部静脈に血栓が生じた状態である。下腿のヒラメ静脈が深部静脈血栓症の発生源となることが多い。先天性凝固異常，手術，出産，外傷，がん，長期臥床などが誘因となる

▶ **症状**　下肢の腫脹，圧痛，発赤などがみられる。血栓が遊離して静脈血流によって肺に運ばれ，肺動脈を閉塞した場合，呼吸困難，胸痛，失神などが生じる。心停止となり，突然死に至る場合もある。

▶ **診断**　超音波検査で血栓の有無をチェックするのが最も簡便な方法である。また，血液検査でDダイマーなど線溶凝固系とよばれる項目の測定を行う（血栓がある場合，数値が上昇）。造影CT検査で血栓を確認する場合もある。**ホーマンズ徴候***が陽性の場合は，下腿における血栓の存在を疑う。

▶ **治療**　第1選択治療は抗凝固療法で，重症例には血栓溶解療法や下大静脈フィルターが使用される。また，カテーテル的治療や外科的治療が行われる場合もある。

▶ **予防**　手術後や長期臥床によって生じる下肢深部静脈血栓症の予防方法として，弾性ストッキングの装着やフットポンプ，足関節の底背屈運動が行われる。

---

* **ホーマンズ徴候**：膝関節を伸展した状態で足関節を背屈運動した際に，下腿三頭筋に痛みを感じれば陽性となる。

第
1
編

構造と機能

症状と病態生理

診察・検査・治療

4

疾患と診療

症状に対する看護

検査と治療に伴う看護

疾患をもつ患者の看護

事例による看護過程の展開

XIII ロコモティブシンドローム，運動器不安定症

▶ 定義　「運動器の障害のために移動機能が低下した状態」を，**ロコモティブシンドローム**（ロコモ，**運動器症候群**）という。

　近年の超高齢化に伴い，わが国において平均寿命と健康寿命の差が大きくなり，寝たきりなど運動器の障害により要支援・要介護になる人が増加した。今後もそれは増加の一途をたどると予想されており，これら寝たきりの人などを減らすために，2007（平成19）年，日本整形外科学会がロコモティブシンドロームという概念を提唱した。これは，運動器の障害が原因で移動機能の低下が進行すると，日常生活の活動を制限し要介護状態につながるため，それを「早期に把握し，予防・治療を開始する」ための概念である。

　なお，**運動器不安定症**（musculoskeletal ambulation disability symptom complex；MADS）は，脊椎圧迫骨折や変形性関節症，腰部脊柱管狭窄症などの運動機能低下をきたす疾患が存在する（または既往がある）こと，日常生活自立度判定がランクJまたはAであること，運動機能評価テストの項目を満たすことが条件である。一方，ロコモはより広い（軽度の症状でも当てはまる）概念であり，運動器の障害により移動機能の低下した状態をいう。

▶ 評価・対処法　移動機能の評価として，ロコモ度を評価する。日本整形外科学会が作成したロコモ度テストは，「立ち上がりテスト」「2ステップテスト」「ロコモ25アンケート」の3つからなり，各テストの結果から，「ロコモなし」，移動機能の低下が始まっている「ロコモ度1」，または移動機能の低下が進行している「ロコモ度2」と判定される。

　また，ロコモを防ぐための運動として，日々自宅で，自分自身によって行うことができるロコモーショントレーニング（ロコトレ）がともに提唱されている。また，筋肉や骨のために，食生活，特に低栄養にならないように注意したバランスの良い食事を心がけることも重要である（詳細は，日本整形外科学会ホームページを参照）。

XIV 廃用症候群（生活不活発病）

▶ 定義　**廃用症候群**とは，過度の安静や活動性の低下，病気やケガなどの治療のため，長期間安静状態を継続する，つまりからだの機能を使わないことにより，からだに生じる様々な状態（身体能力の大幅な低下や精神状態に悪影響をもたらす症状）のことをいう。

▶ 特徴　廃用症候群の進行は速く，特に高齢者はその現象が顕著である。1週間臥床（寝たままの状態）を続けると，10〜15%程度の筋力低下がみられることもある。高齢者で

は，2週間の床上安静で下肢の筋肉が2割も萎縮（いしゅく）するともいわれる。さらに，気分的な落ち込みが顕著に現れてうつ状態になったり，前向きに取り組むやる気が減退したりと，精神的な機能低下もみられる。

　ベッドで長期に安静にした場合には，疾患の経過の裏で，生理的な変化として表4-4に示すような症状が起こり得る。病気になれば，安静にして寝ていることがごく自然な行動だが，長く続けると廃用症候群を引き起こしてしまう。

　近年，廃用症候群は，「廃」という言葉に不快感を抱いたり，内容的にも軽度や中等度の活動性低下なら生じないようなイメージをもちかねないとして，「生活が不活発である」という原因と，生活の活性化が重要であることが伝わりやすいという理由から**生活不活発病**という言葉が用いられるようになってきている。

▶ 原因　過度の安静であまりからだを動かさなくなると，筋肉がやせ衰え，関節の動きが悪くなる。それによりさらに活動性が低下して悪循環をきたし，より全身の身体機能に悪影響をもたらし，内科的疾患の合併や，最悪の場合寝たきりを引き起こす。

　特に高齢者では，知らないうちに進行し，気がついた時には，「起きられない」「歩けない」などの状況に陥っていることが少なくない。

▶ 診断　廃用症候群には診断のための決まった検査はなく，それぞれの検査や所見で診断する。骨折などで動けなかったり安静にしている時間が長くなったりして，それまでできていたことができなくなった場合には，（廃用性）筋萎縮が考えられる。また，それまで動かせていた関節の動く範囲が少なくなった時には，関節拘縮（こうしゅく）が考えられる。

　廃用症候群は，医師だけでなく看護師や理学療法士（PT），作業療法士（OT）などのリハビリテーション担当者，家族が見つけることもあり，日々の観察が大切である。

▶ 治療・予防　高齢者がひとたび廃用症候群になると，元の状態まで改善させることは難しくなる。そのため，廃用症候群は治療よりも予防が重要となる。

　しかし，症状が現れた場合には，必要に応じて症状に対する投薬を行う。可能であれ

表4-4　廃用症候群の症状の例

皮膚	褥瘡（床ずれ）
筋骨格系	筋力低下・筋萎縮（筋肉がやせ衰える），関節拘縮（関節の動きが固くなる），骨萎縮・骨粗鬆症（骨がもろくなる）
心血管系	起立性低血圧（急に立ち上がるとふらつく），血栓塞栓症（血管に血の塊ができて詰まる），心機能低下（心拍出量が低下），血漿量減少
呼吸器系	肺塞栓，気管線毛活動低下，1回・分時換気量減少，誤嚥性肺炎（唾液や食べ物が誤って肺に入り起こる肺炎）
泌尿器系	尿路結石（腎臓，尿管，膀胱に石ができる），尿路感染症（細菌による感染が起こる），尿閉，排尿困難
消化器系	逆流性食道炎（胃から内容物が食道に逆流し，炎症が起こる），食欲減退，便秘，食事性低たんぱく血症，低栄養
内分泌系	耐糖能障害，副甲状腺ホルモン産生減少，アンドロゲン減少
神経系	不安・うつ状態（精神的に落ち込む），せん妄（軽度の意識混濁のうえ，幻視・幻聴を訴える，混乱した言葉や行動），見当識障害（今はいつなのか，場所がどこなのかわからない），知的能力減退，圧迫性末梢神経障害（寝ていることにより神経が圧迫され，麻痺が起きる）
代謝系	Na，K，Cl，Ca，P などの不均衡（低ナトリウム血症など）

第1編

構造と機能

症状と病態生理

診察・検査・治療

4 疾患と診断

症状に対する看護

検査と治療に伴う看護

疾患をもつ患者の看護

事例による看護過程の展開

ばできるだけ早く元の生活に戻すことが大切で，自宅から入院して廃用症候群になった場合は，入院のきっかけとなった病気が治りしだい速やかに自宅に戻ると，廃用症候群を改善することができる。

なるべく座位保持の時間を増やし，やむを得ず長期臥床（が しょう）が必要であった場合でも，筋力低下や拘縮の予防のため，健側肢や体幹など可能な部位だけでも早期にリハビリテーションを行うことが重要となる。

また，特に高齢者では，環境の変化があったり人とのかかわりが薄れたりすると，認知症やせん妄（もう）など精神機能の低下をきたすため，家族との面会の頻度を増やしたり，言葉をよくかけ，早期にADLの回復を促すことが重要である。

XV 骨腫瘍，軟部腫瘍

腫瘍（しゅよう）とは，人体を形成する細胞が変異して自律的に増殖したもので，**新生物**という場合もある。骨組織や軟部組織（筋肉，神経，血管，脂肪など）に発生する原発性骨腫瘍，軟部腫瘍は，主として中胚葉（ちゅうはいよう）由来である。

骨腫瘍，軟部腫瘍は大きく良性と悪性に分けることができ，原則的に良性は名称の最後が「腫」，悪性は「**肉腫**」となる。また，骨軟部組織には，腫瘍に類似しているが実際は腫瘍ではない**腫瘍様病変**も発生するが，それらは良性であり，ここでは便宜的に，骨の腫瘍様病変は良性骨腫瘍に含めて記載した。ほかの臓器に発生した悪性腫瘍（がん）が骨軟部組織に転移することがあり（転移性または2次性骨軟部腫瘍），骨に多く，軟部ではまれである。

A 良性骨腫瘍

1. 内軟骨腫

▶ 概念・定義　内軟骨腫（enchondroma）は，骨内に良性の軟骨性腫瘍を生じたものである。

▶ 症状　10歳代から中高年まで幅広い年齢で，手足の指骨に好発する。腫瘍が大きくなると骨皮質が薄くなり，痛みを生じて病的骨折をきたすことがあるが，無症状で偶発的に見つかることも多い。通常は単発性だが，時に多発することがある。多発性の場合，悪性化することがある。

▶ 検査・診断　X線で骨透亮像（とうりょう）を認め，骨皮質の菲薄化（ひはく），膨隆，内部の2次性骨化を伴うことがある（図4-98a）。多くの場合X線のみで診断可能である。

▶ 治療　痛みなどの症状が乏しい場合は治療を要さない。痛みが強い場合や，病的骨折の

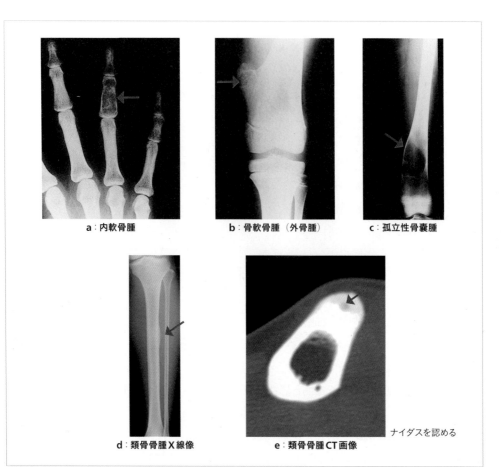

a：内軟骨腫　　　　b：骨軟骨腫（外骨腫）　　　　c：孤立性骨嚢腫

d：類骨骨腫X線像　　　e：類骨骨腫CT画像　　　ナイダスを認める

図4-98 良性骨腫瘍

危険性が高いときには，掻爬術を行う。手足の指骨で腫瘍が小さい場合には，骨移植は
必要ないことが多い。

2. 骨軟骨腫（外骨腫）

▶ 概念・定義　骨軟骨腫（osteochondroma）は，軟部に膨隆・隆起する良性の骨軟骨性腫
瘍である。原発性骨腫瘍のなかで最も多く，大部分が小児期に発症する。

▶ 症状　通常は無痛性の固い腫瘤である。膝周辺が好発部位である。単発性と多発性があ
り，多発性の家族内発生例は常染色体優性遺伝のことが多く，その場合は骨系統疾患に
分類される。成長期の終了とともに腫瘍の増大は終了するが，まれに成人以降で悪性化
することがあり，成人で腫瘍が大きくなるときは注意を要する。

▶ 検査・診断　長管骨の骨幹端に好発し，骨外にキノコ状に隆起した形態をとる（図
4-98b）。成長期では隆起の先端に軟骨の部分があり，軟骨帽とよばれる。MRIで正常
の骨髄から腫瘍内まで連続していることが特徴である。

▶ 治療　治療を要さないものが多いが，腫瘍による神経血管の圧迫で痛みや麻痺を生じた

り，関節運動が妨げられたりする場合は単純切除を行う。

3. 骨巨細胞腫

▶ 概念・定義　骨巨細胞腫（giant cell tumor of bone）は，骨内に生じる起源不明の単核細胞と多核巨細胞を伴う腫瘍である。良性と悪性の中間的な腫瘍で，手術後の再発率が10〜30％ほどあり，まれに肺転移することがある。初回治療時または再発時に明らかな悪性腫瘍を伴うことがあり，その場合は骨巨細胞腫に伴う悪性腫瘍の診断名となる。若年成人に多く，長管骨の骨幹端から骨端と骨盤，脊椎に好発する。

▶ 症状　腫瘍が増大すると，骨皮質が欠損して痛みを生じる。

▶ 検査・診断　X線で骨透亮像を認め，骨皮質が一部消失することがある。確定診断には生検し，病理検査する必要がある。

▶ 治療　治療せず放置すると増大し，時に患肢切断など重大な結果を生じることがあるので，診断がつけば必ず治療する。手術治療の第1選択は掻爬術であるが，微小の残存腫瘍細胞があるため，掻爬術後にフェノールやアルコール処理，または加熱や冷却処理を加えることがある。掻爬部には骨移植（自家骨，人工骨），ないし骨セメント充填を行う。四肢骨で腫瘍が大きく，掻爬術で治療困難な場合や再発を繰り返す場合は，腫瘍部分の骨を全切除して金属製の人工関節に置換することがある。

　近年では，骨粗鬆症やがん骨転移の治療に用いる抗ランクル（RANKL：receptor activator of NF-kB ligand）抗体薬の骨巨細胞腫への有効性が判明しており，脊椎など手術が難しい部位に発生した場合に用いられることがある。

4. 孤立性骨嚢腫

▶ 概念・定義　孤立（単発）性骨嚢腫（solitary bone cyst）は，骨内に単胞性の腔を形成し内部に液体を貯留したものである（図4-98c）。小児期に好発し，大腿骨，上腕骨の骨幹端と踵骨に多い。

▶ 原因　原因は不明で，腫瘍細胞は存在しないため，真の腫瘍ではなく腫瘍様病変である。

▶ 症状　痛みを伴い，時に病的骨折で発症することがあるが，無症状で偶発的に発見されることも少なくない。

▶ 検査・診断　X線で骨透亮像を認める。内部に液体が貯留しているため，MRI T_1強調像で低信号，T_2強調像で高信号となり，造影で内部に造影効果を認めない。

▶ 治療　痛みが乏しい場合は，治療せず経過観察する。その場合，長期的には自然に縮小することが期待できる。経過観察で嚢腫が増大する場合や，痛みが強い場合は手術治療を行うことがあり，嚢腫内の液体を排出する目的でドリリング，中空スクリュー挿入あるいは掻爬術・骨移植を行う。病的骨折を生じた場合は，骨折部から内溶液が流出して自然に縮小することがあるので，まずは経過観察することが多い。腫瘍ではないにもか

かわらず，手術後の再発が少なくないため，注意を要する。

5. 類骨骨腫

▶ 概念・定義　類骨骨腫（osteoid osteoma）は，骨内に未熟な骨である類骨を形成する良性腫瘍である。小児から青年期に好発し，長管骨の骨幹部に多い。

▶ 症状　痛みを伴うのが特徴であり，痛みは非ステロイド性抗炎症薬で改善する。X線で広範囲の骨硬化性病変とその中央にごく小さな骨透亮像（nidus，ナイダス）を認め，これが腫瘍の本体である（図4-98d，e）。

▶ 治療　腫瘍をそのままにすると痛みがとれず，長期に抗炎症薬内服が必要となるため，基本的に切除を行う。腫瘍本体のナイダスは通常1cm未満であり，最近ではナイダスにCTガイド下で経皮的に金属ピンを刺し，ドリルで削除または焼灼する低侵襲の治療も行われている。

6. 非骨化性線維腫

▶ 概念・定義　非骨化性線維腫（nonossifying fibroma）は，骨内に線維性組織を形成する良性病変である。長管骨の骨幹端に発生するため，骨幹端線維性欠損（metaphyseal fibrous defect）とよばれることもあり，真の腫瘍ではない腫瘍様病変と考えられる。

▶ 症状　小児から思春期で膝周辺に好発し，通常は無症状で，偶発的に撮ったX線で発見される。頻度の高い疾患で，10歳以下では20～40%にみられるとの報告がある。

▶ 治療　通常は自然消退するため，経過観察のみで治療は要さない。

Ｂ　悪性骨腫瘍

1. 骨肉腫

Digest

骨肉腫

概要	概要	• 類骨を形成する悪性腫瘍
	疫学	• 国内で年間200～300例程度の発生数（推定） • 10歳代に好発 • 近年では中高年での発症が増加傾向 • 好発部位：大腿骨，長管骨の骨幹端，骨盤，膝周辺
	原因	• 原発性：骨肉腫の大部分を占め，原因は不明である • 続発性：まれである。放射線照射後の骨肉腫，骨パジェット病，線・維性骨異形性に伴う骨肉腫
分類		表4-5参照
症状		腫瘍が増大することで生じる痛み
検査，診断		X線検査（骨破壊と骨形像が混在，不整な骨膜反応），生検

| 主な治療 | ●化学療法：薬物療法（抗がん剤）
●手術療法：腫瘍広範切除術，人工関節置換術 |

1 | 概念・定義

骨肉腫（osteosarcoma）は，未熟な骨である類骨を形成する悪性腫瘍である。

2 | 分類

原発性と続発性に分けられ，原発性の通常型骨肉腫が大多数を占める。大部分は高悪性度で骨内に発生するが，例外的に低悪性度や骨外（骨表面）に発生する骨肉腫もある（表4-5）。

3 | 疫学

原発性悪性骨腫瘍で最も頻度が高いが，国内で年間 200 ～ 300 例程度の発生数と推定される。大腿骨，脛骨の骨幹端，骨盤に好発し，膝周辺が最も多い。10 歳代に好発する。10 歳代で膝に腫脹があり，しだいに増悪する場合は，まれな疾患ではあるが骨肉腫の可能性を疑う必要がある。また，近年では国内人口の高齢化に伴い，中高年での発症が増加する傾向がある。高悪性度で進行が早く，早期の診断治療が必要である。

4 | 原因

原発性が大部分で，原因は不明である。まれに続発性として，放射線照射後の骨肉腫，骨パジェット（Paget）病，線維性骨異形性に伴う骨肉腫がある。

5 | 症状

数週間～ 1 か月程度の期間で増大する腫瘤で腫瘍が増大すると，骨破壊が進行し，痛みを伴うことが多い。

表 4-5　骨肉腫の分類

原発性	骨内発生	通常型骨肉腫	骨芽細胞型骨肉腫 軟骨芽細胞型骨肉腫 線維芽細胞型骨肉腫
		血管拡張型骨肉腫 小細胞骨肉腫 骨内高分化型骨肉腫（低悪性）	
	骨外発生	傍骨性骨肉腫（低悪性） 骨膜性骨肉腫（低悪性） 表在性高悪性度骨肉腫	
続発性		放射線照射後骨肉腫 骨パジェット病に伴う骨肉腫 線維性骨異形性に伴う骨肉腫	

　X線で骨破壊と骨形成像が混在し，不整な骨膜反応（玉ねぎ殻様陰影，コッドマン三角，櫛歯状スピクラ，太陽光線状スピクラ）がみられる（図4-99）。専門医であればX線検査のみで容易に診断が可能であり，発見したら速やかに専門施設に紹介することが重要である。

　確定診断には生検し，病理組織検査をする必要がある。生検時に腫瘍細胞が播種（はしゅ）することがあり，専門施設以外での生検は避けるべきである。

7 治療

　大部分の症例では，診断された時点の画像検査では検出不能な微少肺転移を生じており，化学療法による全身的治療が必要である。化学療法が行われるようになる前は骨肉腫患者の5年生存率は20％程度であったが，現在では70％程度まで大きく改善している。薬剤はドキソルビシン（アドリアマイシン），シスプラチン，イホスファミド，メトトレキサートを用いる。例外的に低悪性度骨肉腫は転移がまれであり，化学療法を必要としない。

　一般的な骨肉腫では，化学療法後に腫瘍広範（しゅよう）切除を行うが，多くの症例で患肢温存が可能である。四肢骨を切除した後の欠損は，金属製の人工関節に置換することが多い。切除範囲が不十分だと再発率が高く生命予後が不良となるので，専門施設において計画された手術が必要である。手術後にさらに化学療法を追加し，機能に応じたリハビリを行う。脊椎（せきつい）などで切除が困難な部位の場合は，手術せずに重粒子線治療を行うことがある。

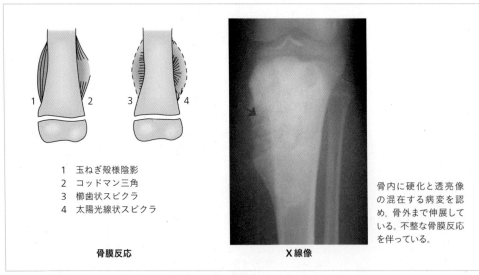

1　玉ねぎ殻様陰影
2　コッドマン三角
3　櫛歯状スピクラ
4　太陽光線状スピクラ

骨膜反応

骨内に硬化と透亮像の混在する病変を認め，骨外まで伸展している。不整な骨膜反応を伴っている。

X線像

図4-99　骨膜反応と，脛骨近位骨幹端骨肉腫のX線像

2. がんの骨転移

▶ 概念・定義　がんの骨転移とは，臓器に発生したがんが骨に転移したものである。

▶ 疫学　国内人口の高齢化に伴い，がん患者数は増加の一途をたどっている。国立がん研究センターがん統計によれば，2022（令和4）年は約100万人の罹患数が予測されている。骨はがん転移の好発臓器であり，がん症例の10〜20％で骨転移を生じ，年間10万〜20万例程度発生すると考えられ，骨肉腫に比べて圧倒的に症例数が多い。好発年齢は中高年で，部位は脊椎，骨盤，大腿骨に多く，手足の小さい骨には少ない。

　転移の原発巣は，肺がん，乳がん，前立腺がん，大腸がん，腎がん，肝がん，骨髄腫が多い。多くは溶骨性であるが，前立腺がんでは80％以上で造骨型である（図4-100）。乳がんや胃がんでも，時に造骨型の転移がみられる。

▶ 症状　初期では症状がないが，骨転移が増大すると骨破壊による疼痛，病的骨折，脊椎転移による脊髄の圧迫麻痺を生じる。

▶ 検査・診断　発症時にがんの既往がない場合，広義の原発不明がんとして原発の検索を行う。胸部X線，体幹（頸部，胸部，腹部，骨盤）造影CT，腫瘍マーカー検査で，60％程度の症例は原発診断可能である。それらの検査で診断困難な場合は，FDG-PET（fluoro deoxyglucose - positron emission tomography，ポジトロンエミッショントモグラフィ），上部・下部消化管内視鏡検査，骨転移からの生検を行う。

▶ 治療　近年の各種治療の進歩に伴い，がんは高血圧や糖尿病と同じように，病態をコントロールしながら長期に治療していく疾患となってきている。骨転移が発症してから5年以上生存可能な人も珍しくはなくなっている。保存療法が中心で，放射線治療，抗が

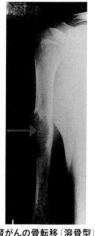
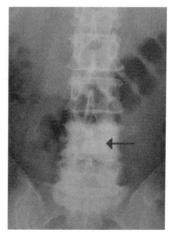

腎がんの骨転移（溶骨型）　　前立腺がんの骨転移（造骨型）

図4-100 転移性骨腫瘍

ん剤，分子標的薬，免疫療法，骨修飾薬*などを用いる。

　がんの骨転移が進行し，四肢骨の病的骨折をきたした症例や脊髄の圧迫で麻痺を生じた例など，日常生活動作が大きく障害され，かつ手術治療でその改善が一定期間以上見込める場合は，積極的な手術の適応となる。特に単発転移例や腎がん，甲状腺がんなどの比較的長期の予後が見込める症例では，骨転移の広範切除を行い，腫瘍用の人工関節置換をすることがある。

▌ 3. 軟骨肉腫

▶ **概念・定義**　軟骨肉腫（chondrosarcoma）は，軟骨を形成する悪性腫瘍である（図4-101）。原発性骨悪性腫瘍で，骨肉腫の次に頻度が高い。

▶ **疫学**　大腿骨や骨盤に多く，骨肉腫が若年に多いのと対照的に中年以降に多く，30〜50歳代が好発年齢である。時に骨軟骨腫や内軟骨腫からの悪性化で，2次性に発生することがある。

▶ **症状**　初期には痛みなどはないが，腫瘍が増大すると疼痛や腫脹を生じる。

▶ **治療**　悪性度が低いことが多く，通常は骨肉腫のような微少肺転移は伴わない。そのため，比較的まれな高悪性度の軟骨肉腫と，発見時に遠隔転移を有する症例を除いては，化学療法の適応はなく，腫瘍広範切除が中心となる。

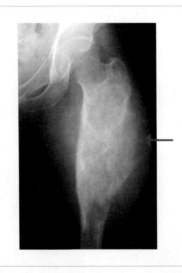

図4-101 軟骨肉腫

＊ 骨修飾薬：骨修飾薬は，がん骨転移における骨吸収を阻害する薬剤であり，ビスホスホネート，または抗ランクル抗体薬が用いられる。その作用機序は，骨を吸収する破骨細胞を抑制することによる。有害作用として，顎骨壊死がある。

4. ユーイング肉腫

▶ 概念・定義　ユーイング肉腫（Ewing sarcoma）は神経原性の高悪性度腫瘍で，ユーイング医師が報告したため，その名前が腫瘍の名称となっている。

▶ 好発　10歳代に好発し，骨肉腫より発症年齢がやや低い。部位は骨盤，大腿骨，上腕骨に好発し，長管骨の場合は骨幹部のことが多い。軟部組織に発生することもある。骨肉腫と同様に進行が早いため，速やかに診断し，専門施設に紹介することが重要である。

▶ 症状　数週間〜1か月程度の期間で増大する腫瘤で，腫瘍が増大すると骨破壊が進行し，痛みを伴うことが多い。

▶ 検査・診断　X線で骨破壊が目立たない状態で骨外に浸潤し，大きな骨外病変を形成することがあり，CT，MRIが診断上有用である。確定診断には，生検し，病理検査をする。腫瘍の融合遺伝子があり，病理診断に有用である。

▶ 治療　骨肉腫と同様で，大部分の症例で発見時に微少肺転移を生じており，化学療法による全身的治療が必要である。化学療法後に腫瘍広範切除を行う。手術後にさらに化学療法を行い，必要に応じて放射線治療を追加する。化学療法や放射線治療の感受性は骨肉腫より高いが，5年生存率は骨肉腫よりやや低い。

C 良性軟部腫瘍

1. 脂肪腫

▶ 概念・定義　脂肪腫（lipoma）は，脂肪を形成する良性軟部腫瘍である。良性軟部腫瘍のなかで最も頻度が高いと考えられている。

▶ 好発　からだのどの部位にでも発生するが，好発部位は背部，大腿，上腕である。多くは単発性であるが，まれに多発することがある。小児例は少ないが，30歳代から高齢者まで幅広い年代に発生する。

▶ 症状　緩徐に増大する柔らかい腫瘤で，痛みは伴わない。

▶ 検査・診断　MRI像が特徴的で，多くの場合，MRI所見より診断可能である。時に脂肪腫と類似した悪性腫瘍の高分化型脂肪肉腫（異型脂肪腫様腫瘍）が存在するため，腫瘤が大きなものでは両者の鑑別には注意を要する。

▶ 治療　脂肪腫と診断がつけば，部位や症状に応じた治療を行う。基本的に経過観察のみでよいが，機能的または美容的に問題となるものは手術を行う。再発率は低く，単純切除ないし辺縁切除でよい。

2. 血管腫

▶ 概念・定義　血管腫（hemangioma/haemangioma）は，血管を形成する良性軟部腫瘍で

ある。良性軟部腫瘍のなかで，頻度の高いものの一つである。

▶ 好発　からだのどの部位にでも発生するが，好発部位は大腿，下腿で，時に一肢全体にび漫性に血管腫が存在することがある。皮膚の血管腫は頻度も高く美容上問題となるが，皮膚科または形成外科で治療され，整形外科では扱わない。小児例が多いが，中高年を含む幅広い年代に発生する。

▶ 症状　緩除に増大する柔らかい腫瘤で，痛みを伴うことが多い。時に腫瘍近傍の関節に拘縮を生じることがある。

▶ 検査・診断　X線で腫瘍内に石灰化を伴うことがあるが，20％程度の頻度であり，診断上必ずしも有用ではない。MRI像が特徴的で，多くの場合MRI所見で診断可能である。

▶ 治療　血管腫と診断がつけば，部位や症状に応じた治療を行う。再発率が比較的高いため，手術は第1選択ではなく，まずは痛みに対して非ステロイド性抗炎症薬を用いた保存療法を行う。手術の適応は，痛みが強いものや機能的障害を生じたもので，再発率が高いことから，切除はメリット・デメリットをよく検討することが望ましい。

3. 神経鞘腫

▶ 概念・定義　神経鞘腫（neurinoma/neurilemoma/schwannoma）は，末梢神経を取り巻くシュワン細胞が腫瘍化した良性軟部腫瘍である。良性軟部腫瘍のなかで，頻度の高いものの一つである。

▶ 好発　からだのどの部位にでも発生するが，好発部位は大腿，下腿，上腕で，傍脊椎にも発生する。多くは単発性であるが，時に多発することがある。小児例は少ないが，若年成人から高齢者まで幅広い年代に発生する。

▶ 症状　緩除に増大する有痛性腫瘤で，腫瘍を軽く叩くと，腫瘍の発生した神経の末梢側に電気が走るようなビリビリ感が放散するティネル徴候が特徴である。

▶ 検査・診断　確定診断には病理組織検査が必要であるが，MRI所見と経過，理学所見で，ある程度診断が可能である。

▶ 治療　神経鞘腫と診断がつけば，部位や症状に応じた治療を行う。痛みやしびれなどの症状が軽度な症例は経過観察のみとする。腫瘍による神経圧迫で，常に強い痛みや不快なしびれ感を生じた症例や神経麻痺を生じた場合は，手術を行う。その場合，腫瘍の切除に伴う神経損傷を生じやすいため，神経線維を可及的に温存して腫瘍をくり抜くように切除する核出術を行う。

D　悪性軟部腫瘍

1. 未分化多形肉腫

▶ 概念・定義　未分化多形肉腫（undifferentiated pleomorphic sarcoma；UPS）は，分化度

が低く，腫瘍細胞が多形性をもち，起源不明で分類不能の高悪性度腫瘍である。軟部発生が多いが，骨に発生することもある。以前は悪性線維性組織球腫（malignant fibrous histiocytoma：MFH）とされていたが，疾患概念の変遷により疾患名が変更された。

▶ 好発　分類不能であるにもかかわらず，悪性軟部腫瘍のなかで最も頻度が多いものの一つである。大腿，下腿，上腕に好発する。若年発生は少なく，50〜70歳代に多い。

▶ 症状　無痛性の硬い腫瘤で，1〜数か月で増大することが多い。

▶ 検査・診断　MRI が診断に有用であるが，確定診断には病理組織検査が必要である。

▶ 治療　腫瘍広範切除術を行う。浸潤性が高いため，ほかの軟部肉腫に比べて大きく切除する。必要に応じて再発率を下げる目的で放射線治療を追加する。5cm 以上の大きさで深部発生のものは遠隔転移のリスクが高く，化学療法を行うことがあるが，その有効性については確立していない。

2. 脂肪肉腫

▶ 概念・定義　脂肪肉腫（liposarcoma）は，脂肪に分化する悪性軟部腫瘍である。4つの亜型（高分化型，粘液型，多形型，脱分化型）があり，悪性度も低悪性度から高悪性度まで幅がある。悪性軟部腫瘍のなかで最も頻度が高い。

▶ 好発　大腿，下腿，殿部，後腹膜に好発する。若年発生はまれで，30歳代以降，50〜70歳代に最も多い。

▶ 症状　無痛性の腫瘤で，柔らかいものから硬いものまである。増大する期間も，悪性度によって1か月程度から数年まで幅がある。

▶ 検査・診断　MRI（図4-102）が診断に有用であるが，確定診断には病理組織検査が必要である。亜型によっては腫瘍特有の融合遺伝子があり，病理診断に有用である。

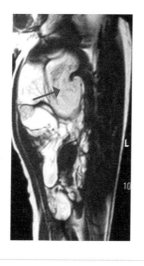

図4-102　脂肪肉腫

第1編

構造と機能

症状と病態生理

診察・検査・治療

4 疾患と診療

症状に対する看護

検査と治療に伴う看護

疾患をもつ患者の看護

事例による看護過程の展開

▶治療　腫瘍広範切除術を行う。必要に応じて放射線治療を追加する。化学療法を行うことがあるが，その有効性については確立していない。低悪性度の場合は，化学療法の必要はない。

XVI 代謝性骨疾患

1. 骨粗鬆症

概要	概念	●骨量（骨のカルシウム量）減少，骨質（骨微細構造）の劣化のために，骨がもろくなり骨折しやすくなった病態
	疫学	●国内：1280万人（男性300万人，女性980万人）程度（2015年）
	病態生理	●骨量と骨質のいずれかまたは両方が低下，劣化すると骨強度が下がり，骨粗鬆症となる
	原因	●原発性（特発性）：原因がはっきりしないもの ●続発性：内分泌疾患，栄養性，薬物性，不動性，先天性
症状		腰痛，骨盤骨折，圧迫骨折，脊椎の変形，低身長など
検査		●X線検査，DXA，MD，QUS，血液検査，尿検査
診断		①大腿骨近位部または椎体の脆弱性骨折がある ②①以外の脆弱性骨折があり，骨密度が若年成人平均値（YAM）の80％未満 ③骨脆弱性骨折を伴わないが骨密度が若年成人平均値の70％以下
主な治療		●理学療法，装具療法，薬物療法，適度な運動，日光浴，食事指導

1 | 概念・定義

　骨粗鬆症（osteoporosis）は，骨強度が低下したために，骨がもろくなり骨折しやすくなった病態である。

2 | 疫学

　人口の高齢化に伴い，骨粗鬆症患者数は増加しており，骨粗鬆症ガイドライン2015年によれば，国内で1280万人（男性300万人，女性980万人）程度と推計されている。

3 | 原因・分類

　原因のはっきりしない原発性（特発性）と，何らかの原因の特定できる続発性に分けられ，原発性が多い。続発性の主な原因としては，表4-6にあげたものがある。

4 | 病態生理

　骨強度は，骨量（骨のカルシウム量）と骨質（骨微細構造）の2つの要素で規定されている。

第
1
編

構造と機能

症状と病態生理

診察・検査・治療

4
疾患と診療

症状に対する看護

検査と治療に伴う看護

疾患をもつ患者の看護

事例による看護過程の展開

表4-6 続発性骨粗鬆症の主な原因

分類	原因
内分泌性	副甲状腺機能亢進症，甲状腺機能亢進症，クッシング症候群，性腺機能不全
栄養性	吸収不良症候群，胃切除後，神経性食欲不振症（拒食症），ビタミンAまたはビタミンD過剰，ビタミンC欠乏
薬物性	副腎皮質ステロイド薬，性ホルモン低下療法薬，選択的セロトニン再取り込み阻害薬，ワーファリン®，メトトレキサート，ヘパリン，抗痙攣薬など
不動性	廃用症候群，対麻痺，骨折後の臥床安静など
先天性	骨形成不全症，マルファン症候群など
そのほか	関節リウマチ，糖尿病，慢性腎臓病，肝疾患，アルコール依存症など

そのいずれか，または両方が低下，劣化すると骨強度が下がり，骨粗鬆症となる。骨には，古くなった骨を破骨細胞が吸収し，骨芽細胞が新しい骨を形成する新陳代謝のメカニズムが常に働いていて，骨吸収が骨形成を上回ると骨量が低下する。骨質低下は，皮質骨の菲薄化，海綿骨の骨梁幅の低下，骨梁数の減少，骨を形成する基質たんぱく質の劣化などにより生じる。

5 症状

骨脆弱性により腰痛を生じる。易骨折性により，外傷を伴わず骨盤（恥骨，坐骨，仙椎）骨折や脊椎の圧迫骨折を生じ，脊椎の変形，低身長を生じる。また，転倒などの比較的軽微な外傷で，大腿骨近位部や橈骨遠位部の骨折を生じる。

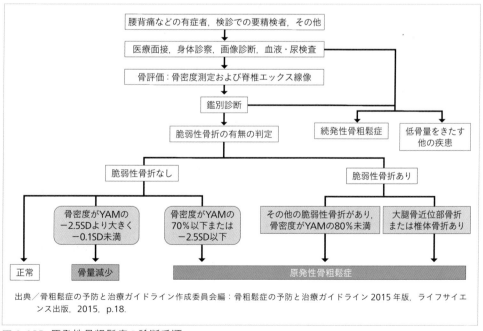

出典／骨粗鬆症の予防と治療ガイドライン作成委員会編：骨粗鬆症の予防と治療ガイドライン2015年版，ライフサイエンス出版，2015，p.18.

図4-103 原発性骨粗鬆症の診断手順

6 診断基準

　原発性骨粗鬆症の診断基準は，①大腿骨近位部または椎体の脆弱性骨折があること，②そのほかの脆弱性骨折があり，骨密度が若年成人平均値（YAM）の80%未満であること，③骨脆弱性骨折を伴わないが骨密度が若年成人平均値の70%以下であること，である（図4-103）。しかし，骨量の減少するほかの疾患があるため，鑑別が必要である。

7 検査

　脊椎，股関節X線により，椎体，大腿骨近位部骨折の有無を確認する（図4-104）。

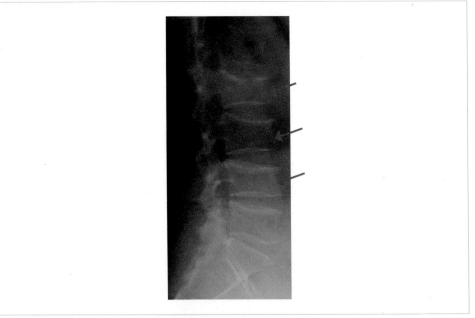

図4-104　骨粗鬆症（脊椎圧迫骨折のX線像）

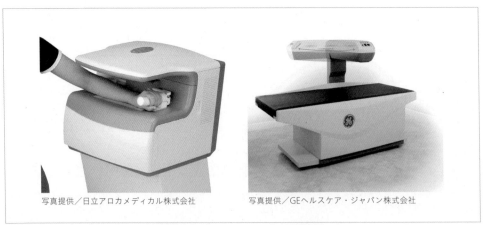

写真提供／日立アロカメディカル株式会社　　写真提供／GEヘルスケア・ジャパン株式会社

図4-105　DXA（二重エネルギーX線吸収法）による骨塩量測定装置

第
1
編

構造と機能

症状と病態生理

診察・検査・治療

疾患と診断

症状に対する看護

検査と治療に伴う看護

疾患をもつ患者の看護

事例による看護過程の展開

4

骨密度に関しては，二重エネルギー X 線吸収法 DXA（dual-energy X-ray absorptiometry）（図 4-105）を用いて，腰椎と大腿骨近位部の両者を測定することが望ましいが，そのほかの検査として，手の X 線写真を用いて骨密度を評価する MD（micro densitometry），踵骨などを超音波で評価する定量的超音波測定法（quantitative ultrasound；QUS）がある。

骨代謝を調べる検査は，骨吸収マーカーとして，血液検査で破骨細胞に特異的な酒石酸抵抗性酸ホスファターゼ 5b（TRACP-5b）のほか，骨基質たんぱくの分解産物である I 型コラーゲン架橋 N-テロペプチド（NTX）や I 型コラーゲン架橋 C-テロペプチド（CTX）がある。尿検査では NTX や CTX のほか，デオキシピリジノリン（DPD）がある。

骨形成マーカーとしての血液検査では，骨型アルカリフォスファターゼ（BAP）および I 型プロコラーゲン-N-プロペプチド（P1NP）がある。

8 | 治療

疼痛に対しては対症的に，アセトアミノフェンや非ステロイド性抗炎症薬の投薬，理学療法，装具療法などを行う。

骨粗鬆症自体への治療として，薬物療法では，カルシウム剤，女性ホルモン剤，ビタミン D 製剤，ビタミン K 製剤，カルシトニン薬，ビスホスホネート剤，抗ランクル（RANKL）抗体薬，副甲状腺ホルモン剤などを使用するが，最も有効性が高いものは，現時点ではビスホスホネート剤と抗ランクル抗体薬，副甲状腺ホルモン剤である。そのほか，適度な運動や日光浴（ビタミン D の活性化），食事指導などを行う。

脊椎の圧迫骨折はコルセットなどで保存的に治療することが多いが，大腿骨近位部骨折を生じると歩行不能となるため，手術治療が必要である。

▌ 2. くる病

▶ 概念・定義　くる病は，成長期の小児において，骨へのカルシウムやリンの沈着が阻害され，骨成長障害を生じたものである。

▶ 症状　低身長や O 脚，X 脚，脊椎彎曲，頭蓋癆（頭蓋骨の軟化），頭蓋大泉門解離，肋骨数珠（肋骨の骨軟骨結合部の拡大），漏斗胸，テタニーを生じる。

▶ 検査・診断　X 線像で骨陰影が薄く，乳幼児の頭蓋大泉門の閉鎖遅延，乳児から小児期における長管骨の骨端線の拡大，骨端の膨化が特徴である。血液検査では，血清カルシウム，リン，アルカリフォスファターゼ値に異常を認めることが多く，診断に有用である。

▶ 治療　薬物療法として活性型ビタミン D の投与が主体であるが，病態に応じてカルシウム剤，リン剤を併用する。

▌ 3. 骨軟化症

▶ 概念・定義　骨軟化症は，成人において骨へのカルシウムやリンの沈着が阻害されたも

ので，小児と異なりすでに骨成長は終了しているため，骨成長障害はきたさず，骨の軟化を生じる。

▶ 症状　骨の軟化により，身体各所の疼痛，骨変形，病的骨折，筋力低下を生じる。

▶ 治療　ビタミン D 製剤を使用する。原因疾患があれば，その治療を行う。

4. ビタミン D 依存性くる病

▶ 概念・定義　ビタミン D 依存性くる病は，ビタミン D の代謝や感受性の障害によって，ビタミン D の作用不足が生じて骨の強度が弱まる遺伝性の疾患である。

▶ 分類　25 水酸化ビタミン D-1α 水酸化酵素遺伝子異常の 1 型と，ビタミン D 受容体遺伝子異常の 2 型に分類される。

▶ 症状　くる病と同様の症状を生じる。

▶ 治療　ビタミン D 製剤を使用する。

5. ビタミン D 抵抗性くる病

▶ 概念・定義　ビタミン D 抵抗性くる病は，血中のリンの不足により，骨の強度が弱まる疾患である。ビタミン D 単独の投与によっては治癒しないため，ビタミン D 抵抗性とよばれる。リンを尿中に過剰に排出してしまう線維芽細胞増殖因子 23（fibroblast growth factor23：FGF23）の産生過剰によるものと，腎臓でのリン再吸収障害によるものがあり，低リン血症，石灰化障害を生じる。遺伝性のものは伴性優性遺伝であるが，腫瘍性など遺伝とは関係ない後天的なものもある。

▶ 症状　くる病と同様の症状を生じる。

▶ 治療　リン製剤とビタミン D 製剤を使用する。腫瘍性では腫瘍の切除を行う。

6. 副甲状腺機能亢進症

▶ 概念・定義　副甲状腺機能亢進症（上皮小体機能亢進症）は，副腎皮質ホルモンが過剰に分泌されることにより，骨吸収の亢進，骨塩量の低下，高カルシウム血症を生じる疾患である。副甲状腺の腺腫などの異常を原因とする原発性と，カルシウム代謝の障害を原因とする 2 次性がある。

▶ 症状　骨塩量が低下することにより，骨粗鬆症に類似した状態となり，身体各所の痛み，脊椎の変形，病的骨折を生じる。また，高カルシウム血症により，倦怠感，食欲低下，腎結石など身体各所の石灰化を生じる。

▶ 治療　原発性では，異常をきたした副甲状腺の切除を行う。2 次性では，原疾患の治療のほか，病態に応じてカルシウム剤，ビタミン D 製剤を用いる。

7. 骨パジェット病

▶ 概念・定義　骨パジェット（Paget）病は，一部の骨で代謝が異常に活発になり，骨が過

剰に形成されることで，骨変形や骨肥厚を起こす原因不明の慢性疾患である。皮膚がんの一種に同名のパジェット病があるが，まったく別の疾患である。中高年に好発する。2次性に骨肉腫を生じることがあり，欧米では比較的多いが，日本人では非常にまれである。

▶ 症状　骨の疼痛，変形，関節炎，神経圧迫による神経原性疼痛などで気がつかれることが多いが，無症状のこともある。頭蓋骨に生じるため，頭が大きくなってきた，帽子が合わなくなったとの訴えが比較的多い。

▶ 治療　骨粗鬆症に用いるビスホスホネート剤が有効である。

8. 腎性骨ジストロフィー

▶ 概念・定義　腎性骨ジストロフィー（renal osteodystrophy）は，長期的な腎機能障害とその治療としての透析に伴って生じる骨の障害を総称する病態で，2次性副甲状腺機能亢進症，骨軟化症，線維性骨炎，異所性石灰化などを含む病態である。**腎性骨異栄養症**ともいう。腎機能障害に伴って生じる，血清カルシウム，リンなどの電解質の異常，ビタミンDの活性化障害，副甲状腺ホルモンの分泌過剰，骨内へのアルミニウムの蓄積などによって生じる。

▶ 症状　骨痛，易骨折性，骨変形，関節痛，筋力低下などを生じる。

▶ 治療　リンの蓄積を防ぐために低たんぱく食とする。また，ビタミンD製剤を用いる。透析している症例で電解質異常がある場合は，透析液や透析膜を変更し異常を補正する。副甲状腺（上皮小体）機能亢進症で血中の副甲状腺ホルモンが非常に高値の症例では，副甲状腺の切除を行う。

XVII　自己免疫疾患

A　関節リウマチ

Digest

関節リウマチ

概要	概要	・多発性の関節炎を主体とする慢性炎症性自己免疫疾患
	初発部位	・手指関節，手関節，足趾関節，膝関節
	性別・好発年齢	・女性に多く，男性の約3〜4倍 ・20歳代と40歳代
	原因	・遺伝的要素 ・細菌やウイルスの感染の関与が報告されているが証明されてはいない ・喫煙や歯周病などの環境因子

症状	• 関節症状 • 初期：四肢の不定な痛みや腫脹，手指の朝のこわばりなど • 慢性期：疼痛や腫脹を伴う関節炎 • 重症例：関節変形や強直，手指の白鳥のくび［状］変形，ボタン穴変形，尺側偏位など • 関節外症状：全身疲労感，皮下結節（リウマトイド結節），肺線維症，発熱，貧血，骨粗鬆症など
検査	• 血液検査：赤沈↑，CRP↑など • X線検査：関節裂隙の狭小化，骨の萎縮，破壊，変形，関節強直など
診断	• 診断基準：アメリカリウマチ学会の診断基準（表4-7, 8参照） • 進行度分類：アメリカリウマチ学会の進行度分類（表4-9参照）
主な治療	• 薬物療法：非ステロイド性抗炎症薬（NSAIDs），疾患修飾性抗リウマチ薬（DMARDs），生物学的製剤，ステロイドなど • 手術療法：人工関節置換術，関節固定術

　関節リウマチ（rheumatoid arthritis：RA）とそれに類似した関節痛を主症状とする運動器疾患を，**リウマチ性疾患**と総称するが，実際には膠原病である関節リウマチや全身性エリテマトーデスのほかに，強直性脊椎炎やサルコイドーシス，皮膚疾患を合併する乾癬性関節炎など多数の疾患が含まれる。

　関節リウマチは自己免疫疾患と考えられているが，類縁疾患のなかには原因が不明であるものも多い。細菌など感染による関節炎は除外される。

1 | 概念

　関節リウマチは，多発性の関節炎を主体とする慢性炎症性自己免疫疾患である。障害部位は関節にとどまらず，全身性に臓器障害を併発することが多い。初期では関節内の滑膜の炎症として発症するが，進行とともに軟骨や骨を破壊し，やがては関節の変形や脱臼，種々の機能障害を起こす。

　女性に多く，男性の約3～4倍とされている。日本においては0.5%程度の有病率とされており，20歳代と40歳代に発症のピークがあるが，高齢発症も増えている。

2 | 原因

　関節リウマチは自己免疫疾患であり，種々の免疫異常が認められる。家族歴が発症のリスク要素となることや，特定のタイプのヒト白血球型抗原（HLA）を有する患者が多いことから，遺伝的要素が関与していると考えられている。一方，細菌やウイルスの感染が発症の契機となったり，環境因子も関与したりしており，複合的な要素により発症すると考えられている。

3 | 症状

　大部分は緩徐に始まるが，一部に発熱などの全身症状を伴って急激に発症する場合もある。初期には，全身疲労感，四肢の不定な痛みや腫脹，手指の朝のこわばり（morning stiffness），食欲低下，体重減少，微熱，貧血などがみられる。全身の関節に発症し得るが，手足の指の関節や手関節，足関節，膝関節，肘関節に多く，疼痛や腫脹を伴う関節炎が慢

第
1
編

構造と機能

症状と病態生理

診察・検査・治療

4

疾患と診療

症状に対する看護

検査と治療に伴う看護

疾患をもつ患者の看護

事例による看護過程の展開

性に進行し，重症例ではやがて関節変形や強直に至り，日常生活にも強い支障をきたすようになる。手指の白鳥のくび［状］変形やボタン穴変形，あるいは尺側偏位など，特徴的な変形を呈する（図4-106a）。関節外症状としては，皮下結節（リウマトイド結節），肺線維症，発熱，貧血，骨粗鬆症などがみられる。

関節リウマチに，血管炎由来の関節外症状が加わった疾患を，**悪性関節リウマチ**という。これは関節リウマチ患者の 0.6 ～ 1％にみられ，男女比は 1：2 である。

4 | 検査，診断

▶ 血液検査　血液検査で，赤沈亢進，CRP 上昇がみられ，70 ～ 90％以上でリウマチ因子が陽性となる。しかし，健常者でも 1 ～ 5％でリウマチ因子陽性となるため，リウマチ因子陽性が必ず関節リウマチというわけではない。各種免疫グロブリンも増加する。慢性的な炎症に伴い，軽～中等度の貧血がみられることが多い。関節リウマチに特異度が高い検査としては，抗環状シトルリン化ペプチド抗体（抗 CCP 抗体）があり，80％程度の特異度があるとされている。ほかの膠原病も含めた全般的なスクリーニング検査としては抗核抗体が有効で，リウマチの活動性を評価するために関節軟骨破壊をみるマトリックスメタロプロテアーゼ-3（MMP-3）が有効である。

▶ X 線検査　X 線で初期には関節裂隙の狭小化を認め，進行に伴い，骨の萎縮，破壊，変形，関節強直などがみられる（図4-106b）。X 線で所見のない時期でも，MRI やエコー（超音波検査）で微細な滑膜炎の所見が認められることがあり，早期診断に有用である。

▶ 診断　アメリカリウマチ学会・ヨーロッパリウマチ学会が 2010 年に発表した新しい基準があるが，現在でも臨床では 1987 年の診断基準が主に使われている（表4-7，8）。また，関節リウマチの進行度の分類として，I ～ IV の病期（stage）が用いられる（表

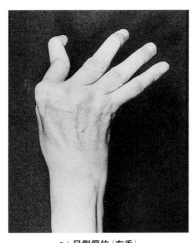 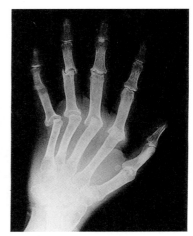

a：尺側偏位（右手）　　　b：変形，強直（左手）

図4-106 関節リウマチの手の変形

表4-7 関節リウマチの診断基準（アメリカリウマチ学会，1987）

1. 朝のこわばり	1時間以上 軟部組織の腫脹または関節水症。骨性突出だけのものは除く
2. 3関節領域以上の関節炎	
3. 手の関節炎	手関節，MCP関節，PIP関節のうち少なくとも1つ
4. 対称性の関節炎	左右の同じ関節領域における同時病変。ただしPIP，MCP，MTP関節では各関節領域が一致していればよく，各指趾まで一致しなくともよい
5. リウマチ結節	骨性隆起上または伸側，傍関節領域における皮下結節
6. 血清リウマチ因子	正常対照群が5%以下の陽性率を示す方法で異常値を示すこと
7. X線学的変化	手および手関節の前後像X線写真における典型的な変化。罹患関節のびらんまたは限局性の骨萎縮が認められる。関節症性変化のみではない

4項目以上，1～4は少なくとも6週間継続する必要がある。

表4-8 関節リウマチの分類基準（アメリカリウマチ学会，ヨーロッパリウマチ学会，2010年）

腫脹または圧痛関節数（0～5点）	
1個の中～大関節**	0
2～10個の中～大関節**	1
1～3個の小関節*	2
4～10個の小関節*	3
11関節以上（少なくとも1つは小関節*）	5

*：MCP，PIP，MTP2-5，1stIP，手首を含む
**：肩，肘，膝，股関節，足首を含む
***：DIP，1stCMC，1stMTPは除外

血清学的検査（0～3点）	
RFも抗CCP抗体も陰性	0
RFか抗CCP抗体のいずれかが低値の陽性	2
RFか抗CCP抗体のいずれかが高値の陽性	3

低値の陽性：基準値上限より大きく上限の3倍以内の値
高値の陽性：基準値の3倍より大きい値

滑膜炎の期間（0～1点）	
6週間未満	0
6週間以上	1

急性期反応（0～1点）	
CRPも赤沈も正常値	0
CRP，赤沈のいずれかが異常値	1

スコア6点以上ならばRAと分類される。

4-9）。

5 ┃ 治療

　炎症の沈静化，免疫異常の是正，関節機能の維持と変形防止，QOL（quality of life）の維持・向上などを目的とするが，長期にわたり治療が必要となることが多い。

▶ 保存療法　心身の安静，適度の運動，生活指導，食事療法などの基礎療法に加え，炎症に対する治療として**非ステロイド性抗炎症薬**（NSAIDs）や**ステロイド**，リウマチ自体をコ

第1編

構造と機能

症状と病態生理

診察・検査・治療

4 疾患と診療

症状に対する看護

検査と治療に伴う看護

患者の看護

事例による看護過程の展開

表4-9 関節リウマチの進行度による分類（アメリカリウマチ学会）

進行度 （stage）	X 線所見	筋萎縮	関節外の罹患 （結節）	関節変形	強直
I	破壊像なし 時に骨萎縮	なし	なし	なし	なし
II	骨萎縮 骨や軟骨の軽い破壊が時に存在	関節の付近	あってもよい	なし	なし
III	骨萎縮 骨や軟骨の破壊像	広範	あってもよい	亜脱臼，尺側偏位，過伸展	なし
IV	III＋骨性強直	広範	あってもよい	IIIと同じ	線維性または骨性強直

ントロールする薬剤として**疾患修飾性抗リウマチ薬**（Disease Modifying Anti-Rheumatic Drug；DMARDs）が用いられる。代表的な DMARDs は，免疫抑制剤でもあるメトトレキサート（リウマトレックス®）である。また，近年では，特定の分子を標的とした分子標的薬が関節リウマチの治療に用いられるようになっており，**生物学的製剤**と総称される。生物学的製剤（レミケード®，エンブレル® など）は関節リウマチに対して高い効果を発揮するが，免疫抑制作用が強く感染症を引き起こすことがあり，陳旧性結核など感染巣を有する患者では使用困難である。また，現在のところ生物学的製剤は高額であり，治療に対する経済的負担が大きいことが問題である。

▶ 手術療法　骨や関節の破壊が強く疼痛や可動域制限が強い場合には，人工関節置換術や関節固定術が行われる。また，滑膜の増生・浸潤による手指伸筋腱断裂に対しては，腱移植や腱移行が行われる。

B　重症筋無力症

▶ 病態　骨格筋の易疲労性と脱力，休息による回復を特徴とする病態である。眼瞼下垂，眼球運動障害と複視，構音・嚥下・咀嚼障害などが好発症状で，眼筋，咽頭筋，頸筋などの筋力低下がみられる。次いで症状が出やすい筋群は，四肢の近位筋と呼吸筋で，四肢の遠位筋は症状が出にくい。男女比1：2で，男性は50〜60歳に，女性は20〜30歳に発症にピークがある。テンシロン試験（抗コリンエステラーゼ薬の静注で症状改善の有無を確認），電気生理学的検査，血中アセチルコリンレセプター抗体などの検査で診断を行う。

▶ 原因　神経筋接合部で，アセチルコリンレセプターへの自己抗体が補体とともにアセチルコリンレセプターを障害する自己免疫疾患である。自己抗体産生との関係は不明だが，胸腺の異常が多い。アセチルコリンレセプター抗体陽性例の20〜30％に胸腺腫の合併があり，60〜70％に胸腺の過形成がみられる。

▶ 治療　抗コリンエステラーゼ薬，ステロイド療法，免疫抑制薬などの薬物療法や胸腺摘

出術などの外科的治療を行うことにより症状が軽快することが多い。

C リウマチ性多発筋痛症

▶ 概要　リウマチ性多発筋痛症は，高齢者に多く発症し，肩の痛み，上腕・大腿などの近位筋の痛み，朝のこわばり，微熱，倦怠感を伴う炎症性疾患である。

▶ 症状　筋痛があるにもかかわらず，CK などの筋肉由来の酵素の増加は認めない。また，リウマトイド因子 や抗核抗体などの免疫異常は，通常，陰性である。側頭動脈炎を合併する場合は，頭痛や側頭動脈の拡張および圧痛があり，まれに失明に至る例もあり，注意を要する。

▶ 治療　副腎皮質ステロイドの投与により症状が改善される。一般に予後は良いが，ステロイドの減量に伴い再燃することもある。

国家試験問題

<u>　1　</u>　Aさん（60 歳，男性）は，転倒して第 5 頸椎レベルの脊髄を損傷した。肩を上げることはできるが，上肢はわずかに指先を動かせる程度である。呼吸数 22/ 分，脈拍 86/ 分，血圧 100/70mmHg，経皮的動脈血酸素飽和度（SpO_2）97%であった。Aさんは「息がしづらい」と言っている。

Aさんの状態で適切なのはどれか。2 つ選べ。　　　　　　（105 回 AM86）

1. 低酸素血症がある。
2. 胸郭運動がみられる。
3. 無気肺を起こしやすい。
4. 腹式呼吸を行っている。
5. 閉塞性換気障害を起こしている。

▶ 答えは巻末

参考文献

・日本整形外科学会・日本病理学会編：整形外科・病理　悪性骨腫瘍取扱い規約，第 4 版，金原出版，2015.
・日本整形外科学会 骨・軟部腫瘍委員会編：整形外科・病理　悪性軟部腫瘍取扱い規約，第 3 版，金原出版，2002.
・日本骨粗鬆症学会 骨粗鬆症の予防と治療ガイドライン作成委員会編：骨粗鬆症の予防と治療ガイドライン 2015 年版，ライフサイエンス出版，2015.

第 **1** 章

主な症状に対する看護

この章では

● 疼痛のある患者，歩行が困難な患者の看護のポイントを理解する。
● ものを持てない状態にある患者の看護のポイントについて理解する。
● 拘縮のある患者と起座困難のある患者の看護のポイントについて
　理解する。
● 寝返りが打てない状態にある患者の看護について理解する。

A 疼痛

　運動器疾患では，骨痛，筋肉痛，関節痛，神経痛，関連痛のほかに手術の影響による疼痛が生じる。これらの原因を把握するためには，それぞれの疾患の特徴を踏まえて，形態機能異常や運動機能障害，神経障害などをアセスメントする必要がある。さらに，「立ち上がる」「持ち上げる」など日常生活での特定の動作時に関連して疼痛が生じることも多いため，患者の日常生活活動（activities of daily living：ADL）や社会生活への影響が大きい。

　そこで，適切な疼痛コントロールとともに，疼痛が患者のADLや社会生活へ及ぼす影響も考慮して不使用性シンドロームリスクや廃用症候群の予防を援助することが重要である。

1. 疼痛のある患者のアセスメント

1 疼痛の有無と程度の把握

　疼痛の客観的評価を行うためにスケールを用いる（第1編図2-2参照）。スケールには視覚的評価スケール（VAS），数値評価スケール（NRS），口頭式評価スケール（VRS），フェイススケール（FRS）などがある。対象に応じて，これらスケールを適切に使用し疼痛緩和を図る。この際，痛みの感じ方は個別性や時間的経過で変化があることを考慮しておく必要がある。

❶視覚的評価スケール（visual analogue scale：VAS）

　長さ10cmの線を引いた細長い紙などを患者に見せる。左端は「無痛」，右端は「これまで感じた最悪の痛み」と説明して，現在感じる痛みの程度を患者に鉛筆などで示してもらう。

❷数値評価スケール（numeric rating scale：NRS）

　痛みの強さを0から10までの11段階として，現在感じているペインスコアを口頭で伝える。NRSは，順序尺度の整数データである。

❸口頭式評価スケール（verbal rating scale：VRS）

　あらかじめ決めてある痛みの強さのスコアを口頭で伝える。4段階のスケールが用いられることが多い。

　0：痛みがない，1：少し痛い，2：かなり痛い，3：耐えられないほど痛い，など

❹表情評価スケール（フェイススケール）（faces raiting scale：FRS）

　Wong-Baker faces pain rating scaleが代表的であり，視覚的アナログスケールをイラスト化したものである。感じている痛みの強さを，痛みを表している顔の絵で選ぶ。

2 疼痛の部位，種類の把握

　疼痛の程度を客観的に把握するとともに，疼痛の発生部位（骨痛，筋肉痛，関節痛，神経痛，

関連痛）などの情報を得る。

　疼痛の種類として，脈打つようにズキンズキンする，うずく，ひりひりする，ビリビリする，ジーンと痛い，針で刺されたようにチクチク痛む，焼けつくように痛むなど様々なものがある。疼痛の原因の予測や経過の把握につながるため，患者の表現を正確に把握することが重要となる。

3　疼痛による身体的影響の把握

　疼痛による生体反応として，交感神経の活動（頻脈，呼吸数増加，血圧上昇，発汗，散瞳）が亢進する。患者が言葉で疼痛を表現できない（しない）場合でも，バイタルサインの測定やフィジカルアセスメントによりこれら生体反応を把握することで，疼痛の有無や程度を評価することが可能である。また，強い痛みが原因で，血管迷走神経反射が生じることがある。そのため自律神経のバランスがくずれ，血管が拡張し血圧低下，脈拍低下，意識消失などの症状を伴う。

4　疼痛の日常生活への影響の把握

　疼痛の原因となり得る動作，また疼痛により制限されている生活行動について把握する。握る，持ち上げる，立ち上がる，しゃがむなど，特定の生活動作に伴って疼痛が生じやすく，疼痛によってこれら動作が制限されることで活動性が大幅に制限されることにつながる。これらは疾患の回復を大きく妨げる原因となり，さらなるADL低下による生活上の困難の要因となり得る。

5　疼痛の心理的側面への影響の把握

　精神的ストレス，不安は心因性疼痛の原因となるため，患者の表情，言動などの観察と状況把握が必要である。さらに，疼痛そのものが精神的ストレスとなり，食欲低下や睡眠障害などを引き起こしやすい。

6　疼痛の社会的側面への影響の把握

　疼痛により活動性が制限されると，家庭生活や職業生活での役割を遂行することが困難となりやすい。患者の役割調整期間や代行するキーパーソン（家族，職場の同僚など）の有無を把握することも重要である。

7　疼痛についての患者・家族の現状認識の把握

　「疼痛は我慢するのがよい」「鎮痛薬は極力使用を控えたほうがよい」と考える患者・家族も少なくない。疼痛による生体・生活への影響を説明し，疼痛コントロールの必要性や有効性を患者・家族が正しく理解できるよう援助する必要がある。

2. 看護の視点

1 | 看護問題

- 疼痛による身体的・精神的苦痛が大きい
- 疼痛による体動制限から不使用性シンドロームリスク状態となる

2 | 看護目標

- 疼痛が軽減し，睡眠や食事など基本的な日常生活を送ることができる
- 廃用性症候群を予防できる

3. 看護の実際

1 | 疼痛の緩和

疼痛コントロールには鎮痛薬が最も有効であるため，医師の指示により適切に鎮痛薬を使用する。ただし薬剤の種類，量，使用頻度，その副作用などを考慮し，患者の観察を行うことが必要である。

2 | 体位変換，良肢位の保持

治療上で安静臥床を強いられる場合，同一体位の保持により，疾患による疼痛以外に腰背部痛などが出現することもある。患部の安静を保持するとともに体位変換の援助を行う。患部の疼痛を増強させないよう，さらに日常生活への制限を考慮して，患部を良肢位に保つ。

3 | 温熱療法，冷罨法の活用

筋肉痛や筋痙攣などの痛みには，入浴などによりからだを温めることが有効である。リラクゼーション効果もあり，精神的安寧へもつながる。

炎症性の疼痛の場合は，保冷剤などを使用して冷却する。冷罨法時は冷やし過ぎによる循環障害に注意する。

4 | 治療補助具の調整

牽引療法時の牽引の具合，副子やギプスの具合を調整する。過剰な牽引やギプスによる圧迫は，疼痛や神経障害を助長させる原因となるため留意して観察する。異常があるときは，直ちに医師へ報告する。

5 精神的安寧への援助

疼痛は個別性が大きく，表現の方法も多様であるため，患者の言動に対して傾聴的な態度で接する。疼痛の原因や緩和方法を十分に説明し，家族の面会時間の調整や患者の嗜好を積極的に取り入れ，気分転換を図る。

6 リハビリテーション：離床とベッド上でできる運動の実施

疼痛により体動が制限され，また疼痛が増強することを恐れて動こうとしないこともある。臥床状態が長くなると筋萎縮，関節拘縮，血栓塞栓症など廃用性症候群を発症するリスクが高くなるため，離床の重要性を説明し，離床を促すことが重要となる。離床が難しい場合は，関節可動域運動などベッド上でできる運動を指導し，実施できるよう支援する。

B 歩行困難

四肢や脊椎の変形，神経・筋の障害により歩行が困難な状況に陥ると，日常生活への影響は大きい。症状により杖や車椅子などの選択も必要となるため，安全な移動と生活のための援助が重要となる。さらに，移動手段が制限されることにより，活動範囲も狭くなり，社会的役割を遂行することも困難となり，患者の精神的苦痛も大きいことを考慮して援助することが必要である。

1. 歩行が困難な状態にある患者のアセスメント

1 歩行困難の原因と程度の把握

歩行困難の原因や程度により，治療や看護の方法が異なる。また，その症状により日常生活への影響も異なるため，それぞれを情報収集する。歩容を観察することで，関節や筋肉への負担の程度を把握する。また，連続した歩行が可能な距離や時間，転倒リスクの評価をすることも重要である。

2 歩行困難による身体的影響の把握

下肢の運動が制限され血液循環が停滞すると，循環障害や深部静脈血栓を形成しやすくなる。また，皮膚の同一部位の圧迫による褥瘡のリスクもあるため，日々の観察と予防のための援助が重要となる。さらに活動量の低下から運動不足となり便秘になりやすいため，活動量とともに水分摂取量，食事内容などを観察し，排泄リズムを把握する。

3 | 歩行の自助具，車椅子などの使用の有無の検討

　杖の使用が可能か否か，車椅子の使用を選択することが安全かなど，患者の症状から検討することが必要である。また，杖などの自助具を使用することに対する患者の思いを把握する。

4 | 歩行困難による生活への影響の把握

　成長発達段階，家庭内の役割，社会的役割などにより，生活への影響は異なる。どのような影響が生じる可能性があるか確認する。

5 | 歩行困難の心理的側面への影響の把握

　歩行が困難になると移動の距離が制限され，移動に時間を要するなど生活面での支障が大きい。また，杖や車椅子の使用など外観で他者からわかりやすい状況にあるため，精神的苦痛が生じやすい。

6 | 歩行困難の社会的側面への影響の把握

　歩行が困難な状況になると活動性が制限され，家庭生活や職業生活での役割を遂行することが困難となる。患者の役割調整期間や代行するキーパーソン（家族，職場の同僚など）の有無を把握することも重要である。

7 | 歩行困難についての患者・家族の現状認識の把握

　歩行が困難になると患者は自助具の使用とともに，家族の支援が必要となることが多い。患者自身の症状の受け止めの把握とともに，家族への思い，家族の認識など両者から情報収集する。

2. 看護の視点

1 | 看護問題

- 歩行困難に関連した転倒のリスク状態となる
- 活動量低下に関連した合併症（循環障害，深部静脈血栓）のリスク状態となる

2 | 看護目標

- 安全に（入院）生活を送ることができる
- 脱水予防や足関節の底背屈運動などの必要性を理解し実施できる

3. 看護の実際

1 | 環境の調整

　歩行困難は転倒の危険性が最も高いため，リスクを高める危険物を排除し，ベッドの高さや周囲を整える。また，スリッパなど脱げやすい履き物やすその長いズボンの着用は，転倒のリスクとなるため控えるよう患者・家族に説明する。

　在宅生活に向けて，トイレや洗面所には手すりを設置するなど，安全で患者が望む生活が送れるような生活環境を調整することが必要である。

2 | ADL の援助

　歩行距離の制限，活動範囲の縮小など生活への影響が大きいため，症状や程度に応じ，杖や車椅子の使用を選択する。

3 | 杖を使用した安全な歩行方法の指導

　患者の症状と歩行困難の程度に応じて，杖，松葉杖などの自助具の選定を医師に相談する。安定した姿勢と歩行を確保するため，杖・松葉杖の適切な長さを調整する（図 1-1）。松葉杖の長さが長過ぎると腋窩・橈骨神経麻痺を起こす危険があり，短過ぎると前傾姿勢となり歩行動作が不安定となりやすい。

　松葉杖の歩行方法には，2 点歩行，3 点歩行，4 点歩行，小振り歩行，大振り歩行など様々な歩行方法があるため，患者の症状や回復に合わせて方法を指導する（図 1-2）。

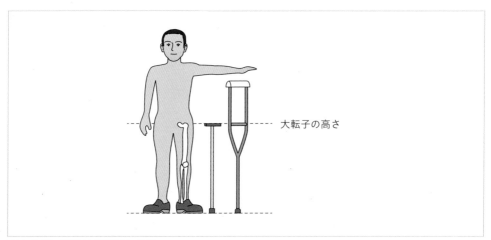

大転子の高さ

図 1-1　杖・松葉杖の適切な長さ

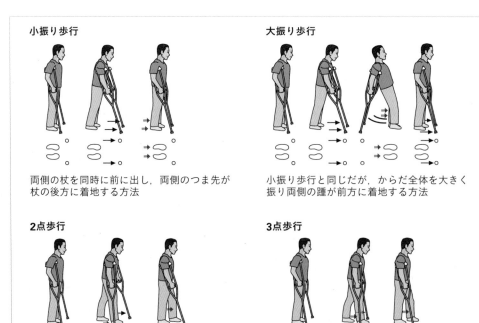

小振り歩行

両側の杖を同時に前に出し，両側のつま先が杖の後方に着地する方法

大振り歩行

小振り歩行と同じだが，からだ全体を大きく振り両側の踵が前方に着地する方法

2点歩行

杖とその反対側の下肢を同時に前に出し，進む方法

3点歩行

両側の杖と同時に患側下肢を浮かせたまま前に出し，からだを持ち上げながら健側下肢を前に運ぶ方法

4点歩行

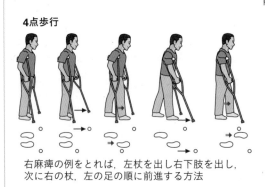

右麻痺の例をとれば，左杖を出し右下肢を出し，次に右の杖，左の足の順に前進する方法

図1-2　松葉杖の平地歩行

4 ｜ 運動不足による合併症の予防と改善

　循環障害や深部静脈血栓の形成の有無を観察する。皮膚の色，冷感，下肢の腫脹，緊満感，表在静脈の怒張，足関節背屈時の腓腹筋の痛み（ホーマンズ徴候）などに注意する。深部静脈血栓予防として，水分出納バランスに注意し，脱水予防と足関節の底背屈運動を自動的または他動的に行う。

　便秘予防として，活動量の増加，水分出納バランスの把握，腹部・腰部温罨法による温熱刺激を与えるなど，腸管の蠕動運動を促進させる援助を行う。

第2編

構造と機能

症状と病態生理

診察・検査・治療

疾患と診療

1 症状に対する看護

検査と治療に伴う看護

疾患をもつ患者の看護

事例による看護過程の展開

5 | 心理的安寧への援助

歩行困難から活動が制限されることで，いらいらしたり焦りを覚えたり，また無気力になることもあるので，患者の気持ちを傾聴し，共感的態度で接する。

6 | 社会的な関係維持の調整，支援

歩行困難により ADL が制限される状況は，社会的相互作用の維持を困難とさせやすいため，電話や面会ができるよう移動の介助や環境調整を行う。携帯電話やインターネットを使用できるようにするなど，家族・友人・仕事上の人間関係維持のための支援も考慮する必要がある。

C ものを持つことの困難

肩関節，肘関節，手・手関節運動の障害や筋力低下，筋の萎縮，脊髄神経の障害などが原因で，ものを持つ機能に障害が生じる。患者が自力でものを持つことができないと，食事，排泄などの日常生活が大幅に制限されることになり，患者のみならず患者を支える家族の精神的苦痛も大きくなりやすい。

1. ものを持てない状態にある患者のアセスメント

1 | ものを持てない原因と程度の把握

ものを持てない原因や程度により，治療や看護の方法が異なる。また，その症状により生活への影響も異なるため，それぞれを情報収集する。利き手に障害が生じた場合，その影響はさらに大きくなる。

2 | ものを持てないことによる生活への影響の把握

生活への影響の程度により，看護目標や援助方法が異なる。食事，排泄，更衣，清潔動作などの基本的な日常動作の困難さの程度に応じ，援助の方法を調整することが必要である。さらに，セルフケア能力を最大限に維持・向上できるように支援し，可能な限り自立できるように自助具の適用を検討する。

3 | ものを持てないことによる心理的側面への影響

身近な生活動作が困難となり，家族の支援が必要となることから，精神的に不安定になりやすい。リハビリテーションや自立への意欲にもつながるため，心理的側面にどのような影響を及ぼしているのかを把握する必要がある。

　ものを持てないことにより，家庭生活や職業生活での役割を遂行することが困難となる。患者の役割調整期間や代行するキーパーソン（家族，職場の同僚など）の有無を把握することも重要である。

2. 看護の視点

1 | 看護問題

- 食事，排泄^{はいせつ}などの日常生活上の困難が生じる

2 | 看護目標

- 自助具を適切に使用し，日常生活動作が自立できる

3. 看護の実際

1 | 日常生活活動の援助

　患者が自力で行うことができる ADL を評価し，ADL のセルフケア不足を補う援助方法を工夫する。

　患者・家族とともに目標を立て，意欲的にリハビリテーションに取り組めるように援助する。また，症状や程度に応じて，必要な自助具を検討し，取り入れる。

▶ **食事の例**　手指の変形時には，手の形に合わせて道具を変更する。また，肩や肘の可動域制限や疼痛^{とうつう}がある場合も，ものの位置を動かすことができず，食べ物を口まで運びにくくなる。テーブルや椅子^{いす}の高さを体格などに合わせて調節すると食事動作が安楽に実施可能となる。

▶ **排泄の例**　トイレットペーパーの把持や後始末が困難な場合は，温水洗浄便座（ウォシュレット®など）を利用する。

2 | 精神的安寧への援助

　ADL が障害されることで，精神的に不安定になりやすい。その気持ちに共感し，患者の話を傾聴する態度で接することが必要である。リハビリテーションの目標達成時には，喜びを共感し，意欲の向上を促す。

3 | 社会的な関係維持の調整，支援

　ものを持てないことで ADL が制限される状況は，社会的相互作用の維持が困難となりやすいため，電話や面会ができるよう移動の介助や環境調整を行う。食事・排泄など身近

な生活上の支援が必要となるが，これらは人によって異なるプライベートな行動であるため，患者自身がサポートを依頼しにくいことも多い。そのため家族やキーパーソンと連携を図り，患者が社会的関係を維持できるよう調整することが重要である。

D　拘縮

　拘縮とは，関節の外にある軟部組織（関節包や靱帯など）に生じた癒着が原因で，関節可動域が制限された状態である。このように関節運動が障害され，関節の拘縮や筋力低下が起こると，疼痛が生じたり，ADLが制限されたりして社会生活に及ぼす影響も大きい。適切な治療とともに，拘縮の予防，積極的なリハビリテーションによりその影響を最小限にすることが可能となる。

1. 拘縮のある患者のアセスメント

1　拘縮の有無と程度の把握

　正常な可動域（range of motion：ROM）の把握とともに，拘縮の部位，程度，種類（屈曲拘縮，伸展拘縮），疼痛の有無について観察し，情報収集する。

2　拘縮の身体的影響の把握

　拘縮によって血液循環が停滞すると，循環障害や深部静脈血栓を形成しやすくなる。皮膚の同一部位の圧迫による褥瘡のリスクもあるため，日々の観察と予防のための援助が重要となる。
　また，活動量の低下から運動不足となり，便秘になりやすい。活動量とともに，水分摂取量，食事内容など観察し，排泄リズムを把握する。

3　拘縮の生活への影響の把握

　拘縮によって制限されるADLと，患者が自力でできることを評価し，生活上のセルフケア不足を補い，回復過程に合わせて徐々に拡大できるように援助する。

4　拘縮の心理的側面への影響の把握

　身体的な異常状態や影響の把握とともに，拘縮が患者の心理的側面にどのような影響を及ぼしているのかを把握する必要がある。拘縮により外観の異常を伴うこともあるため，患者の苦痛も少なくない。患者が積極的にリハビリテーションに取り組めるよう患者の心理的苦痛をアセスメントすることが大切である。

5 | 拘縮の社会的側面への影響の把握

　拘縮によりADLが制限され，家庭生活や職業生活での役割を遂行することが困難となる。患者の役割調整期間や代行するキーパーソン（家族，職場の同僚など）の有無を把握することも重要である。

2. 看護の視点

1 | 看護問題

- 拘縮部位の疼痛により身体的・精神的苦痛がある
- 食事・排泄・更衣など日常生活上の困難が生じる
- 血液循環の停滞による循環障害や深部静脈血栓のリスク状態となる
- リハビリテーションの長期化に伴う意欲維持の困難が生じる

2 | 看護目標

- 可動域が広がり，痛みが軽減して介助などで生活の基本動作ができる
- 脱水予防や関節の底背屈運動などの必要性を理解し実施できる
- 早期からリハビリテーションに取り組み，リハビリテーションへの意欲が維持できる

3. 看護の実際

1 | 環境の調整

　拘縮による生活上の支障を最小限にするために，かつ安全に生活できるよう環境を調整することが必要である。身体症状に応じて，体圧分散寝具の選択などを行う。

2 | 適切な体位や肢位の保持

　関節の拘縮により関節運動はさらに障害される。生活への支障を最小限にするためにも，臥床中の良肢位を保持し，体位の調整を行う。必要に応じて，安楽枕などを使用する。

3 | リハビリテーションの実施

　拘縮の状態に合わせて，可能な範囲での自動運動や関節運動を行い，可動域を維持・強化し，筋力低下を予防する。さらに，医師や理学療法士，作業療法士と連携し，患者の症状，生活上のゴールに合わせて，適切なリハビリテーションの方法について検討することが大切である。

第2編

構造と機能

症状と病態生理

診察・検査・治療

疾患と診療

1 症状に対する看護

検査と治療に伴う看護

疾患をもつ患者の看護

事例による看護過程の展開

4　運動不足による合併症の予防と改善

　循環障害や深部静脈血栓の形成の有無を観察する。皮膚の色，冷感，下肢の腫脹，緊満感，表在静脈の怒張，足関節背屈時の腓腹筋の痛み（ホーマンズ徴候）などに注意する。深部静脈血栓予防として水分出納バランスに注意し，脱水予防と足関節の底背屈運動を自動的または他動的に行う。

　便秘予防として，活動量の増加，水分出納バランスの把握，腹部・腰部温罨法による温熱刺激を与えるなど，腸管の蠕動運動を促進させる援助を行う。

5　ADL の援助

　患者が自力で行うことができる ADL を評価し，ADL のセルフケア不足を補う援助方法を工夫する。そのため，患者・家族とともに目標を立て，意欲的にリハビリテーションに取り組めるように援助する。

　拘縮の部位や程度に応じて，必要な自助具を検討し，取り入れる（図1-3）。

6　精神的安寧への援助

　拘縮により ADL が障害されることで，精神的に不安定になりやすい。その気持ちに共感し，患者の話を傾聴する態度で接することが必要である。リハビリテーションの目標達成時には，喜びを共感し，意欲の向上を促す。

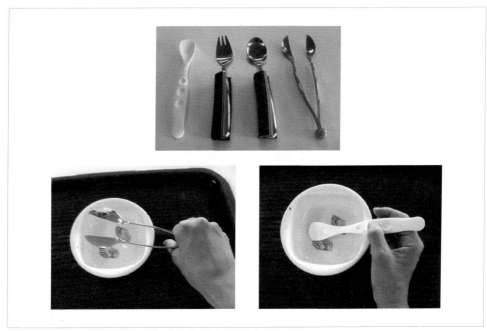

図1-3　食事用の自助具の一例（手指に拘縮がある場合に使用）

　拘縮によりADLが制限される状況は，社会的相互作用の維持を困難とさせやすいため，電話や面会ができるよう移動の介助や環境調整を行う。

　食事・排泄など身近な生活上の支援が必要であり，これら人によって異なるプライベートな行動は，患者自身がサポートを依頼しにくいことも多い。家族やキーパーソンと連携を図り，患者が社会的関係を維持できるよう調整することが最も重要である。

Ｅ　寝返り困難・起座困難

　運動器疾患その他の要因により寝返りが打てない状態を**寝返り困難**，座位がとれない状態を**起座困難**とよぶこととして，ここではその看護を示す。寝返り困難と起座困難を引き起こす要因はほぼ共通していると考えられるので，この点を最初にまとめて整理しておく。

▶ 寝返り困難・起座困難の要因による分類　寝返り困難・起座困難を引き起こす要因には，次のようなものが考えられる。

①運動器疾患による運動機能低下によるもので，治療やトレーニングにより回復が見込めるもの

　たとえば筋・骨格の外傷により，寝返りを打つ，または座位になるのに必要な運動機能が障害された場合などである。

　日常生活活動（ADL）の自立の程度に応じた日常生活の援助が必要になるが，このような状態に陥ったことによる精神的苦痛への援助が重要になる場合も多い。高齢者の場合に限らず，臥床状態が続けば結果として，廃用症候群による諸症状，褥瘡などの問題が生じるが，特に高齢者ではこれが悪循環を招き，深刻な結果を招きかねない。高齢者の寝たきり状態は，骨折などの運動器に関連した障害ばかりでなく脳卒中など様々な疾患をきっかけとして起こり得るが，極力これを避けるようにしなければならないことはいうまでもない。そのためにも治療中の早期からのリハビリテーション，治療後早期の離床が必要となる。

　疾患の治癒により，または失われた機能の代替手段を得ることにより，または訓練による筋力の回復により，寝返りができるようになれば，次は座位をとれるようにと，状態の段階的な改善を図る。

②治療上の必要により寝返り・起座などの運動が一時的に制限されたことによるもので，治療の終了により回復できるもの

　たとえば，運動器疾患の手術後にギプス固定や牽引などを受けている場合である。

　この場合，運動制限による精神的ストレス緩和のための対策が問題となる場合がある。また，治療による一時的な体動の制限であっても，その継続期間，年齢，体力に

よっては運動機能低下が生じるため，座位→立位→歩行へと状態改善は段階的に慎重に行う必要がある。

③運動機能が失われる疾患によるもので，回復の望めないもの

たとえば，重症筋無力症，筋萎縮性側索硬化症などの神経難病や，頸髄損傷，脊髄損傷などである。これらは運動にかかわる筋肉や神経の機能に障害をもたらし，機能回復のための手段は見いだされていない。いわゆる運動器疾患として扱われるものではないが，寝返り困難・起座困難という上記①，②と同じ症状が起こるため，比較対象として触れておく。すなわち，要因が異なるため，①，②では可能な限り運動機能を維持・回復することが目指す方向であるのに対して，③では失われた運動機能の代替手段の確保のうえに立った生活の再構築が重要となる。

ここでは，上にみた①と②の要因に基づくものを，寝返り困難・起座困難として扱うこととする。

以上のようにみると，寝返り困難と起座困難は，共通の要因に基づく運動機能障害の程度の違い，または回復の途上にある人の状態改善の段階の違いとみることができる。そのことを踏まえ，以下に寝返り困難の患者の看護，起座困難の患者の看護の順にみていくことにする。

1. 寝返りが打てない（寝返り困難）患者のアセスメント

私たちは，どこも動かさずじっと寝ている状態を長時間続けることを苦痛に感じ，睡眠中で意識のないときも，覚醒して意識のあるときも，臥床状態である限り自然に寝返りを打っている。寝返りを打つことには，からだの状態を適切に保つうえでの様々な意義がある。すなわち，循環機能をはじめとした生理機能の円滑な維持，筋力低下，骨粗鬆症などの廃用症候群の予防，同一部位圧迫による皮膚組織の損傷（褥瘡）の予防，安楽・快適さの増進，適切な刺激と気分転換である。

成長・発達の過程に寝返りを位置づけるとすれば，人間は寝返り・四つんばいの運動によって抗重力筋を発達させ，2足歩行するための姿勢を獲得していく。寝返りとは，からだを持ち上げる抗重力機構が発達し始めた最初の移動のための運動である。寝返りの動作は，顔を向きたいほうへ向け，向きたいほうと反対の上肢をからだの中心を越えて反対に伸ばすことができ，向きたいほうと反対の膝を曲げ，向きたいほうへ倒すことができると自然に殿部に続き腰部，肩・骨盤が回転し寝返ることができる。成長・発達のきわめて初期に獲得されたこの一連の動作が，何らかの要因により自力では困難になった状態が，寝返り困難である。

▶ **臥床状態が続くことの心身への影響**　寝返り困難とは，単に起き上がれない状態よりも重篤な状態であるが，いずれの場合も当然ながら，臥床状態が続くことによる以下に示すような影響を受ける。

①長時間同一体位で過ごすと，2～3日であっても筋力が弱まり，立位や歩行が不安定

になる。さらに長引けば，関節が拘縮や変形を起こし可動域を維持できなくなるとともに，筋力低下や筋萎縮を起こすことで運動機能が低下する。また，骨に荷重がかからないため，骨内のカルシウムが血中や尿中に排泄され，骨のカルシウム量が減少し，骨粗鬆症の原因になる。

②皮膚では，同一部位へ持続的な圧迫が加わることにより，組織への血行が障害されて壊死（褥瘡）が引き起こされる。

③胸郭の動きは体位の影響を受ける。一般に肺活量は立位で最も多く，次いで座位，腹臥位，仰臥位の順で減少する。仰臥位では横隔膜や内臓を十分に押し下げることができず，換気が不十分となる。また，気道分泌物が末梢気道を閉塞させ，無気肺や肺炎が起こりやすくなる。

④臥位では心臓とほかの臓器がほぼ同一平面上にあり，肝臓や腎臓への血流量は45度のファーラー位に比べても増加する。このように血液循環は良好に保たれるが，心肺の負担は増す。また，下肢の筋肉が衰え，深部の静脈では循環障害により深部静脈血栓が生じるリスクがあり，からだを起こしたときに致命的な肺梗塞を引き起こす可能性がある。

⑤消化器系についてみれば，仰臥位はむしろ気道確保に向いた状態であるといえ，僧帽筋が短縮している場合，気道が伸展されているため誤嚥が起こりやすい。そのうえに，体動が少ないため腸の蠕動運動が弱くなり，消化吸収機能も低下し，便秘が引き起こされる。床上での排便では腹圧がかけづらく，便秘は慢性化し，食欲不振につながる。栄養状態の悪化は，感染防御機能を低下させ，全身状態をさらに悪化させる。

このように長期臥床は身体の諸機能の低下をもたらすが，そればかりでなく，精神機能の低下にもつながり，表1-1のような廃用症候群を引き起こすリスクがある。そして，動けなくなる→廃用症候群の発生→さらなる日常生活活動（ADL）の低下→廃用症候群の増悪という悪循環に陥る。寝返りを打つことができない人の看護を考えるとき，まずその原因と程度の把握が必要となる。

表1-1　廃用症候群

局所性	全身性	精神・神経性
1. 関節拘縮	1. 心肺機能低下	1. 知的活動低下
2. 廃用性筋萎縮	①1回心拍出量減少	2. うつ傾向
①筋力低下	②頻脈	3. 自律神経不安定
②筋耐久性低下	③肺活量減少	4. 姿勢・運動調整機能低下
3. 廃用性骨萎縮	④最大換気量減少	
→高カルシウム尿	2. 起立性低血圧	
→尿路結石	3. 易疲労性	
4. 皮膚萎縮	4. 消化機能低下	
5. 褥瘡	①食欲不振	
6. 深部静脈血栓症	②便秘	
	5. 利尿・ナトリウム利尿	
	→血液量減少（脱水）	

第
2
編

構造と機能

症状と病態生理

診察・検査・治療

疾患と診療

1 症状に対する看護

検査と治療に伴う看護

疾患をもつ患者の看護

事例による看護過程の展開

1 | 寝返りが打てない原因と程度の把握

　寝返りを打つことができない原因となっているものは何か，その程度はどうか，どの程度回復可能なものか，どのような看護の介入により回復の促進ができるかなどをみる。

　寝返りが打てない原因に関しては，身体機能上の障害が骨・関節・筋肉・神経のどこにあるのかを把握する。そのためには寝返りを打つことができない原因となっている疾患ならびに牽引などの治療法の理解が必要である。また，先天性疾患や発達遅延が原因で寝返りを打つことができない状況もある。このように疾患の種類，程度，範囲，治療上の制限の有無を把握する。

　回復可能な寝返りを打つことができない状況のなかには，自力ではまったく寝返りを打つことができない段階，部分的に援助すればある程度は寝返りを打つことができる段階など，様々な段階があるため，その程度を把握する。

2 | 褥瘡の有無，程度の把握

　寝返りが打てない状態の患者に対しては，臥床状態となった直後から，褥瘡予防策を開始しなければならない。圧迫部位の発赤がないか，湿っていないか，摩擦，ずれはないか観察する。ブレーデンスケールを使用し，危険度のアセスメントを行う（表1-2。危険点は14点，採点頻度は急性期48時間ごと，慢性期2週間ごと）。

3 | 体位変換の危険性の把握

　寝返りが打てない状態にある患者に対しては体位変換が必要となる。しかし，血圧の調節機構の廃用性の低下（全身性の廃用症候群の症状の一つ）により，循環動態が不安定で，バイタルサインが安定していないため，体位変換により脳虚血の症状を引き起こす可能性がある（脳虚血の症状としては話しかけたときに反応が鈍くなる，顔面が蒼白になるなどがある）。頭蓋内圧や眼圧が高いときなどの全身状態が悪いときや激しい痛みがあるときは，体位変換によって病状の悪化が引き起こされるおそれがあるため，治療の進行に合わせた看護が必要となる。

　また，意識状態が低下している場合も，体位変換をすることは危険である（意識状態はジャパン・コーマ・スケール，グラスゴー・コーマ・スケールなどで評価する）。骨折やその治療のための固定など，疾患や治療の特殊事情から，体位変換ができない場合もある。

4 | 局所的な廃用症候群の有無と程度の把握

　臥床状態が続くことにより表1-1にみたような局所的な廃用症候群を生じるため，その有無と程度を把握する。筋力低下については観察によるほか，指標として徒手筋力テスト（manual muscle testing；MMT）を用いる。また，関節が拘縮していないか，関節可動域（ROM）の程度を把握する必要がある。

表1-2 ブレーデンスケール

患者氏名：		評価者氏名：		評価年月日：	
知覚の認知 圧迫による不快感に対して適切に反応できる能力	**1. 全く知覚なし** 痛みに対する反応（うめく，避ける，つかむなど）なし。この反応は，意識レベルの低下や鎮静による。あるいは，からだのおおよそ全体にわたり痛覚の障害がある	**2. 重度の障害あり** 痛みにのみ反応する。不快感を伝えるときには，うめくことや身の置き場なく動くことしかできないあるいは，知覚障害があり，からだの1/2以上にわたり痛みや不快感の感じ方が完全ではない	**3. 軽度の障害あり** 呼びかけに反応する。しかし，不快感や体位変換のニードを伝えることが，いつもできるとは限らないあるいは，いくぶん知覚障害があり，四肢の1，2本において痛みや不快感の感じ方が完全ではない部位がある	**4. 障害なし** 呼びかけに反応する。知覚欠損がなく，痛みや不快感を訴えることができる	
湿潤 皮膚が湿潤にさらされる程度	**1. 常に湿っている** 皮膚は汗や尿などのために，ほとんどいつも湿っている。患者を移動したり，体位変換するごとに湿気が認められる	**2. たいてい湿っている** 皮膚はいつもではないが，しばしば湿っている。各勤務時間中に少なくとも1回は寝衣寝具を交換しなければならない	**3. 時々湿っている** 皮膚は時々湿っている。定期的な交換以外に，1日1回程度，寝衣寝具を追加して交換する必要がある	**4. めったに湿っていない** 皮膚は通常乾燥している。定期的に寝衣寝具を交換すればよい	
活動性 行動の範囲	**1. 臥床** 寝たきりの状態である	**2. 座位可能** ほとんど，またはまったく歩けない。自力で体重を支えられなかったり，椅子や車椅子に座るときは，介助が必要であったりする	**3. 時々歩行可能** 介助の有無にかかわらず，日中時々歩くが，非常に短い距離に限られる。各勤務時間中にほとんどの時間を床上で過ごす	**4. 歩行可能** 起きている間は少なくとも1日2回は部屋の外を歩く。そして少なくとも2時間に1回は室内を歩く	
可動性 体位を変えたり整えたりできる能力	**1. 全く体動なし** 介助なしでは，体幹または四肢を少しも動かさない	**2. 非常に限られる** 時々体幹または四肢を少し動かす。しかし，しばしば自力で動かしたり，または有効な（圧迫を除去するような）体動はしない	**3. やや限られる** 少しの動きではあるが，しばしば自力で体幹または四肢を動かす	**4. 自由に体動する** 介助なしで頻回にかつ適切な（体位を変えるような）体動をする	
栄養状態 ふだんの食事摂取状況	**1. 不良** 決して全量摂取しない。めったに出された食事の1/3以上を食べない。たんぱく質・乳製品は1日2皿（カップ）分以下の摂取である。水分摂取が不足している。消化態栄養剤（半消化態，経腸栄養剤）の補充はする。あるいは，絶食であったり，透明な流動食（お茶，ジュースなど）なら摂取したりする。または，末梢点滴を5日間以上続けている	**2. やや不良** めったに全量摂取しない。普段は出された食事の約1/2しか食べない。たんぱく質・乳製品は1日3皿（カップ）分の摂取である。時々消化態栄養剤（半消化態，経腸栄養剤）を摂取することもある。あるいは，流動食や経管栄養を受けているが，その量は1日必要摂取量以下である	**3. 良好** たいていは1日3回以上食事をし，1食につき半分以上は食べる。たんぱく質・乳製品は1日4皿（カップ）分摂取する。時々食事を拒否することもあるが，勧めれば通常補食する。あるいは，栄養的におおよそ整った経管栄養や高カロリー輸液を受けている	**4. 非常に良好** 毎食おおよそ食べる。通常はたんぱく質・乳製品は1日4皿（カップ）分以上摂取する。時々間食（おやつ）を食べる。補食する必要はない	
摩擦とずれ	**1. 問題あり** 移動のためには，中等度から最大限の介助を要する。シーツでこすれずからだを動かすことは不可能である。しばしば床上や椅子の上でずり落ち，全面介助で何度も元の位置に戻すことが必要となる。痙攣，拘縮，振戦は持続的に摩擦を引き起こす	**2. 潜在的に問題あり** 弱々しく動く。または最小限の介助が必要である。移動時皮膚は，ある程度シーツや椅子，抑制帯，補助具などにこすれている可能性がある。たいがいの場合は，椅子や床上で比較的良い体位を保つことができる	**3. 問題なし** 自力で椅子や床上を動き，移動中十分にからだを支える筋力を備えている。いつでも，椅子や床上で良い体位を保つことができる		
				Total	

*Copyright：Braden and Bergstrom. 1988.
　訳：真田弘美（金沢大学医学部保健学科），大岡みち子（North West Community Hospital.IL. U.S.A）
出典／北川敦子，真田弘美：褥瘡ケア最前線，訪問看護と介護，7（8）：620, 2002.

臥床状態が続くことによって起こる関節拘縮で，運動機能に大きな影響を及ぼすものに尖足がある。これは，足関節が足底へ屈曲した位置に拘縮したもので（第1編図 2-13 参照），この状態では立つことや歩くことができない。一度尖足になると治すことは非常に難しい。

2. 看護の視点

1 看護問題

- 同一体位による褥瘡のリスクがある
- 血圧調整機能低下による起立性低血圧など転倒の危険性がある
- 肺炎・誤嚥のリスクがある
- 尿路感染のリスクがある
- 便秘が引き起こされる
- ADL が低下している
- 精神的苦痛や不安がある

2 看護目標

- 褥瘡のリスクを把握し，予防することができる
- 循環機能異常を早期発見することができる
- 深呼吸や痰の自己喀出をすることができる
- 自立して排尿ができ，陰部を清潔に保つことができる
- 3 日に 1 度程度排便がある
- 精神的苦痛や不安が緩和される

3. 看護の実際

1 日常生活の援助

寝返りが打てないほどの重度の運動機能障害のある患者にとって，食事や排泄などすべての生活の場はベッドの上であり，多くの日常生活の援助の必要がある。

▶ 病床環境の温度・湿度の調節，清潔の保持　日常生活の援助をとおして患者の状態を清潔に保つことは，感染や褥瘡を予防することにもつながる。自力で体位変換ができないとからだがリネン類と密着している状態が続き，換気が行われにくい。そのため，不感蒸泄や排泄物，発汗，分泌物によって病床内の湿度が上がり細菌の増殖しやすい環境となる。患者の感染や褥瘡の予防のためにも，病床内の換気をし，粘着ロールテープなどでリネン類のほこりや皮膚の落屑を除去しながら温度，湿度を調節する。

▶ 失禁対策，陰部の清潔保持，スキンケア　失禁対策を行い，尿・便に触れることによる

皮膚のトラブルを避けることも褥瘡予防につながる。また，おむつを使用する場合は適宜交換を行う。皮膚組織の耐久性を高めるうえでスキンケアも重要である。

▶ 栄養状態の向上　皮膚組織の栄養状態を高めるため食事内容を調整する（在宅患者については，それらを患者・家族に指導する）。これも褥瘡予防である。

▶ 誤嚥の予防　臥床状態での食事では誤嚥が起こりやすい。誤嚥を回避するため，もし可能なら，ベッドを30〜60度の仰臥位（ファーラー位）にしたうえに，頭部に枕を入れ頸部を少し前屈させる頸部前屈位（neck anteflexion position, 誤嚥防止姿勢）をとる。誤嚥予防手段として食事に「とろみ食」を加える方法もある。

▶ 清拭，整容の援助　自力で清潔保持や整容ができない患者に対して，清拭や整容の援助は重要である。

2 ｜ 褥瘡の予防

寝返りが打てない状態にある患者に対しては，褥瘡の予防策を直ちに検討し，実施しなければならない。予防策としては，可能な方法で，同一部位への体圧の集中を避け分散させる。治療上，体位変換が許されるなら，2時間おきに体位変換を行う。それは，70〜100mmHgの圧力が2時間皮膚に加わると，血流が阻害され組織の損傷の徴候が現れると報告されているからである。しかし，体圧分散寝具などの除圧用具の使用や全身状態によっては，2時間ごとの体位変換が有効とは限らない。全身状態のアセスメントを行い，褥瘡好発部位の体圧を測定し，状況により体位変換の頻度を変えるべきである。状況によっては，もっと短時間で必要になる場合がある。エアマットや除圧マットなどを使用することがより適切である場合もある。

摩擦やずれの起こりにくい病床環境となるよう配慮するとともに，患者の状態に応じて摩擦やずれの発生を防ぐことを心がける。

3 ｜ 循環機能の状態の観察

臥床状態が一定期間続くことにより血圧調節機能が低下し，起き上がったときに起立性低血圧を起こし，めまい（眩暈）やふらつきによる転倒の危険性があることはすでに述べたとおりであるが，このようなリスクは通常のバイタルサインの測定では把握できない。体位変換やベッドのギャッチアップの際に異常がないか患者の状態を観察する。

4 ｜ 深部静脈血栓の有無の観察

下肢全体の腫脹，緊満感，鈍痛，表在静脈の怒張，皮膚の色調変化（紫色，赤色），足関節背屈時の腓腹筋部の痛み（Homans徴候）などを観察する。

5 ｜ 呼吸機能の状態の観察

臥床状態が続く場合，すでに述べたように十分な換気ができず，また気道分泌物の排出

第2編

構造と機能

症状と病態生理

治療　診察・検査・

疾患と診療

1 症状に対する看護

検査と治療に伴う看護

疾患をもつ患者の看護

事例による看護過程の展開

も不十分となりやすく，無気肺を起こす可能性がある。呼吸の回数，リズム，呼吸音，酸素飽和度などを観察し，異常の有無を把握する。

6 ┃ 感染徴候の観察

ベッドをギャッチアップし頸部前屈するなど安全な嚥下のための姿勢がとれない場合，誤嚥やそれによる肺炎を起こすおそれがある。また，女性が仰臥位で排尿する場合，尿道口が上向きに位置するうえ，ベッド上では腹圧をかけにくい。そのため残尿があり尿路感染を起こしやすくなる。

食事の際にむせなどの反応はないか，排尿時痛はないか，尿の混濁はないか，そのほか，悪寒・発熱など感染を示す徴候はないか観察する。必要であれば血液データ（白血球数，CRP ほか）なども参考にする。

7 ┃ 消化機能の低下症状の観察

すでに述べたように便秘，消化機能の低下，栄養摂取量の低下は臥床状態が続くことによって起こりがちな症状である。食事摂取量，食欲の有無を把握する。また，血液検査からも栄養状態を把握する。

8 ┃ 排泄が適切にできているかの観察

臥位で排便する場合，腹圧をかけにくい。また直腸肛門角がほぼ直角となり，臥位では解剖学的にも排便しにくいため，便秘を引き起こす。排尿・排便回数などを観察する。

9 ┃ ADL の自立度の把握

寝返りを打つことができないほどの重度の運動機能障害は，ほぼすべての ADL ができないことを意味する。食事動作，整容，入浴，洗髪，排泄，衣服の着脱などの自立度を評価する。

10 ┃ 精神状態への影響の有無と程度の把握

寝返りも困難な状態を経験することは，人間にとって非常にストレスがかかっている状態であると考えられる。また，抑うつ状態となる危険もある。ストレスや抑うつを表出できる状態にあるかどうかを観察する。

また，寝返り困難が長期化し臥床状態のまま刺激もなく生活することは，精神活動を低下させる。依存性が高まっていないか，意欲や主体性の低下はないか観察する。

11 ┃ 廃用症候群の予防

廃用症候群などの機能低下を引き起こさない看護が重要になる。治療上必要とされた安静の後は，廃用症候群の予防と回復を図る。

臥位のまま「寝たきり」の状態にせず，動かせるところは積極的に動かすよう働きかけ，動かせない部分は，早期より他動的に動かすことが重要である。他動的に動かす際は，身体的負荷（エネルギー消費）をできる限り少なくし，患者に負担をかけないよう留意することが必要である。

医師，看護師，理学療法士，作業療法士など多職種が連携を図り，チームでリハビリテーションアプローチを行う。看護職は 24 時間，毎日の生活動作のなかでリハビリテーションを提供できる存在であるため，廃用症候群の予防に果たす役割は大きい。

❶ 筋力低下，関節拘縮，骨粗鬆症の予防

筋力低下，関節拘縮，骨粗鬆症の予防策としては，可動域（ROM）の他動運動，自動運動，筋力強化訓練に努めることがあげられる。また，足底板や装具（図1-4）など使用し足関節を 90 度にし，良肢位*を保ち，尖足を予防する。ROM の他動運動，自動運動や筋力強化訓練，清拭などの援助は日中に行い，睡眠パターンが昼夜逆転しないよう活動と休息のリズムをつくる。少なくなりがちな精神面への刺激を与える意味でも，援助の際に声をかけコミュニケーションを図ることは重要である。

❷ 同一体位による圧迫性神経疾患の予防

膝窩部で腓骨神経が圧迫されて腓骨神経麻痺が起こると，下垂足となり，足の背屈の減弱や感覚欠損が生じることがある。これを防ぐため，下肢が外転し，腓骨神経の圧迫が起こらないよう，臥床時の体位に注意を払う。

❸ 無気肺，肺炎の予防

肺炎の危険性は誤嚥によってのみでなく，気道分泌物の排出困難によっても高まる。また，気道分泌物の貯留は肺胞換気の悪化を引き起こし，無気肺となるおそれも生じる。そのため，痰を喀出しやすいように深呼吸と咳払いを組み合わせた有効な咳の指導を行い，

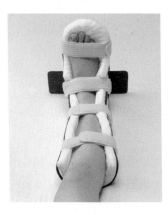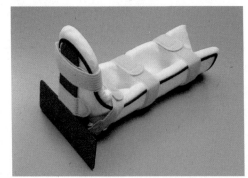

写真提供／アルケア株式会社

図1-4 尖足予防のための装具

＊ 良肢位：機能肢位ともいう。仮に関節が拘縮した場合でも，日常生活を送るうえで最も機能的で不自由の少ない肢位をいう。ただし，関節の拘縮を前提とした看護を行う前に，関節の拘縮を避けることを考えるべきである。

排痰に努め，必要な場合は，体位ドレナージを行う。また，歯みがきやうがいをし，口腔内を清潔に保ち誤嚥性肺炎予防に努める。

12 | 患者の苦痛や不安を緩和するための援助

寝返りが打てないような重度の運動機能障害に突然陥ることは，個々人が出来事に対してもっている通常の対処能力では処理することができない混乱した状態，すなわち危機状態に直面することに等しい。そのため患者の表情や言動から，精神的苦痛を理解し，これを表出できるような環境を整え，コミュニケーションを図る必要がある。また，自力で寝返りを打つことができない状況からくる身体的苦痛についても，既述の廃用症候群の予防で示した援助を行い，少しでも安全・安楽に過ごせるように援助することが精神的苦痛の緩和にもつながる。

フィンクの危機モデルでは，危機状態が衝撃，防御退行，承認，適応の4段階で説明されており，看護介入は，マズローのニード理論に基づいて，フィンクの危機モデルの最初の3段階（衝撃，防御退行，承認）は，安全のニードが充足される方向で，最後の適応の段階は成長のニードが充足される方向で支援を行うのがよいとされている。

4. 座位がとれない (起座困難の) 患者のアセスメント

寝返りが打てないほどではないが，座位がとれる状態でもない起座困難の患者の看護をここで考えてみよう。起座が可能であるかどうか（すなわち座位がとれるかどうか）は，その人が寝たままの生活になるのか，あるいはADLの拡大に進むことができるかの重要なポイントである。

座位を保持するだけでも，姿勢を調整する筋肉の活動が脳幹網様体を刺激し，覚醒水準を上げ，脳への刺激も活発になるといわれ，身体面・精神面に及ぼす影響は大きい。全身状態が安定したら，1日でも早く座位がとれるようになるための訓練を開始することの意義は大きい。

1 | 起座困難の原因と程度の把握

起座困難の原因に関しては，身体機能上の障害が骨・関節・筋肉・神経のどこにあるのかを把握することが重要である。そのためには座位がとれない原因となっている疾患，およびその治療についての理解が必要である。また，先天性疾患や発達遅延が原因で座位がとれない状況もある。このように疾患の種類，程度，範囲，治療上の制限の有無をまず把握する必要がある。

起座困難のなかには，自力ではまったく座位が保持できない段階，他動的に座位をとらせれば不安定ながらある程度は座位保持ができる段階，仰臥位から座位への自力での変換が困難ではあるが不可能ではない段階など，様々な段階がある。このような起座困難の程度を把握することも重要である。

第2編

構造と機能

症状と病態生理

診察・検査・治療

疾患と診療

1 症状に対する看護

検査と治療に伴う看護

疾患をもつ患者の看護

事例による看護過程の展開

2 | 全身性の廃用症候群の有無と程度の把握

　座位がとれず臥床状態が続くことによる全身への影響は，先に述べたとおりであるが，座位をとることを目指す段階の患者において特に注意しなければならないのは，起立性低血圧の問題である。

　人間にはもともと臥位から座位，座位から立位と体位を変えるのに応じて，即座に必要な血液量をからだに供給する循環調節機能が備わっている。臥床状態が続くことによってこの機能の低下（いわゆる起立不耐性）が生じる。このため，寝たきりの人が急に座位をとると，血圧の低下（起立性低血圧），心拍数の増加，倦怠感，めまい（眩暈）が起こり，時には失神発作が起こることもある。

3 | 座位をとることの危険性の把握

　循環動態が不安定である場合，頭蓋内圧が亢進している場合などは臥位にて安静を保持する必要性が高く，座位をとることは危険である。

　また，意識状態が低下している場合も，転倒・転落の危険があるため，座位をとることは危険である（意識状態はジャパン・コーマ・スケール，グラスゴー・コーマ・スケールなどで評価する）。

4 | 局所的な廃用症候群の有無と程度の把握

　臥床状態が続くことによる筋力低下を徒手筋力テスト（MMT）などにより把握する。また，関節拘縮の有無や関節可動域（ROM）の程度を把握する。

5 | ADLの自立度への影響の把握

　座位がとれないことは，ADLの低下をもたらす。食事動作，整容，入浴，洗髪，排泄，衣服の着脱が自力で可能であるかを評価する。

6 | 精神状態（意欲）への影響の把握

　座位がとれず臥床状態をとらざるを得ないことは，患者にとって苦痛であり強いストレスがかかる。また，それが長期化し臥床状態のまま刺激もなく生活することは，精神活動を低下させる。

5. 看護の視点

1 | 看護問題

　寝返りの打てない患者の「2．看護の視点」を参照。

第
2
編

構造と機能

症状と病態生理

診察・検査・治療

疾患と診療

1
看護
症状に対する看護

検査と治療に伴う看護

疾患をもつ患者の看護

事例による看護過程の展開

2 ｜ 看護目標

寝返りの打てない患者の「2．看護の視点」を参照。

6. 看護の実際

1 ｜ 座位保持能力の改善，低下防止

座位がとれず臥床状態となっている患者が，運動機能を回復していくためには，その第一歩として，座位を保持できるようにすることが大切である。そのために，最初はギャッチベッドによりギャッチアップの角度を少しずつ大きくして，臥床状態に慣れた心肺機能その他を，起こした状態に耐えられるようにしていく。上体の起こした姿勢が安定しない場合は，状況に応じ，枕などで支える。背もたれに寄りかかった座位が可能になったら，背もたれのない座位に進む（その後，立位へと進む）。これらは患者の全身状態をよく観察しながら，またベッド柵により転落を防止するなどして，慎重に進めていく必要がある。

こうした座位保持能力の改善がはかばかしく進まない場合も，現在もっている身体機能の低下を予防することは，最低限，目標とすべきところといえる。それは廃用症候群の予防につながる。なお，廃用症候群の予防のための看護の視点については，すでに述べたので，ここでは繰り返さない。

❶心理的側面・意欲への援助

こうした訓練は少しずつ慎重に行う必要があり，その間，患者にはストレス，意欲低下など心理的問題も起こりやすい。必要な食事や排泄，清拭などの援助を行うなかで，コミュニケーションに努め，気持ちを前向きにもてるよう働きかける。

❷安静臥床後の危険防止のための注意点

安静臥床により身体機能全般の低下した患者では，危険防止のため特に注意すべき点がある。それは起立不耐性による事故の予防である。臥床状態が続いた後，臥位から座位，座位から立位といった急な体位の変換をすると，心拍出量低下や血圧低下（起立性低血圧）が起こり，転倒・転落の危険性がある。転倒・転落は看護師が目を離したときに起こる。骨折などの怪我につながりやすいだけでなく，生命にかかわることもある。

2 ｜ 座位での日常生活の促進

自力で座位を保持する能力，自力で座位になる能力の改善を図る訓練の過程で，他動的に座位をとれるよう援助する必要がある。また，座位の保持能力の改善が望めない患者においても，座位での生活を送れるように図ることは重要なことである。

座位で生活を送ることは，臥位で生活を送るよりも，はるかに人間の生理にかなっている。臥位よりも座位でのほうが食事，排便，排尿がより安全・安楽に行えるようになる。また，座位になることは，天井だけでなく，様々な風景が視野に入り，気分転換が図れる

だけでなく，脳が刺激され，精神活動が活発になる。そのような面からも，座位をとる意義は大きい。

他動的な座位保持の方法としては，電動ベッドのような機械による方法と，人の手による方法がある。座位保持ができれば，ADL についても，自力でできること，援助が必要なことを見きわめ，その拡大が図れるよう援助を行う。

ただし，運動器疾患では，治療上，体位が制限されている場合があり，治療上の制限を考慮し，座位を保持する援助を慎重に行う必要がある。また，転倒・転落などの事故が起こらないよう，安定した座位を保てているか観察し，常に安定した座位が保持できるよう援助を行う必要がある。また，座位が安定したら，立位の保持や歩行へと移行できるよう，トレーニングを継続していくことが重要である。

> **演習課題**
>
> **1** 疼痛の看護に必要な情報とアセスメントの視点，および必要な看護について整理してみよう。
> **2** ものを持てない状態にある患者のアセスメントの視点と，看護における注意点をまとめてみよう。
> **3** 拘縮のある患者の看護のポイントについてまとめてみよう。
> **4** 寝返り・起座困難の状態にある患者の看護の方法について説明してみよう。

第 **2** 章

主な検査と治療に伴う看護

この章では

- 運動器の様々な検査を行う際の看護のポイントを理解する。
- ギプス固定や牽引療法などの保存的治療を受ける患者の看護について理解する。
- 薬物療法を受ける患者の看護と副作用への対処法を理解する。
- 手術療法およびその後のリハビリテーションを受ける患者の看護について理解する。

Ⅰ 診察時の看護

医師の診察は，外来や病棟を主として様々な場所で行われる。運動器に症状や障害を生じた場合，痛みやしびれのように患者に聞くこと（問診）でしかわからない症状もあれば，歩行障害や関節の拘縮・変形のように目で見ること（視診），または手で触れること（触診・打診）により観察できる症状もある。医師にとって診察は，患者を診断し治療を行う過程において，患者の症状や障害を把握し，その原因を推測し的確な診断と治療につなげるための重要な行為である。診察が行われるときは医師だけで行われる場合もあるが，看護師が介助につく機会は多い。

患者の症状が1つではなく複数生じており複雑な場合，問診で医師に症状や障害を尋ねられても，患者が自分の言葉で症状をうまく伝えられないことがある。このようなときには，看護師は患者が伝えることができるよう支援をするほか，医師の説明を患者が理解できているかどうかを観察し理解できるよう支援する。また，患者が診察台に移動して診察を受ける際や，歩行状態などについて医師が視診や触診を行う際には，患者の状況に応じて歩行介助や診察室内の環境を整備し，転倒や外傷が生じないようにする。触診・打診時は，診察の目的に合った体位を患者が維持できるように介助し，からだの露出が必要な場合は，診察が可能かつ最小限の露出となるようにプライバシーの保護に努める。

診察時に看護師が同席することは，看護師が患者に説明する必要のある生活上の注意点に関する情報を得る機会でもある。運動器疾患は生活習慣や加齢に伴い病態が進行し，症状や障害により日常生活に支障を及ぼす。病気の進行を遅らせるために患者に必要な生活上の注意点を理解し，患者の生活習慣や日常的に患者が行っている生活行動に関連した体位や動作の見直しなど，生活の調整・再構築支援を行う。

さらに看護師は，患者の治療に関する意思決定支援を行うことがある。外傷性の運動器疾患に対する治療など緊急性が問われることもあるが，運動器疾患の多くは，日常生活への支障が大きいが生死にかかわることが少ない。また，1つの治療を継続して行うだけでなく，病態の進行により治療法を変更したり，医療の進歩により新しい治療を行ったりすることも多いが，治療を行っても完全に症状や障害を取り除くことができない場合もある。治療を行うためには，病状だけでなく入院に伴い学校や仕事の調整，治療後の生活や社会復帰などについても考えて治療法を選択しなければならない。診察時に治療に関する説明が医師から行われるが，看護師も患者の治療法を理解したうえで患者が納得して治療法を決定できるよう支援する。

第2編

構造と機能

症状と病態生理

診察・検査・治療

疾患と診療

症状に対する看護

2 検査と治療に伴う看護

疾患をもつ患者の看護

事例による看護過程の展開

II 主な検査に伴う看護

　検査は，患者の症状や障害をより明確に把握して原因を推測するために行われる。検査が確実に行われることによって，速やかな診断と治療へつながる。

　運動器疾患にかかわる検査は，検査の対象となる組織（骨や筋肉などの軟部組織，脊髄など）により検査が選択される。たとえば，骨に対する画像検査は主に単純X線検査やCT検査が選択される。軟骨や筋肉・腱などの軟部組織はMRI検査が選択され，脊髄や末梢神経はMRIや神経伝導速度などの検査が選択される。検査が行われる場所も様々であり，外来の処置室や検査室の場合もあれば，入院をして検査を行う場合もある。検査の多くは患者の協力が必要であり，検査によっては身体への侵襲が大きい場合や羞恥心を伴う場合もある。そのため看護師には，患者が自身に行われる診察・検査の目的や内容，方法を理解したうえで検査が受けられるように援助する。また，患者のプライバシーが保護され，安全かつ安楽に検査が受けられるように援助し，必要最低限の検査時間で必要な情報や検査結果が得られるよう看護することが求められる。これらの看護を行うためには，看護師が検査の目的や内容，方法を理解し行動する必要がある。

　患者は検査前に，医師から検査の目的や方法について説明されるが，多くの患者は検査に対して不安を抱いている。苦痛を伴うだけではなく，検査の目的によっては治療効果を評価する場合もあり，今後の生活に影響を及ぼすことがあるため不安を抱きやすい。看護師は患者の検査に対する理解度を確認し，必要に応じて補足あるいは医師から再度説明が受けられるよう調整し，検査への患者の不安が少しでも軽減されるよう援助する。

　運動器疾患にかかわる検査のなかには，局所麻酔薬や造影剤を使用して検査を行う場合がある。使用する薬剤によっては，アレルギー反応など副作用が生じる可能性や検査終了後に活動を制限される場合がある。使用される薬剤の作用と副作用を理解し，検査前に患者にアレルギーの有無を確認し，検査中は副作用出現時に速やかに対処できるよう準備する。また，運動器に症状や障害をもつ患者は，検査台への移乗や移動に介助が必要な場合や，検査に必要な体位の保持ができない場合がある。そのため看護師は，患者の安全と安楽が守れるよう歩行や移乗の介助を行うとともに，検査がしやすい体位を保持できるように，安楽枕などを用いて苦痛を最小限にした体位で検査が受けられるように援助する。

Ⓐ 筋電図検査を受ける患者の看護

　筋電図検査は，電気生理学的検査の一つである。主に，筋力低下の原因が筋原性変化なのか神経原性変化なのかを鑑別する目的で行われる。筋電図検査の種類には針筋電図と表面筋電図の2つがあり，ここでは針筋電図検査を受ける患者の看護について述べる。

1 | 検査前の看護

　針筋電図検査は痛みを伴う検査であり，食事や入浴の制限はないこと，検査時間は症状や検査する部位により異なり30分〜1時間程度かかることを説明する。顔面の検査をする場合は化粧をしないよう説明する。

　検査中・検査後に出血を生じるリスクがあるため，抗血小板薬・抗凝固薬を内服しているかどうか，出血傾向があるかどうか，検査データを確認する。抗血小板薬・抗凝固薬を内服している場合は，医師に内服を中止するかどうかを確認し，中止の場合は患者に説明する。

　検査内容に対する不安だけでなく，確定診断のために複数回この検査を行う患者もいるため，精神面のアセスメントを行い支援する。

2 | 検査中の看護

　検査部位に合わせてベッド上で座位もしくは仰臥位や腹臥位で行うため（図2-1），患者の状況に応じてベッドへの移動・移乗や体位保持の援助をする。また，検査部位に合わせて肌の露出は最小限とし，室温調整や保温に努める。針刺入時は声かけを行う。

3 | 検査後の看護

　検査終了後は患者へ検査が終了したことを伝え，ねぎらいの言葉をかける。また，疼痛・出血（皮下出血を含む）の有無を観察する。出血がある場合は圧迫止血を行う。

Ｂ　関節鏡検査を受ける患者の看護

　関節鏡検査は，麻酔下で関節内に関節鏡を刺入して，関節腔内の状態を確認する検査である。膝関節・肩関節・股関節・手関節で行われることが多い。この検査で使用する内視鏡は，消化管で使用する柔軟性のある内視鏡とは異なり筒状の硬性鏡である。鉗子を挿入

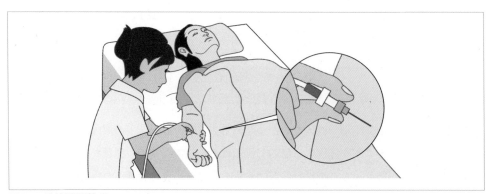

図2-1　針筋電図検査

構造と機能

症状と病態生理

診察・検査・治療

疾患と診療

症状に対する看護

検査と治療に伴う看護

疾患をもつ患者の看護

事例による看護過程の展開

して病変部位の処置を行うことが可能であるため，近年は検査目的のみで行われることは少なく，検査から続いて手術に移行して，手術室で行われることが多い。

1 │ 検査前の看護

検査の目的・方法・合併症について医師から説明を受けているか確認し，検査における注意点を説明する。局所麻酔薬（腰椎・浸潤・伝達麻酔）を使用して検査を行うため，薬剤アレルギーの有無や過去の麻酔薬使用の有無について確認する。また，検査中に出血を生じるリスクがあるため，抗血小板薬・抗凝固薬を内服しているかどうか，出血傾向があるかどうか検査データを確認する。抗血小板薬・抗凝固薬を内服している場合は，医師に内服を中止するかどうかを確認し，中止の場合は患者に説明する。

検査に引き続き手術を行う場合は全身麻酔を使用して行うため，前日に入浴やシャワー浴を行い，清潔に努める。また，食事や内服についても医師に確認し，禁食や内服を中止する薬がある場合は患者に説明する（手術に関する看護については，Ⅲ-D「手術療法を受ける患者の看護」を参照）。

2 │ 検査中の看護

歩行困難などの患者の症状に応じて，ベッドへの移動・移乗を介助する。その際，清潔区域に触れないよう注意しながら介助する。

患者は意識がある状態で検査を行うが，検査部位以外は滅菌された布で覆われている。また，医師はモニターを見ながら関節鏡を操作しているため，患者の状態を観察することは難しい。局所麻酔薬を使用して検査を行うため，看護師はアナフィラキシーショックの出現に注意し，バイタルサイン測定，ショック症状や気分不快，疼痛の有無，患者の表情を観察し，異常の早期発見に努める。

3 │ 検査後の看護

検査後は，関節鏡挿入部位などに1〜2cmの切開創が数個生じる。切開部からの出血や感染，疼痛が出現する可能性があるため，出血の有無と性状・量，疼痛，発赤，腫脹の有無を観察する。また，検査中に検査者の視野確保や関節腔を拡張させることを目的に，関節内に乳化リンゲル液や関節手術用灌流液を灌流させる。そのため，検査した関節内が腫脹し疼痛の原因となることがあるため，検査後は検査部位を挙上する。

腰椎麻酔を使用して検査した場合は，下肢の知覚と可動域を確認し，正常に戻るまでベッド上安静とする。安静時間解除時は歩行状態に注意し，転倒予防に努める。

C 生検術（針生検・切開生検）を受ける患者の看護

腫瘍の治療は腫瘍細胞の種類により治療方法が異なるため，適切な診断が必要となる。診断するためには腫瘍から直接細胞を採取（生検）して検査をする。生検術には，生検術用の特殊針を皮膚の上から腫瘍に刺して細胞を採取する**針生検**と，皮膚を切開し腫瘍を露出した上で組織を採取する**切開生検**がある。針生検は骨・骨髄・軟部組織を対象に行われ，骨の生検は CT ガイド下に，軟部組織は超音波ガイド下に行われる。切開生検は筋・末梢神経・軟部組織に行われ，腫瘍細胞の播種に注意が必要となる。

1 検査前の看護

針生検・骨生検それぞれの検査を行う目的・方法・合併症について，医師から説明を受けているか確認し，検査における注意点を説明する。骨生検は CT ガイド下で行われることが多いため放射線科で行われるが，切開生検は切開部が小さい場合は病棟や外来で検査し，切開部が広範囲の場合は手術室で行われる。局所麻酔で行うため検査前の処置は不要であるが，検査中に局所麻酔薬によるアレルギー反応が出現する可能性があるため，薬剤アレルギーの有無や過去の麻酔薬使用の有無について，また，検査後に生検部位から出血を生じるリスクがあるため，出血傾向があるかどうか検査データを確認する。

2 検査中の看護

患者の症状や状態に合わせて，ベッドや検査台への移動・移乗を介助する。検査は局所麻酔で行うため，検査中はバイタルサイン測定や疼痛・気分不快の有無を観察し，局所麻酔薬使用時はアレルギー反応の出現に注意する。

筋生検は，局所麻酔薬による筋繊維の壊死を予防するため皮膚と筋膜の麻酔は十分行われるが，採取する筋自体への局所麻酔は行わない。そのため，筋組織には麻酔がかかっていない状態で筋の採取を行うため，採取時に疼痛が生じる可能性がある。骨生検は，検体採取時に圧迫感や場合によって音が生じる可能性がある。患者にとって苦痛を伴う検査であるため，患者の表情に注意し，適宜声かけを行って苦痛の緩和に努める。

3 検査後の看護

検査後の合併症には，出血，感染，神経損傷，腫瘍播種がある。そのためバイタルサイン測定や疼痛，気分不快の有無，創部の観察，神経損傷の有無を観察する。胸椎や肋骨の骨生検後は気胸を起こす可能性があるため，検査直後と翌日に X 線検査を行う。検査後の安静は，検査部位や方法により異なるため医師の指示に従う。創部の感染予防ため，抗菌薬の内服や点滴が行われる場合は与薬を行う。創部はぬらさないよう保護し，入浴は医師の許可が出てから行う。切開部位を縫合した場合は，検査から 1 週間後に抜糸するこ

とが多い。

第
2
編

構造と機能

症状と病態生理

診察・検査・治療

疾患と診療

症状に対する看護

2 検査と治療に伴う看護

疾患をもつ患者の看護

事例による看護過程の展開

Ｄ 関節液検査(関節穿刺)，脊髄液検査(脊椎穿刺)を受ける患者の看護

関節液および脊髄液検査は，病棟や外来の処置室・ベッドサイドで行われる。採取した検体の量・粘稠度・色調などを見る肉眼的所見，顕微鏡的所見，生化学的所見を明らかにする検査である。ここでは，関節液を採取する**関節穿刺**と，脊髄液を採取する**脊椎穿刺(腰椎穿刺)**を受ける患者の看護について述べる。脊髄液を採取するための脊椎穿刺は腰椎間腔を穿刺することがほとんどであるため，腰椎穿刺ともいわれる。主に神経内科領域で行われることが多く，運動器領域では脊髄造影を行ったときに追加検査として実施されることが多い。

1. 関節穿刺

1 検査前の看護

関節穿刺は患者の状況により穿刺目的が異なるため，医師に検査の目的を確認し注意事項を説明する。関節内は血管がなく免疫機能が弱いため，穿刺部位の皮膚および皮下に感染が疑われる場合や，人工関節などがある場合は，深部感染を誘発するおそれがあるため原則として禁忌である。

2 検査中の看護

穿刺部位の関節が穿刺中に動かないように，安楽枕などで肢位を保持する。また，疾患による関節の拘縮や疼痛がある状態の患者に行うことが多い検査であるため，保持した肢位による苦痛はないか，検査中も肢位保持が可能であるかどうか，声かけや観察を行う。穿刺は無菌操作で行うため，清潔に穿刺ができるように物品を準備し介助する。

3 検査後の看護

検査終了後は検査が終了したことを患者に伝え，ねぎらいの言葉をかける。バイタルサイン測定，疼痛や気分不快の有無，患者の表情の確認を行う。穿刺部位からの出血や感染の可能性があるため，出血および滲出液の性状・量の観察に加え，強い疼痛・腫脹・発赤の有無についても観察する。検査をした関節はしばらく安静を保ち，当日は過剰な運動と入浴は禁止する。

2. 腰椎穿刺

1 | 検査前の看護

　検査の目的・方法・合併症について，医師から説明を受けているか確認し，検査における注意点を説明する。脊髄液検査は，頭蓋内圧の亢進，出血傾向，穿刺部位に感染創がある場合は禁忌であるため，出血傾向があるかどうか検査データを確認する。また，局所麻酔薬を使用して検査を行うため，薬剤アレルギーの有無や過去の麻酔薬使用の有無について確認する。

　腰椎穿刺は，脊髄損傷のリスクを避けるために，第3・4腰椎間または第4・5腰椎間を穿刺する。穿刺時は患者に，側臥位で両膝を両腕で抱え込むようにし背部が丸くなるような体位をとらせるため（図2-2），穿刺時の体位を患者が保持できるかどうか確認する。

　この検査は，患者の背部で検査が実施されること，からだに針を刺すことが患者の不安を増強させ，予期しない事故につながるリスクがあるため，十分に説明を行い，患者の理解と協力を得ることが必要である。

2 | 検査中の看護

　穿刺部位は，ヤコビー線上で第3・4腰椎間または第4・5腰椎間である。穿刺針は垂直に挿入しないと正確に穿刺できないため，患者に側臥位で両膝を両腕で抱え込むようにし，顎を前屈させて背部が丸くなるような姿勢をとらせ，介助者は患者の肩と腰部を支えてこの姿勢を保持する。検査中に咳や痛みで動いてしまうと神経損傷を起こすリスクがあるため，指示があるまでは動かないよう説明する。穿刺中は患者の背部で処置をしているため，患者はどのような状態であるかわからず不安を抱きやすい。そのため，検査がどの段階であるか，これからどのようなことが行われるか，適宜声かけを行う。

　局所麻酔薬使用時はアレルギー反応の出現に注意し，穿刺中は下肢のしびれ，顔色，脈拍，呼吸の変化，頭痛・悪心の有無を観察し，異常時は医師に報告する。

3 | 検査後の看護

　検査終了後は，検査が終了したことを患者に伝え，ねぎらいの言葉をかける。穿刺後は1〜2時間程度仰臥位で安静に過ごすことを説明し，ナースコールを患者の手元に置く。腰椎穿刺後の合併症には，背部痛・穿刺後頭痛・神経根痛・出血・感染などがあるため，バイタルサイン測定，穿刺部位の疼痛や出血・髄液漏の有無，頭痛や悪心・嘔吐，麻痺がないか観察する。

　穿刺後頭痛は硬膜穿刺後頭痛ともいい，腰椎穿刺後24〜48時間で生じる頭痛のことである。悪心や嘔吐，めまいなどの随伴症状を伴う。頭痛は座位をとると増強し，臥位になると軽減するのが特徴的である。原因は明らかにされていないが，穿刺により生じた穴か

第
2
編

構造と機能

症状と病態生理

診察・検査・治療

疾患と診療

症状に対する看護

2 検査と治療に伴う看護

疾患をもつ患者の看護

事例による看護過程の展開

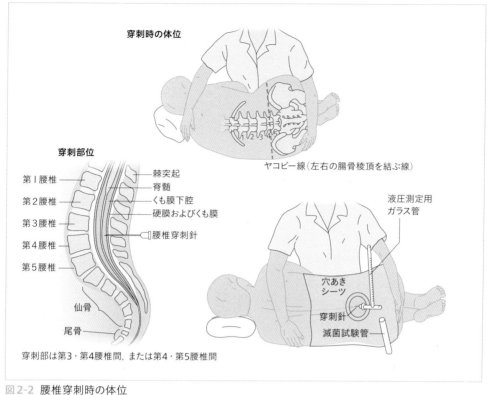

穿刺時の体位

穿刺部位

第1腰椎 — 棘突起
第2腰椎 — 脊髄
  — くも膜下腔
第3腰椎 — 硬膜およびくも膜
第4腰椎 — 腰椎穿刺針
第5腰椎

仙骨

尾骨

穿刺部は第3・第4腰椎間，または第4・第5腰椎間

ヤコビー線（左右の腸骨稜頂を結ぶ線）

液圧測定用ガラス管
穴あきシーツ
穿刺針
滅菌試験管

図2-2　腰椎穿刺時の体位

ら髄液が漏出することで髄液圧が低下して生じると考えられている。

E 画像検査を受ける患者の看護

　運動器疾患の診断や経過の観察においては，X線検査，CT検査，MRI検査などの画像検査は大変有用であり，行われる頻度が高い。運動器疾患患者のX線検査では，靱帯損傷の有無などを判断するために，力を加えた状態で撮影する**ストレス撮影**が行われることもある。

1 　検査前の看護

❶ 患部の安静保持，正確な検査結果のための確認・説明

　運動器疾患患者が画像検査を受ける場合は，妊娠の有無（女性の場合），造影剤を使用する場合のアレルギーや禁食指示の有無，MRI検査前の金属類の持ち込みや体内への埋め込みの有無，閉所恐怖症の既往の有無など，運動器疾患患者以外における画像検査同様の確認のほか，運動器疾患患者特有の説明・確認と患者の協力が必要である。

　運動器疾患の患者は，患部安静のために装着している装具や固定を取りはずして検査を行うことが多いため，その際の禁忌肢位や留意事項について事前に説明することが重要で

ある。検査終了後，装具装着や必要な固定がされるまで，検査が終了しても看護師や技師などが装具装着や固定をするまでの禁止事項など，十分説明をすることが必要である。また MRI 検査では，治療のために患部に挿入・留置されているプレートやスクリューの有無や，MRI 撮影が可能な挿入物であるかの確認が重要である。

❷ 患者の準備

運動器疾患患者は，治療のため患部に貼付剤が貼られていることが多い。患部に貼付剤が貼られた状態での X 線撮影では画像に影響を及ぼす可能性があるため，事前に貼付剤を剝がす必要がある。X 線撮影の前には貼付剤の使用の有無を確認し事前に剝がしておく。また，検査時には装具やシーネ・包帯などの固定具を取りはずす必要があるか否か，医師の指示を確認しておく。

❸ 検査中の安静のためのポジショニングの調整

運動器疾患患者は，同一体位で検査を受けることにより疼痛が増強することがある。また，検査のために装具や固定を取り外すことにより患部の固定が不安定となると，疼痛増強を引き起こすことがある。検査終了まで疼痛の増強などの苦痛を感じることがなく，安全に検査が受けられるような体位を調整することが重要である。

❹ 検査にかかわる多職種との連絡・調整

禁忌肢位や装具を装着していない場合の注意事項，検査中の体位変換を行う方法や注意事項などを，検査を担当する技師らと情報共有し，検査を受けることによる悪影響がないように連携を図る。必要に応じて看護師も検査に同席する。

2 | 検査中の看護

画像診断検査中，看護師は同席しないことが多い。しかし，検査中の体位変換を看護師が行う必要がある場合は，放射線被曝の危険のない場所で待機することがある。そのような場合は検査の様子を見られることが多いため，検査中の患者の表情や体位などに異常がないか観察をする。検査中に調整などが必要であると判断した場合は，担当技師らと調整をする。また，検査中に患者の肢位や体位を保持するために同席が必要な場合もある。X線透視下での検査など被曝のリスクがある場合は，プロテクターの着用など，看護師自身の安全を保持することも忘れないようにする。

3 | 検査後の看護

❶ 症状の観察，増悪の有無の確認

検査に伴う装具や固定の取りはずしなどにより，疼痛や運動状況，しびれ，知覚の変化がないか確認する。増悪が認められた場合は，医師に報告し早期に対応を行う。

❷ 装具装着や固定の再開，患部の安静の保持

検査に伴い一時的に装具類やシーネ・包帯による固定を取りはずしていた場合は，装具装着や固定を正確に再開し，患部の固定状況を確認する。不適切な装具装着・固定や必要

な患部の固定がなされないまま活動を再開することが起こらないよう十分留意することは，運動器疾患患者の治療にとって大切なことである。また，検査に伴い貼付剤を剝がした場合は再度貼付するなどして，必要な処置がなされない状況は決してあってはならない。

Ⅲ 主な治療・処置に伴う看護

A ギプス固定を受ける患者の看護

ギプス固定は，患部の安静保持のために行われる。骨折治療の外固定のほか，術後の患部の安静保持，脱臼整復後の固定，変形の矯正などを目的として行われる。上下肢のほか，体幹など様々な部位に適用される。固定された部位の運動機能が制限されるため，日常生活への支障は大きい。外来への通院治療をしながら，通勤や通学を継続することが可能であるが，ギプス固定の目的を果たしつつ，ギプス固定した状態で日常生活を快適に過ごせるよう支援することが求められる。

1. 治療前の看護

1 治療が不安なく受けられるための看護活動

ギプス固定がどのように行われるのか，ギプス固定後はどのような状況になるのか，患者や家族に説明する。

患者は疼痛のほか，受傷によるショックや今後の生活への影響など不安や動揺を感じている。ギプス固定の処置はどのように進められるのか，苦痛は伴うのかなど，医師や看護師に確認したい情報はないか声をかけ，不安の軽減に努める。

2 安全で確実なギプス固定がされるための看護活動

❶ ギプス固定前の疼痛や運動，知覚，末梢循環の状態を確認する

ギプス固定を実施したことによる合併症の早期発見ができるよう，ギプス固定を実施する前の症状を確認する。受傷部位に応じて手指・足趾や関節の自動運動の可否，しびれや知覚異常の有無，皮膚の色や冷感の有無を確認し，ギプス固定後も経時的変化の有無が比較できるよう記録する。受傷直後は疼痛により手指・足趾や関節の運動が緩慢な場合もあり，神経麻痺などとの鑑別を要する。適宜，医師に報告し異常の早期発見に努める。

❷ 疼痛を緩和する

骨折や靱帯損傷を受傷した直後のギプス固定では，患部の疼痛が強い場合が多い。そのため，処置が行われるまでの間，RICE療法を実施するとともに，医師に確認のうえ鎮痛

第2編

構造と機能

症状と病態生理

診察・検査・治療

疾患と診療

症状に対する看護

2 検査と治療に伴う看護

疾患をもつ患者の看護

事例による看護過程の展開

薬による疼痛緩和に努める。

❸ 患者の準備を整える

　ギプス固定は，数週間継続することとなる。骨折などの受傷の場合は，野外での事故やスポーツ中などで患部および全身が汚染されていることも多い。ギプス固定を行う部位は処置を行う前に清拭するなど清潔な状態に整える。患部の安静保持や固定などが困難な場合は，医師に患部の固定や患肢の保持を依頼して行うとよい。また，ギプス固定後は，受傷時に着用していた衣服の脱衣が困難になる場合があるため，ギプス固定後の脱衣が可能か確認し，必要に応じて更衣を行う。

【ギプス固定の流れ】(図2-3)

(1) ギプス固定の必要物品を準備する。

　ギプス包帯の種類により，バケツ内には湯または水を準備する。石膏ギプスの場合は40℃前後の微温湯を，人工樹脂製の場合は水を使用する。

　ギプス固定する部位に合わせてストッキネット・綿包帯とギプス包帯の太さや本数をそろえて医師に確認をする。

(2) ギプス固定の手順に沿って介助をする。

a　ギプス固定する部位にストッキネットを装着する。

　ストッキネットは患部を締め付けないサイズを選択し，しわがないように整える。また，ストッキネットは，ギプス固定後の処理に活用できるよう両端を少し長めに準備しておく。

b　ストッキネットの上から綿包帯を巻く。四肢のギプス固定では，末梢の観察ができるよう指先は露出させておく。ストッキネットの装着は医師または看護師が，綿包帯は医師が巻く。

c　ギプス包帯をバケツに用意した水または微温湯に浸し，水分を十分吸収させる。ロール

状のギプス包帯を縦に浸漬し，水中に気泡が出なくなるまで浸漬させる。

　ギプス包帯は，水中から取り出すと直ちに硬化が開始するので，巻き終わる途中で使用不可能になることがある。そのためギプス固定をする医師の準備状況を確認し，患者の肢位が保持され直ちにギプス包帯を巻くことができる状態であることを確認し，水中から取り出し軽く水分を絞り医師に渡す。

　ギプス包帯を複数本使用する場合は，巻いているギプス包帯が巻き終わるタイミングで次のギプス包帯が使用できるよう水に浸し，待機する。

(3) ギプス固定後の症状を観察，固定されたギプスの固定状態の確認と処理をする。

　ギプス固定が終了したら，患者の体位を安楽に整え，ギプスはきつくないか，ギプスが当たっている感じはないか，疼痛やしびれの増強はないか，露出している部分の皮膚色，冷感の有無と運動状況を観察し，異常があれば医師に報告する。

　ギプス両端が皮膚に当たっていると疼痛が出現し，皮膚を傷つけるため，断端の綿包帯やストッキネットを折り返し，絆創膏で固定することにより，皮膚の損傷を予防する。

---

❹ 固定が円滑に行われるよう必要な物品を準備し，患者の援助と医師の介助をする

　ギプス包帯には，石膏ギプスと人工樹脂製のキャストがある。人口樹脂製のキャストは石膏ギプスと比較して，強度が高く，軽い。また，通気性があり，X線透過性があるためX線撮影が可能である。

構造と機能

症状と病態生理

診察・検査・治療

疾患と診療

症状に対する看護

検査と治療に伴う看護

疾患をもつ患者の看護

事例による看護過程の展開

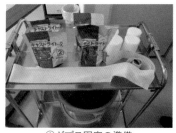
①ギプス固定の準備

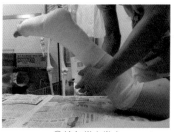
②綿包帯を巻く

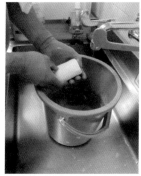
③ギプス包帯の水分をきる

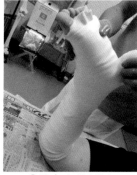
④ギプス包帯を巻く

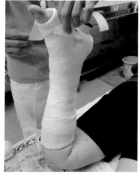
⑤外観を整える

図2-3 ギプス固定

2. 治療中の看護

1 ギプス障害を予防・早期発見するための看護活動

　ギプス固定直後はギプスの当たり感や締め付け感を感じることがない患者も，時間の経過とともにギプスの当たり感や締め付け感を感じることがある。これはギプス包帯を巻く強さによることもあるが，ギプス固定は骨折などの受傷直後や手術直後に行われることが多く，ギプス固定後に患部の腫脹が増強するためでもある。特にギプス固定後24時間は，**ギプス障害**が発生する危険性が高い。ギプス固定の圧迫による循環障害，神経障害などが出現した場合は，直ちにギプスの割入れ（図2-6参照）や除去など医師の処置が必要となるため，ギプス障害を予防するための看護および観察が重要である。

❶ギプス障害を予防するための援助

①患部を挙上するようポジショニングする。

　臥床時は，患部が心臓より高くなるようにポジショニング枕などで挙上する。

②神経麻痺を予防するようポジショニングする。

　下肢の場合は，下腿が外旋し腓骨神経麻痺が起こらないよう調整する。

③ギプスから露出している手指・足趾の掌握運動により循環を促進するよう説明し，実施状況を確認する。

④ギプスの断端が皮膚に当たる場合はギプスの突出部や鋭利な部分を絆創膏などで保護し，皮膚が傷つかないよう整える。

❷ギプス障害を早期に発見するための観察

ギプス固定部位の疼痛増強の有無，ギプス内の当たり感の有無，しびれや知覚鈍麻の有無，ギプスから露出している手指・足趾の皮膚色，冷感の有無，手指・足趾の運動状況を観察し，ギプス固定前と異なる症状を確認した場合は直ちに医師に報告する。

❸患者がギプス障害の予防と異常の早期発見をできるような教育指導

❶・❷については，患者自身でも実施できるよう説明し，異常を認めた場合は医師や看護師に伝えるよう説明する。特に外来通院の場合は，日常生活の状況を確認し，自宅でギプス障害を予防するためのポジショニングの方法を説明する。ギプス障害の症状を認めた場合の連絡方法についても説明する。

学校や職場でのポジショニングなどについても指導が必要である。

観血的整復固定術後の外固定としてギプス固定が行われるなど，ギプス内に観察や処置が必要な創部がある場合は，ギプス一部をカット（開窓）する。またギプス障害が出現した場合は，医師による処置として割入れやギプスカットが行われる。

2 | ギプス固定中に安全で快適な日常生活を送るための看護活動

ギプス固定中は，患肢の関節を動かすことや荷重をかけることが禁止されるため，日常生活への支障が多いが，患部を保護した状態での清潔ケアや更衣を実施する方法がわからずに困難を抱えながら日常生活を送っている患者もいる。患者の普段の生活状況を確認し，必要に応じた具体的な方法を指導する。

❶ギプス固定中の清潔保持

ギプスは水にぬらすことができない。入浴やシャワー浴が医師から許可されていない場合は清拭となる。入浴やシャワー浴が可能になった場合は，ギプスがぬれないよう，ギプス固定部を覆うことができる大きさのビニール袋や専用のビニールカバーで保護することが必要である。外来通院をする患者には，自宅での清潔ケアの方法を具体的に説明することが必要である。

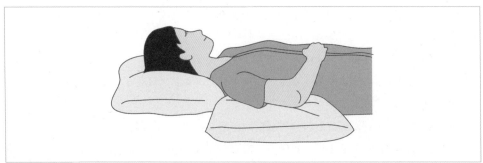

図2-4 ポジショニング

❷ ギプス固定中の更衣

　四肢をギプス固定した場合，衣服の袖やズボンの着脱に困難をきたすことがある。看護師にとっては当たり前の，袖やズボンは患側から通し，健側から抜くということをアドバイスすることも患者にとっては有用な情報である。

❸ 日常生活における安楽なポジショニング

　患部はポジショニング枕などを使用して挙上し，安楽に調整する。外来通院患者では，具体的なポジショニングとその方法を説明する（図 2-4）。患部が下肢の場合は，日中，職場や学校で座っている際や腫脹（しゅちょう）によりギプスがきつくなったと感じる場合は，小さな椅子（いす）など台になるもので患肢を挙上する方法，就寝時に患肢を挙上する方法を説明する。患部が上肢の場合は，就寝時に肩から上腕の下にクッションなどを挿入することで患肢が挙上でき，安楽であることなどを説明する。

3 ギプス固定による機能低下を最小限にするための看護活動

　ギプス固定されている患部の安静を維持した状態での手指・足趾の運動のほか，等尺性運動の実施可能な部位を医師に確認し，患者自身が行えるようにする。また，健肢や受傷していない身体各部の筋力や体力が低下しないよう，過度な活動の制限がされていないか観察するとともに，可能な活動や留意事項を説明する。

3. 治療後の看護

1 ギプスカットが安全に行われるための看護活動

　ギプスカットの方法を説明し，患肢を保持する（図 2-5，6）。
　ギプスカッターは外観が市販の工具のようであり恐怖を感じ，作動時に大きな音がするため，患者は，ギプスをカットする際に刃により皮膚が傷つく危険があるのではないかという不安を抱くこともある。ギプスカッターは皮膚を傷つけることはないことを説明し，患肢を保持することで寄り添い，進行状況などを説明し安心できるように援助する。

2 ギプスカット後の患部の観察

❶ ギプスで覆われていた部位の皮膚状態を観察する

　ギプス固定は数週間以上であることが一般的である。皮膚の汚染とともに皮膚トラブルが発生している可能性がある。

❷ ギプス固定されていた部分の筋肉量や可動域を観察する

　ギプス固定により運動が制限されていた部位は，筋肉量が減少し可動域は縮小している。可動域を確認し，その改善について医師や理学療法士と検討する。

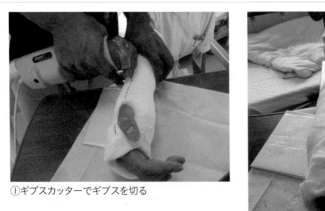
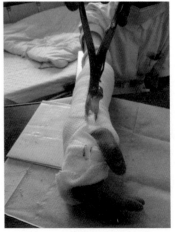

①ギプスカッターでギプスを切る

②ギプススプレッダー
　でギプスを開く

図2-5　ギプスカット

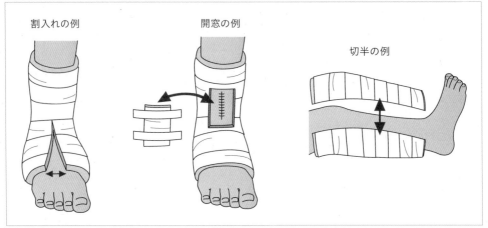

割入れの例　　　　　　開窓の例

切半の例

図2-6　ギプスカットの種類

3 ｜ ギプス除去後の皮膚の清潔ケア

　ギプスで保護されていた皮膚は，汚染が認められるため，ギプスカット時には清拭できるよう蒸しタオルを用意したり，部分浴，部分シャワー浴を実施したりする。

4 ｜ ギプス除去後の患肢の固定や使用についての説明，必要な固定

　ギプス除去後は，カットしたギプスを利用して，シーネとして固定を継続することや，弾性包帯や装具による固定が継続されることがある。ギプス除去後の固定や留意事項について医師に確認し，患肢への過負荷が起こらないようにする。

第
2
編

構造と機能

症状と病態生理

診察・検査・治療

疾患と診療

症状に対する看護

2 検査と治療に伴う看護

疾患をもつ患者の看護

事例による看護過程の展開

B 牽引法を受ける患者の看護

牽引法は，骨折部位の転位整復と整復位の保持，関節の脱臼整復後の固定のほか，頸椎や腰椎の牽引では，脊髄や神経根の除圧を目的として行われる治療法である。

牽引法には，**直達牽引**と**介達牽引**がある。介達牽引には入院して行われる持続的牽引のほか，外来通院でも行われる間欠的牽引がある。

▶ 直達牽引　骨に直接刺入した鋼線に**鋼線緊張弓**（馬蹄）を取り付けて，患部に牽引力を働かせる牽引法である（図2-7）。牽引力は介達牽引よりも強く働く。頸椎の骨折や脱臼の整復・固定のために行われる頭蓋直達牽引も直達牽引である。

直達牽引は介達牽引と比較して強い牽引力をかけることができ，5～10kgの牽引が可能である。しかし，骨に鋼線を刺入する処置が必要なため，開始時に患者の不安や恐怖心は大きい。

▶ 介達牽引　皮膚を介して牽引することにより，患部に牽引力を働かせる牽引法である。上肢や下肢ではスピードトラック用牽引バンド（スポンジ製のバンド）を皮膚に当てた上から弾性包帯を巻き牽引する**スピードトラック牽引**（図2-8）や，頭部（下顎部）に装着したグリソン係蹄を介して頸椎を牽引する**グリソン牽引**，装着した骨盤ベルトを介して腰椎を牽引する**骨盤牽引**などがある。

介達牽引は直達牽引と比べ牽引力が弱く，可能な牽引は2kg程度であるが，骨に鋼線を刺入する操作が不要であり簡便に行うことができる。皮膚を介して牽引するため，皮膚の弱い患者では皮膚トラブルを起こす可能性がある。また，緩みやすいことも難点である。

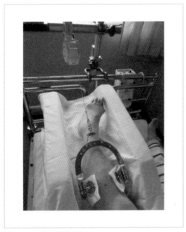

図2-7　直達牽引

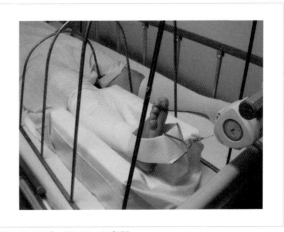

図2-8　スピードトラック牽引

1. 治療前の看護

1 | 牽引法が不安なく受けられるための看護活動

　牽引法は，突然の受傷に伴う入院と同時に開始されることが多い。患者は患部の疼痛とともに，学業や就業などへの影響にどのように対応すればよいのか，どのような治療が必要となるのか，元の状態に治癒するのかなど様々な不安に襲われている。看護師は疼痛緩和とともに，個々の患者の不安を受け止め，軽減できるよう看護することが求められる。

2 | 牽引法が確実に行われるための看護活動

❶牽引法に必要な器材（物品）を準備し，正確に組み立てる

　牽引法の開始が決定したら，必要な器材をそろえ，正確な方法で確実に器具を組み立ててベッドに取り付ける（図2-9，2-10，2-11）。患者が臥床したベッドでの組み立てとなる場合は，振動させないように行う。また，牽引法で使用する器具は大きく，牽引するための重錘は数キログラムと重い。器具や重錘の取り付け不備による脱落が重大な事故につながるため，組み立て中，組み立て後をとおして確認することが重要である。

❷牽引法開始前の疼痛や運動，知覚，末梢循環の状態を確認する

　牽引法を開始したことによる合併症の早期発見ができるよう，牽引法を開始する前の症状を確認する。受傷部位に応じた手指・足趾や関節の自動運動の可否，しびれの有無や知覚，皮膚の色や冷感の有無を確認し，牽引法開始後も経時的変化の有無が比較できるよう記録する。受傷直後は疼痛により手指・足趾や関節の運動が緩慢な場合もあり，神経麻痺などとの鑑別を要する。適宜，医師に報告し，異常の早期発見に努める。

❸疼痛を緩和する

　牽引法は，受傷による入院と当時に開始されることが多い，また，骨折部の転位などにより患部の疼痛が強い場合に行われることが多い。牽引法を開始し骨折部の転位が改善す

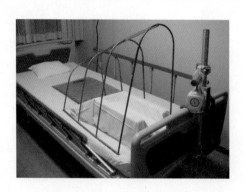

図2-9　ベッドの準備

ることにより，疼痛の軽減が期待されるが，疼痛が強い場合は医師に確認のうえ，鎮痛薬による疼痛緩和を図り，苦痛が最小限の状態で牽引法が行われるよう努める。

❹患者の準備を整える

　牽引法の開始後は，着用していた衣服の脱衣が困難になる場合がある。牽引法開始後に着脱が難しい衣類は，患者にその旨を説明し更衣を行う。下肢の直達牽引を実施する場合は，両下肢を通す衣類の着脱が困難となるため，下着の取りはずしが必要となる。患側の着脱が可能となるような工夫やＴ字帯の使用が必要である。

❺医師との協働により牽引法を円滑に開始する

（1）　直達牽引の場合

　直達牽引は，骨に鋼線を刺入する処置が必要となる。必要な器械および局所麻酔に必要な物品をそろえ，無菌操作で鋼線の刺入が実施されるよう医師を介助する。鋼線刺入後

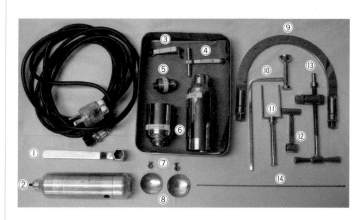

①レンチ　②モーター
③チャック用ストッパー
④チャック締　⑤チャック
⑥モーター外筒　⑦傷座
留めネジ　⑧傷座受け皿
⑨緊張弓　⑩鋼線ガイド
⑪方向指導器　⑫鋼線
保持器　⑬鋼線緊張器
⑭鋼線

図2-10　直達牽引の必要物品

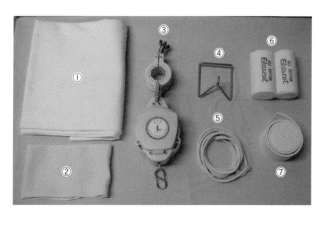

①シーツ　②ストッキネット
③牽引装置　④フック
⑤ロープ　⑥弾性包帯
⑦トラクションバンド

図2-11　スピードトラック牽引の必要物品

は，鋼線緊張弓（馬蹄）取り付けおよび牽引開始を介助する。牽引開始時は，患者の表情を観察し，疼痛増強の有無を確認する。

(2) 介達牽引（スピードトラック牽引）の場合

スピードトラック牽引は，看護師2名で準備を整え開始する。1名は患肢の位置を良肢位に整え，疼痛のないように徒手で患肢を軽く引くようにしながら肢位を保持する。患者の表情を観察し，疼痛増強がないか確認しながら進める。1名はスピードトラック用牽引バンドを当てる部位にストッキネットを装着し，その上からスピードトラック用牽引バンドを当てる。ストッキネットはしわがないように伸ばす。

患肢保持者の1名は，骨折部位を動かさず，徒手による牽引力を継続しながらスピードトラック用牽引バンドとともに患肢の保持を継続する。もう1名はスピードトラック用牽引バンドの上を末梢から中枢へ向け，弾性包帯を引っ張らず転がすように巻いていく。腓骨頭部位は特に圧迫しないよう留意する。弾性包帯によるスピードトラック用牽引バンドの固定後，重錘をかけて牽引を開始する。重錘は少しずつ，疼痛の増強がないか患者に確認しながら，支持された牽引力に調整する。

❶牽引法時の適切なポジショニング

下肢の介達牽引（スピードトラック牽引）では，正しい方向への牽引がなされるよう必要に応じて安楽枕などを患肢の下に挿入する。挿入する安楽枕は平らで安定性のあるものを選択する。直達牽引では，ブラウン架台で患肢を挙上する。
①神経麻痺を予防するポジショニング

介達牽引，直達牽引ともに下肢の牽引では，下肢が外旋位となり，腓骨頭が圧迫されることによる腓骨神経麻痺が発生しないよう肢位の調整が必要である。
②正しい牽引効果が得られるポジショニング

下肢の牽引法では，患者のからだがベッドの下方（足元側）に移動する（ずれる）と重錘が床に着き，牽引効果が得られない。そのため，患者のからだがベッドの下方になっている場合は上方に臥床できるよう調整する。
❷正しい牽引法が継続されるよう実施状況を確認・調整

牽引法実施中は，患部への正しい牽引が行われるよう，牽引の方向が正しいこと，器具類の緩みがないこと，重錘は重さが指示量であり床に着いていないこと，牽引のロープに掛け物などがかかっていないこと，肢位が適切であることを確認・調整する。

2. 治療中の看護

牽引療法中は，ベッド上で過ごすこととなる。医師の指示の範囲でベッドアップをすることは可能であるが，側臥位になるなど体位変換をすることはできない。そのため，正しい牽引法の実施により合併症を予防するとともに，快適な日常生活ができるよう看護することが求められる。また，ベッド上での生活が継続することによるストレス軽減など，心理的な側面への配慮も重要である。

1 牽引法を確実に行うための看護活動

❶正しく牽引法が行われているか確認する

患部に牽引力が正しく働いているか，重錘は指示された重量であるか，重錘は床に着い

ていないか，正しい方向に牽引されているか，ロープはベッドのフレームや掛け物に触れていないか，牽引器具に緩みがないか，患肢の肢位は適切か，からだがベッドの下方にずれていないか確認する。

❷牽引バンドのずれや緩みがないことを確認する

　スピードトラック牽引の場合は，1日1回固定を取りはずし再固定するとともに，スピードトラック用牽引バンドのずれや緩みがないことを確認する。再固定の際には2名で行い，1名が良肢位を保持し徒手により軽く牽引しながら，1名が再固定を行う。上肢のスピードトラック牽引では，スピードトラック用牽引バンドを固定している弾性包帯の緩みなどにより患肢が固定からはずれると，患肢が脱落し激しい疼痛を伴うため特に留意が必要である。

2　牽引法による合併症を予防するための看護活動

❶合併症の症状の出現の有無の確認

　牽引療法中は，神経麻痺や循環障害の症状の有無を確認する。下肢の牽引では，患側の足趾・足関節の底背屈運動が可能であること，下腿外側から足背の母趾にかけての知覚異常など腓骨神経麻痺の症状がないか確認する。また，患部より遠位の腫脹，疼痛やしびれ，冷感，チアノーゼの有無，足背動脈の拍動など循環障害の有無を確認する。

❷皮膚トラブルの有無の確認

　スピードトラック牽引の場合は，スピードトラック用牽引バンド装着部の皮膚トラブルの有無を確認する。直達牽引では鋼線刺入部の感染徴候の有無や，馬蹄が皮膚に接触して傷や褥瘡が発生していないかどうかを確認する。

3　床上での生活による廃用症候群を予防するための看護活動

　牽引療法中はベッド上での生活となるため，筋力低下，深部静脈血栓症，患肢の関節拘縮，褥瘡，尿路感染症，便秘，沈下性肺炎などの廃用症候群を予防する看護が重要である。

❶筋力低下予防

　理学療法士と連携し，患部の安静を保持した状態で可能な運動が行えるよう調整する。また，下肢の牽引療法中の場合は，日常生活の援助を行う際に，患者自身が行うことが可能な上衣の更衣や床上排泄時のヒップアップ，ベッドの上方にからだを移動する際には看護師が患肢を保持し，上肢や健側下肢で患者自身に動いてもらうことなどを取り入れる。

❷深部静脈血栓症予防

　深部静脈血栓症の症状である下肢の腫脹，疼痛，表在静脈の怒張，ホーマンズ徴候の有無を観察する。医師により弾性ストッキングの着用やフットポンプの使用が指示されている場合は，確実に実施する。また，足趾・足関節の底背屈運動や膝の屈伸を促し下肢の血流の停滞を防ぐとともに，1日に必要な水分摂取が行えるようにする。

❸ 患肢の関節拘縮予防

　牽引療法中，患部を動かすことはできないが，牽引法が終了となった時に関節が拘縮していると日常生活に支障があること，関節拘縮のリハビリテーションに時間を要することなど，患部より末梢の関節は運動する必要性を説明して運動を促す。

❹ 褥瘡予防

　仰臥位における褥瘡好発部位の疼痛の有無および皮膚状態を観察するとともに，除圧を行う。下肢の牽引法では，患側の踵部の褥瘡発生予防に留意する。直達牽引を行っている場合は，馬蹄が皮膚に当たっていないか確認する。

❺ 尿路感染症・便秘の予防

　牽引療法中はベッド上で過ごすため腸蠕動が低下する。また床上排泄となるため，排泄回数を減らしたい思いから食事摂取や水分摂取を控えることも考えられ，便秘になりやすい。食事や水分摂取の状況を観察し，患者が気兼ねせず床上排泄ができるような排泄介助を行うとともに，食事摂取，水分摂取の必要性が理解できるようかかわる。水分摂取量の不足による尿量の減少や床上排泄による陰部の清潔ケア不足は尿路感染症の発症にもつながるため，陰部の清潔ケアを行う。

❻ 沈下性肺炎（誤嚥性肺炎）予防

　疼痛によりベッドアップが制限される場合や高齢者の場合，沈下性肺炎や誤嚥性肺炎を起こす可能性がある。呼吸状態の観察をするとともに，食事や水分摂取をするときには安静度の範囲内で上半身を起こし，頸部が伸展しないよう枕の位置や高さを調整する。疼痛のために上半身を起こすことができない場合は，食事時間に疼痛が緩和されるよう鎮痛薬の使用について医師と相談することも必要である。

4 ｜ 牽引法中に安全で快適な日常生活を送るための看護活動

　牽引法中はベッド上での生活となるため，患者自身で日常生活活動のセルフケアをすることは困難となる。からだの清潔保持，更衣，食事のセッティング，床上排泄をはじめ，すべての日常生活における支援が必要となる。患者自身の行えることは患者自身が行えるような方法で，快適な生活ができるよう看護をする。

　下肢の牽引法時の側臥位など良肢位保持のために，医師の協力を得ることも必要である。また，側臥位がとれない場合のシーツ交換や更衣では，頭側から足元側に向けて少しずつからだを動かしながら寝衣やシーツ類を移動させて行うことも可能である。

　直達牽引の場合は，ロープに掛け物がかからないよう離被架を使用するなど，患肢の保温への留意が必要である。

5 ｜ 牽引法中のストレス軽減・気分転換のための看護活動

　牽引法中は，ベッド上での生活が強いられるためにストレスが増強する。患者と相談し，ナースコールおよび患者自身がベッド上で使用するリモコン，ティッシュペーパーや

第2編

構造と機能

症状と病態生理

診察・検査・治療

疾患と診療

症状に対する看護

2 検査と治療に伴う看護

疾患をもつ患者の看護

事例による看護過程の展開

ごみ箱など必要なものは手が届くよう環境を整備する。窓の外が見えるようベッドの配置を検討することやベッドサイドへの訪問を心がけ，可能な場合はベッドごと移動するなど気分転換を図る。ベッドでの移動の際には，牽引法に支障のないよう留意する。

3. 治療後の看護

牽引法終了後は，関節拘縮や筋力低下の状況に合わせて安静度を拡大する。

移動の際には，下肢の筋力低下に伴いふらつきや転倒などが起こりやすいため，留意が必要である。また，長期の牽引法が行われていた場合の移動開始時には，肺血栓塞栓症の発生も念頭に置いた観察と援助が必要である。

筋力低下や関節拘縮を改善するための看護のほか，患部が下肢の場合は，車椅子の使用方法や杖の使用方法の指導も必要である。

C 薬物療法を受ける患者の看護

運動器疾患患者の薬物療法は，疼痛緩和，感染予防および除菌，術後の深部静脈血栓症予防などの症状緩和や合併症予防のために行われるほか，リウマチ治療，骨粗鬆症治療，悪性腫瘍治療など疾患の治療を目的として行われる。安全で効果的な薬物療法が行われるよう，看護師は使用する薬剤の主作用，副作用，使用方法，管理方法を理解して与薬を行う。

また，薬物療法の効果の有無や服薬状況を観察し，医師や薬剤師と情報共有・連携をして，必要に応じ薬物療法を行うことが重要である。

経口薬や外用薬など，入院中であっても患者自身で服薬管理が可能な場合，看護師は患者の服薬状況を観察する。外来通院をしている患者には，患者や家族が安全に薬物療法を継続しながら生活できるよう援助することが重要となる。

1. 疼痛緩和を目的とした薬物療法時の看護

疼痛は運動器疾患患者の大部分が有する症状であるため，多くの患者は鎮痛薬を処方されている。疼痛緩和を目的とした薬物療法で広く使用されている鎮痛薬は経口薬であることが多いが，運動器疾患患者が使用する鎮痛薬は与薬方法や剤形が多様であることが特徴である。

看護師により与薬可能な薬剤や与薬方法には，内服薬，坐薬，外皮用薬や筋肉内注射などがある。また，医師による実施が必要な神経ブロックや関節内注入には，局所麻酔薬がある。医師による実施が必要な与薬の場合には，看護師は，その介助および与薬前の準備および安全な実施のための患者への看護，与薬後の患者の観察と看護を適切に行うことが重要である。

1 経口与薬（内服薬）

　疼痛緩和に使用される経口薬には，非オピオイド鎮痛薬（NSAIDs やアセトアミノフェン），オピオイド（麻薬性鎮痛薬）のほか，慢性疼痛に対して抗うつ薬，心因性疼痛に対して抗不安薬が処方されることもある。NSAIDs では消化性潰瘍が起こりやすいため，消化性潰瘍治療薬が予防投与されることが多い。

　疼痛緩和のための経口薬の与薬は，服用回数や服用時間が決められている場合と，疼痛増強時に頓用で使用する場合がある。

❶ 与薬前の看護

　鎮痛薬を使用する前には，鎮痛薬およびその他の薬剤使用によるアレルギーの有無，消化性潰瘍の既往の有無を確認する。薬剤使用によるアレルギーや消化性潰瘍の既往がある場合は，与薬の可否について医師に確認をする。

　鎮痛薬の効果を判定するため，与薬前には疼痛の部位，範囲，疼痛の種類と程度を観察・記録する。疼痛の程度は，NRS（numerical rating scale），フェイススケール（faces scale）や VAS（visual analogue scale）などを活用して評価・記録するとよい。

❷ 与薬中・与薬後の看護

　定期的な経口与薬をしている場合は，医師の指示どおりの時間・間隔で与薬する。患者自身が内服管理をしている場合は，確実に内服できているか確認する。鎮痛薬の効果が得られ疼痛が緩和しているか，疼痛の有無，程度，鎮痛薬効果の持続時間を観察し，薬剤の使用前と比較する。処方されている鎮痛薬の内服による疼痛緩和が不十分であり患者が苦痛を訴える場合は，医師や薬剤師に報告をする。

　頓用で鎮痛薬を内服している場合は，薬剤の内服時間間隔が決められている場合が多い。鎮痛薬の内服により効果が疼痛緩和の効果が十分得られない場合，患者は頓用薬の追加を希望することがあるが，鎮痛薬を内服したあと，次に内服するまでには一定の時間を空ける必要があることを説明し，疼痛緩和の効果が得られていない旨，医師や薬剤師に報告する。

　また，消化性潰瘍の副作用がある薬剤を使用している患者には，胃痛や胃部不快症状の有無を確認する。

2 経皮的与薬（外皮用薬）

　運動器疾患の患者は，疼痛緩和のために，患部に貼付剤や塗布剤（軟膏，クリーム，ローション，ゲル）などが多く使用される。経皮的与薬は簡便であり，患者自身が使用・管理をすることが多い。看護師は，経皮的与薬を患者が適切に実施できているか，疼痛緩和の効果が得られているか確認をする。

❶ 与薬前の看護

　与薬前は，これまで絆創膏や湿布薬などを使用して皮膚トラブルを起こした経験はない

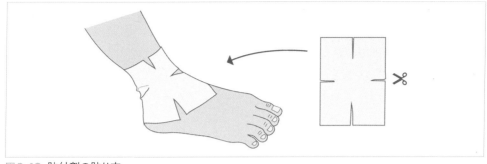

図2-12 貼付剤の貼り方

か確認する。薬剤を貼付または塗布する部位の皮膚状態を観察し，傷や皮膚トラブルがないことを確認し，使用の開始と患者に対する使用方法の説明をする。使用する薬剤により使用回数が異なる。貼付剤では1日1回交換するもの，1日2回交換するものなどがあるため，使用方法を確認して患者に対する説明をする（図2-12）。貼付剤は使用が簡便であり，市販されている薬剤を使用している経験もあることから，かえって誤った使用につながることがあるため，患者がどのように理解しているか確認することが重要である。また，同じ薬剤の内服との併用はないか，使用枚数の制限はないかの確認も行う。消炎鎮痛薬をほかの疾患で受診したクリニックで処方されていて，重複していないかなども念頭に置いて確認する。

❷ 与薬中・与薬後の看護

外皮用薬の使用中は，疼痛緩和効果の有無のほか，薬剤を貼付・塗布している部位の皮膚に発赤や発疹はないか，疼痛や瘙痒感はないか確認する。また，使用方法，使用頻度は医師の指示どおりか，貼付剤がずれたり剝がれたりしていないか確認する。

3 注射・注入薬

運動器疾患では，神経ブロックや関節内注入など疼痛緩和のために医師が実施する薬物療法がある。看護師は，それぞれの薬物療法に使用する物品，実施時の患者の体位調整方法，実施後の注意などを理解し，患者が安全な薬物療法を受けられるよう援助する。ここでは，**関節内注入**を受ける患者の看護について整理する。

関節内注入では，変形性関節症の疼痛緩和のため，局所麻酔薬や副腎皮質ステロイド薬の注入を行う。また，関節機能の改善を目的としてヒアルロン酸ナトリウムを注入することもある。薬剤を直接，関節包内に注入するため，感染の危険性があり，無菌的な操作，介助で確実に行うことが重要である。

❶ 関節内注入実施前・実施中の看護

必要物品をそろえ，患部を露出するよう寝衣・体位を整える。刺入部の消毒にはポピドンヨードを使用するため，寝衣の汚染がないよう整える。患者には実施中に動かないよう説明する。

関節内注入実施中は，医師の介助をするとともに患者の表情や体位の維持状態を観察し，必要に応じて患者の肢位を保持する。

❷関節内注入実施後の看護

関節内注入が終了したあとは，刺入部の止血を確認し，絆創膏ばんそうこうを貼付ちょうふし，アレルギー症状出現の有無を観察する。刺入部からの感染を予防するため，当日はシャワー浴や入浴ができないことを患者に説明する。

2. 感染予防および除菌を目的とした薬物療法時の看護

運動器疾患により手術療法を受けた患者は，人工関節やプレート，スクリューなどの異物を留置するため，手術部位感染（surgical site infection：SSI）が起こる危険性が高く，術後も2日間抗菌薬の予防投与が指示される。また，骨髄炎こつずいえんや化膿性かのう関節炎などの除菌を目的としても使用される。

1 与薬前の看護

❶薬剤使用によるアレルギー反応の既往の有無を確認する

抗菌薬の使用により，アレルギー反応を起こす場合がある。重篤な場合はアナフィラキシーショックを呈し生命の危機に瀕するため，アレルギー反応の出現を念頭じゅうとくに与薬する。抗菌薬を初めて使用する際の確認は重要である。また，すでに感染が起こっている患者の場合，起炎菌の薬剤感受性の確認後，抗菌薬の種類が変更されることもある。新たな抗菌薬の使用を開始する際には，再度，慎重な観察が必要である。

❷投与時間を確認し，指示された時間に確実に与薬開始できるよう準備を整える

抗菌薬は必要な血中濃度を求められるタイミングで維持できるよう，与薬時間が医師より指示されている。手術前には，皮膚切開時に最高血中濃度に達するよう与薬時間が指示されているため，指示された時間に与薬が開始できるよう患者の準備を整え，薬剤の溶解を行う。

2 与薬中の看護

与薬中は，アレルギー症状発現の有無に留意し観察をする。また，予定時間内に確実に与薬が完了するよう点滴の滴下を調整する。

1日数回の与薬が指示されている場合は，与薬時間と与薬時間を厳守する理由を患者に説明し，指示された時間に与薬できるよう患者の協力を求める。

3 与薬後の看護

薬物療法の終了直後は，アレルギー症状の出現の有無を観察する。

抗菌薬の使用後は，効果の有無を観察する。感染予防のために抗菌薬を与薬している場合は，血液データ（白血球，CRP）の上昇の有無および発熱，患部の発赤ほっせき・腫脹しゅちょう・熱感，創

第
2
編

構造と機能

症状と病態生理

治療　診察・検査・

疾患と診療

看護　症状に対する

2　検査と治療に

伴う看護

患者の看護　疾患をもつ

事例による看護　過程の展開

部がある場合は滲出液の有無を観察する。すでに感染を発症しており除菌目的に与薬している患者では，血液データが鎮静化しているか，患部の炎症徴候は軽減しているかを観察する。

D 手術療法を受ける患者の看護

1. 人工関節置換術を受ける患者の看護

　人工関節置換術は，変形性関節症や関節リウマチなどにより関節が破壊され，疼痛や可動域制限により日常生活への支障が大きく，薬物療法や理学療法，物理療法などの保存療法での改善が得られない場合に行われる。人工股関節全置換術（total hip arthroplasty；THA）や人工膝関節全置換術（total knee arthroplasty；TKA）など下肢の人工関節手術が多く行われているが，人工肩関節置換術，人工肘関節置換術，人工指関節置換術，人工足関節置換術など様々な関節でも行われる。人工関節の耐用年数の問題により高齢者に行われることが多かったが，近年では耐用年数が長くなってきたため，40歳代後半以降の年代でも行われるようになっている。

1 │ 術前の看護

　人工関節置換術は，変形性関節症や関節リウマチのため，長期にわたり疼痛や関節可動域制限があり日常生活での様々な動作や社会活動に支障をきたしていた患者にとって，痛みから解放され，不可能であった行動や活動が可能になるという期待の大きい手術である。しかし，体内に人工関節を留置するため手術部位感染が起こる危険性が高く，また，挿入した人工関節の脱臼を予防するために，行ってよい動作に制限が発生することがある。術前は，疼痛や関節可動域制限により支障をきたしている日常生活を支援することが必要である。さらに，手術を受けたあとに手術部位感染や人工関節の脱臼・破損を起こすことなく生活するために必要な知識を術前より理解することができ，術後に必要な行動や自己管理が行えるようかかわることが必要である。これらの準備が整うことにより，患者は安心して手術に臨むことが可能となる。

❶術前のアセスメント

　疼痛のある部位と程度，疼痛の出現や増強のある動作，関節可動域，筋力，ADLを評価し，術前・術後の比較ができるように記録する。疼痛の評価には，NRS，フェイススケールやVAS，筋力の評価には徒手筋力テスト（manual muscle test；MMT），ADL評価には機能的自立度評価表（functional independence measure；FIM）やバーセルインデックス（Barthel index；BI）などを用い，多職種との情報共有や客観的評価ができるようにする。

❷疼痛や可動域制限によりセルフケアに支障のある日常生活を支援する看護活動

　変形性関節症などで人工関節置換術を受ける患者は，手術部位の関節が破壊され疼痛や

関節可動域制限があるため，日常生活への支援を要している。入院前から継続している疼痛緩和治療により疼痛緩和に努めながら必要な日常生活への支援を行い，最善の状態で手術に臨むことができるよう援助する。

❸ 術後の合併症を予防するための看護活動

　一般的な術後合併症予防に気をつけることはもちろんであるが，身体各部の関節で行われる人工関節置換術（人工関節を体内に留置するということ）に共通して発生に留意する必要がある合併症は，手術部位感染である。人工関節置換術は感染が発生した場合，人工関節には血管がないため，抗菌薬を使用してもその効果が得られにくく治癒が困難であり，感染が収まらない場合には人工関節の抜去や再置換を招き，患者には大きな負担となる。また，手術部位感染は遅発性感染の危険性もあるため，人工関節置換術後は退院後も感染が起こるリスクが継続する。術前からそのリスクを理解し，う歯や真菌症など感染リスクとなる疾患の治療を行い，手術を迎えられるようにする。また，喫煙や糖尿病はハイリスクとなる。喫煙者では禁煙できるよう指導する。糖尿病で治療をしている場合は血糖コントロールが良好に行えているか確認する。

　また，手術当日は手術前より抗菌薬の与薬が指示される。これは，手術で皮膚切開される時に抗菌薬が有効血中濃度を維持して手術部位感染を予防するために行われる。手術の開始予定時間に合わせて指示されている時間に，確実に抗菌薬を与薬することが重要である。

❹ 術後に必要となる肢位（動作）の必要性の理解と，肢位（動作）習得に対する看護活動

　置換する関節部位により異なるが，術後は，人工関節の脱臼のリスクがある。そのため，脱臼の要因となる危険肢位をとらずに日常生活を送ることが必要となる。脱臼を招く肢位や動作をせずに日常生活ができるよう，術前より，術後に必要な肢位や動作が獲得できるよう，術前の疼痛や可動域に合わせてオリエンテーションや練習を実施する。

　また，入院前，退院後の生活状況や支援者がいるかなども確認し，患者個々に必要な体制を整える。

2 ｜ 術後の看護

❶ 術後の苦痛を緩和し，異常の早期発見をするための看護活動

　人工関節置換術後は，術後疼痛のほか，置換された関節部位や術式により，術後の肢位の制限や装具の装着に伴う苦痛が生じる。術後疼痛の有無と程度，疼痛管理のために使用されている機器が適切に作動し，医師の指示による与薬が適切になされているかを確認し，術後疼痛による苦痛のないようにする。また，装具の装着状態を確認し，指示された良肢位が保持できるよう調整する。さらに，術直後より経時的に麻酔効果の消失状況および知覚や運動の状況を確認し，神経障害などの異常の早期発見に努める。

❷ 合併症を予防するための看護活動

　人工関節置換術後に発生する危険性のある合併症には，手術部位感染，人工関節の脱

臼，神経麻痺がある。また，下肢の人工関節置換術では深部静脈血栓症が発生する危険性があるため，合併症を予防するための看護活動が重要である。

（1）手術部位感染の予防

　手術部位感染には，主に表層SSI（創部の皮膚・皮下組織までの感染），深部SSI（骨や関節に至る感染）があり，また，発生する時期により早期感染，遅発性感染に分類される。早期感染は，術中・術後に創部へ細菌が侵入することにより発生する。遅発性感染は，創部以外の感染病巣からの血行性感染である。感染が起こった場合は，洗浄・デブリドマン，人工関節の抜去と再置換術が必要となり，患者への侵襲や日常生活への影響が大きいため，その発生を予防することが重要である。

①感染徴候の有無を観察

　発熱の有無・熱型，手術部位の疼痛，発赤，腫脹，熱感，滲出液の有無，血液データ（白血球数，CRP）を観察し，感染徴候の出現を認めた場合は，直ちに医師に報告する。

②創傷およびドレーン管理

　創部はドレッシング材により被覆されている。ドレッシング材のずれや汚染がなく創部が完全に被覆されていることを確認する。また，ドレッシング材が透明の場合は，創部の発赤，腫脹，滲出液の有無を観察する。ドレッシング材を除去して創部の処置が必要になった場合は，確実な無菌操作で実施する。

　術後，創部にドレーンが留置されている場合は，ドレーンからの排液の量，性状，色を観察する。また，逆行性の感染を防ぐため，排液ボトルを創部より低い位置に設置する。ドレーンからの排液がみられない場合は，ドレーンの閉塞や抜去の可能性がある。適切なドレナージが行われない場合，血腫が形成され感染のリスクが高くなるため，適切にドレナージされるよう管理することが重要である。

③抗菌薬の確実な与薬

　人工関節置換術後は，感染を予防するために抗菌薬の与薬が指示される。血中濃度を適切に維持できるよう，指示された時間に確実な与薬をすることが重要である。

（2）人工関節の脱臼予防

　人工関節はその脱臼が起こる危険性がある。挿入されている部位により，危険肢位や脱臼を予防するためのポジショニングが異なる。人工股関節置換術後の脱臼危険肢位は，前方進入の場合，股関節の外旋，伸展，内転，後方進入の場合，内転，内旋，屈曲である。

　日常生活においては，術式による良肢位を維持した動作で行えるよう援助するとともに，患者自身でも行えるよう必要な動作を獲得できるよう指導する。

（3）神経麻痺の予防

　人工股関節置換術や人工膝関節置換術など下肢の人工関節置換術後は，腓骨神経麻痺を予防する。下肢が外旋しマットレスに腓骨頭が接して圧迫されていないか，下肢の肢位を調整するための体位変換枕などが腓骨頭に接して圧迫していないか，確認する。また，足趾，足関節の背屈運動の可否，下腿外側から足背（母趾）のしびれや知覚異常の有無を観

第2編

構造と機能

症状と病態生理

診察・検査・治療

疾患と診療

症状に対する看護

2 検査と治療に伴う看護

疾患をもつ患者の看護

事例による看護過程の展開

察する。上肢の人工関節置換術で起こる尺骨神経麻痺は，手術操作や術後装具固定で肘の尺側が圧迫されることにより起こる。小指や環指にしびれがないか観察する。

（4）深部静脈血栓症の予防

　人工股関節置換術や人工膝関節置換術など下肢の人工関節置換術後は，深部静脈血栓症の危険性が高い。深部静脈血栓症の症状である下肢の腫脹，疼痛，表在静脈の怒張，ホーマンズ徴候の有無を観察する。医師による弾性ストッキングの着用やフットポンプの使用が指示されている場合は，確実に実施する。また，足趾・足関節の底背屈運動や膝の屈伸を促し下肢の血流の停滞を防ぐとともに，1日に必要な水分摂取が行えるようにする。また，創部のドレーン抜去後に処方される抗凝固薬を確実に与薬する。

2. 四肢の切断術を受ける患者の看護

　四肢の切断術は，交通事故や労働災害による外傷で再接着術ができない場合のほか，末梢循環障害による壊死（閉塞性動脈硬化症，閉塞性血栓症血管炎や糖尿病性壊疽），悪性腫瘍（骨肉腫）や感染（破傷風やガス壊疽）などにより生命の危険に至るおそれがある場合に行われる。四肢の関節ではない部分での切離を**切断**，関節での切離を**関節離断**と分類する。

　四肢の切断術は，糖尿病性壊疽や閉塞性動脈硬化症のように切断に至るまで長い治療経過をたどる患者，悪性腫瘍が発見され生命維持のために短い期間で切断に至る患者，事故による突然の外傷のように様々な状況で行われるが，身体機能の低下による日常生活への影響，ボディイメージの変容など，患者にとって計り知れない大きな苦痛を伴う手術である。患者自身はもちろん，家族にとっても苦痛の大きい手術であり，看護師は患者に寄り添い，社会復帰を見据えた支援をすることが重要である。

1 ｜ 術前の看護

　看護師は，手術に至るまでの患者個々の状況を把握し，切断術を決意するまでの過程に寄り添い，必要な情報を提供すること，不安や日々揺れ動く気持ちを受け止めることが必要である。また，末梢循環障害により四肢の切断術となる患者では，患部に生じた潰瘍や壊疽による疼痛緩和や患部からの感染予防をすること，手術に耐え得る全身状態を整え，術後の創傷治癒促進のために栄養状態の改善，糖尿病患者では血糖コントロールなど心身の状態を整える看護活動を行うことが重要である。

　また，予定された手術である場合は，四肢切断後に失う身体機能を補うために必要な動作や機能が手術前より獲得できるようかかわり，術後の生活が少しでも安定して行えるよう，術後の生活を見据えた準備を整えることも必要である。

2 ｜ 術後の看護

❶四肢切断に対する患者の思い・苦悩の受けとめ，患者の求める要請への対応

　四肢切断という状況を早期に受容し，前向きに新しい生活様式について考えられる人は

少ないであろう。看護師は，患者自身が現状を見つめ，混乱や落胆という状況について揺れ動く思いを自問し，考える時間がもてるよう配慮し，患者が思いを表出したいときには耳を傾け，情報を必要としている場合には提供するという姿勢でサポートすることが必要である。

❷切断端の感染予防と創傷治癒を促進：循環障害・感染への対策

四肢の切断術を受ける患者は，末梢循環障害や糖尿病であることが多く，切断端の創傷治癒が遷延（せんえん）することが考えられる。感染を起こさずに創部が癒合（ゆごう）するよう創部の感染徴候の有無を観察し，異常の早期発見に努める。創部の無菌状態の維持はもちろん，患部にドレーンが留置されている場合は，適切にドレナージできるよう管理する。不適切な設置による抜去や逆流，閉塞などにより血腫（けっしゅ）形成や感染が起こることがないよう留意する。

❸切断端の固定と拘縮予防

断端近位の関節では拘縮（こうしゅく）が起こりやすいため，術直後より適切な管理が必要である。切断端は，筋群の影響により外転・屈曲位による拘縮を起こしやすい。下肢の切断の場合，大腿（だいたい）切断では股関節の屈曲，外旋（がいせん）拘縮，下腿切断では膝関節の屈曲拘縮が起こりやすい。この関節拘縮は，装具を装着する際に支障をきたし，身体機能への影響も起こる。そのため，関節拘縮を予防するような肢位調整および固定が重要である。また，断端の血腫や浮腫（しゅ）を防ぐため，断端は弾性包帯で圧迫固定する（図 2-13）。断端は円錐形に整うよう弾性包帯固定をする。

この圧迫固定の際には，圧迫固定が緩む（ゆる）ことを避ける一方，圧迫による循環障害にも留意する必要がある。

❹幻肢痛の緩和

術後は，切断によりなくなった四肢が存在しているように感じ，そこに疼痛を伴う幻肢痛が起こる。患者の訴える幻肢（なくなった四肢が存在しているという感覚）を否定することなく受けとめ，四肢の切断術後に起こる症状であることを説明する。医師により処方される鎮静薬や精神安定薬などを適切に与薬し，幻肢痛の緩和に努める。幻肢痛を訴えている断端部を優しくさすることにより軽減することもある。義肢の活用などで社会復帰が進むこ

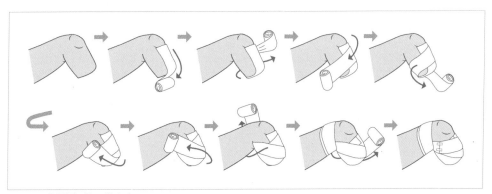

図 2-13　断端包帯の巻き方

とにより軽減することも多い。

❺ 快適な日常生活への支援

　失った機能に応じて，食事，身体の清潔，更衣，排泄，移動などの日常生活を整える支援をする。切断した部位により姿勢保持やバランスへの支障をきたすことにより，移乗・移動時には転倒しないよう留意することが必要である。

3 | 術後の社会復帰に向けた看護

　四肢切断術後，創傷治癒や断端部の状態の安定化に伴い，生活様式の再構築と社会復帰のための看護を進める。四肢切断に対する思いや受けとめ方，その過程は患者個々により異なるため，焦らず状況を見極めながら支援する。上肢，下肢のいずれの切断か，また切断した位置はどこであるかにより残存機能も異なる。患者の職業や社会的な役割によっても必要な機能が異なることにも留意する。医師，理学療法士，義肢装具士，ソーシャルワーカーほか，患者の社会復帰にかかわる多職種や家族と協力した支援が必要である。

　四肢切断術の後，製作する義肢が医師により処方される。初めに仮義肢を製作し，着脱や使用の練習やリハビリテーションを行った後，必要な調整を行い，本義肢を製作する。義肢の製作に際し，労働者災害補償保険においては全額給付が適用される。適用となる補償の確認も重要である。

❶ 義肢の着脱の自立のための支援

　義肢は，上下肢どちらの切断か，切断の部位はどこか，さらに患者が求める機能により様々なものがあるが，着脱が患者自身でできるよう支援し，不適切な装着により断端が傷ついたり使用中にずれたりしないようにする。

❷ 断端のケアと自己管理方法獲得の支援

　義肢装着部の皮膚トラブルや義肢装着時の疼痛は，活動の制限につながる。装具装着時の疼痛により装具の装着を拒否することもある。義肢と接している部分の皮膚を傷つけないよう留意し，創傷のほか，発赤，水疱，潰瘍，褥瘡などの形成の有無や皮膚炎の有無を患者自身が観察できるよう指導する。また，白癬を招くこともあるため，皮膚の清潔ケアについても指導する。

参考文献

・六反田諒：腰椎・関節・骨髄穿刺　ホスピタリストが行う関節穿刺　見て学び，「素振り」に慣れて実際の診療に臨みたい，Hospitalist，8（3），537-544，2020．
・小森大輝，山田徹：腰椎・関節・骨髄穿刺　失敗しない腰椎穿刺　正しい体位を維持し，針が常に正中を通ることを心掛ける，Hospitalist，8（3），525-536，2020．
・近藤泰児監修，畑田みゆき編集：見てできる臨床ケア図鑑　整形外科ビジュアルナーシング改定第2版，学研メディカル秀潤社，2020．

演習課題

1 運動器疾患患者の診察および検査に伴う看護のポイントについてまとめてみよう。

2 ギプス固定を受ける患者の看護のポイントについて，ギプス固定時・固定中，ギプス除去後に分けて説明しよう。

3 牽引中の異常の早期発見のための観察ポイントについて説明しよう。

4 牽引による合併症予防と早期発見のためのポイントを整理してみよう。

5 薬物療法を受けている患者の副作用の症状と対処法を整理してみよう。

6 手術療法を受ける患者について，手術前の看護，手術直後の看護に分けて整理してみよう。

第 **3** 章

運動器疾患をもつ
患者の看護

この章では

● 大腿骨頸部骨折患者の看護を学ぶ。
● 変形性膝・股関節症患者の看護を学ぶ。
● 悪性骨腫瘍患者の看護を学ぶ。
● 椎間板ヘルニア患者の看護を学ぶ。
● 脊髄損傷患者の看護を学ぶ。

I 大腿骨頸部骨折患者の看護

　大腿骨頸部骨折は，若年者では交通事故や外傷，高齢者では特に骨粗鬆症のある女性の転倒で多発する。高齢者の場合その特徴を踏まえ，既往症とその治療・症状コントロール状況，認知機能，生活背景の情報収集が重要である。

　骨折の急性期は，血管損傷に伴う出血性ショックや亜脱臼・脱臼，骨折部位の転位，大腿骨骨頭の壊死，牽引や手術治療に伴う深部静脈血栓症・肺血栓塞栓症，腓骨神経麻痺，褥瘡などの合併症や2次障害の様々なリスクが生じやすく，生命に直結する看護問題となる。また，その後は活動低下によるサルコペニア（筋肉量減少），ロコモティブシンドローム（運動機能障害），すなわち身体的フレイル（虚弱）と，精神的・社会的フレイルなど多くの看護問題となり得る。

　急性期には，まずは患者が適切な治療を安全に受け，生命の危機を脱するための看護が必要である。同時に患者の心身の苦痛が軽減し，合併症・2次障害の予防を目的とする早期リハビリテーション看護が重要となる。

A アセスメントの視点

1. 身体的側面

▶ **骨折の部位**　大腿骨近位部骨折には，関節包内の頸部骨折と，関節包外の転子部骨折がある。股関節の関節包の内側（第1編図4-27参照）は骨膜がなく，血管分布がほとんどない軟骨に覆われ，栄養となる血液が途絶えている。頸部骨折では血管が損傷しやすく，骨頭壊死のリスクがある。関節包の外側は血流があるため，転子部骨折では骨癒合が得られやすい。

▶ **骨折による疼痛**　骨折部位とその周辺組織の損傷によって，傷害された部位にヒスタミンやキニンなどの炎症性物質が放出され炎症が生じる。急性炎症は生体防御反応であり，徴候である発赤，腫脹，熱感，機能障害に伴い，強い疼痛が生じる。そのほかの原因として血行障害や神経圧迫などもある。

▶ **骨折の治療**　頸部骨折は，人工股関節置換術や観血的骨接合術を行い，早期離床を図る。手術の術式や保存療法は，年齢や転位の状況によって選択される。転位が少ない不完全な骨折や虚弱な高齢者では，保存療法が選択されることもある。手術療法を行う場合，術前から骨折に関連した運動機能と併せて，全身の身体機能のアセスメントが重要である。

▶ **骨折部位の安静，体動制限に伴う合併症・2次障害**　治療により一時的安静臥床や体動制限が必要となり，褥瘡，腓骨神経麻痺，深部静脈血栓症，筋力低下や関節拘縮，貧血な

どが起こり得る。特に牽引中は下肢が外旋しやすく，腓骨神経が走行している腓骨頭が圧迫されやすいため，**腓骨神経麻痺**に注意が必要である。骨折が回復してもこれらの障害が生じると，日常生活全般において支障が生じ，QOLが低下するとともに治療・リハビリ期間が延長する。

▶ せん妄　入院に伴う環境や睡眠の変化，疼痛や安静臥床，手術侵襲によるせん妄が生じ得る。特に高齢者の場合，術後せん妄のリスクが高まる。

▶ セルフケア能力　日常生活において，食事，排泄，更衣・整容など介助が必要な部分をアセスメントする必要がある。また，疼痛や恐怖心によって活動性が低下する人らと，逆に安静の必要性を理解できずに動いてしまう人がおり，活動性と安全面に関するセルフケア力のアセスメントも重要である。さらに，転倒リスクの評価として，身体機能では移動能力，バランス能力など，認知力として認知機能，せん妄状態，転倒恐怖（次項「2 心理的側面」参照）が必要である。

2. 心理的側面

　転倒そのものに恐怖を感じ，治療して杖歩行が可能になっても，何かにしがみつく，よろけるなど，思うように歩けないなどの状況になることがある（**転倒恐怖**）。このように，転倒したことに対する落胆または自責の念や，活動性の低下に対する失望感などを感じていることがある。

3. 社会的側面

　活動性の低下や転倒恐怖により外出の機会が減ることにより，それまでの社会生活における交流も狭くなりやすい。

Ｂ 生じやすい看護上の問題

- 骨折による疼痛と活動制限に伴う身体的苦痛
- 牽引療法，手術療法による筋力低下，関節拘縮，身体機能の低下
- 牽引療法，手術療法に伴う腓骨神経麻痺，深部静脈血栓形成，褥瘡形成
- 転倒恐怖や活動制限によるストレス
- 心身のストレス

C 看護目標と看護の実際

看護目標
- 骨折による疼痛と活動制限に伴う身体的苦痛を緩和する
- 筋力低下や関節拘縮，身体機能低下の予防や維持向上を援助する
- 腓骨神経麻痺を予防する
- 精神的な安寧が得られるよう援助する
- 早期に社会復帰ができるよう援助する

1 骨折による疼痛と活動制限に伴う身体的苦痛緩和への援助

①骨折部位と周辺組織の損傷と急性炎症から派生する疼痛の場合，患者の身体的特性に合った鎮痛薬を効果的に使用し，疼痛を緩和する。

- 痛みを我慢してから鎮痛薬を使用すると，鎮痛効果を得ることが難しい。
- 痛みが持続すると，それまで感じていなかった刺激も痛みとして知覚する。
- 医師から処方されている鎮痛薬を，痛みが増強する前に使用する。
- 清拭をする前など痛みが増強する前に，患者と相談し計画的に鎮痛薬を用いる。
- 鎮痛薬には呼吸抑制や血圧低下などバイタルサインに影響する薬剤があるため，使用前後はバイタルサインに注意する。

②安静臥床や牽引により活動が制限され，荷重のかかる褥瘡好発部位や腰痛の有無・程度を観察し，可能な範囲で体位変換や除圧を図る。

③清拭，排泄，更衣などでからだを動かす時，骨折部が動かないように下肢を支持する。

④疼痛部位や程度が変化した場合，その部位に異常や悪化がないか観察し，早期発見・対処を図る。

⑤介達牽引を巻き直す場合，牽引が急に解除されないように患肢を支持して行う。

▶ **疼痛の変化，異常の観察ポイント**　痛みの強さや痛みの種類が変化したときは，骨折部位周囲の腫脹や循環障害，皮膚トラブルなどの合併症や2次障害が起きていないか，痛みの部位を確認し関連する箇所も観察する。骨折部位以外の要因や精神面の影響も考えられる。

2 牽引療法，手術療法による筋力低下・関節拘縮，身体機能低下の予防，維持向上への援助

①患肢が外旋しやすいため，砂囊やタオルで保持する。

②介達牽引している場合，効果的な牽引がされているか確認し，必要に応じて巻き直す。

③動かせる範囲内で体位変換，関節の屈曲・伸展や大腿四頭筋の等尺運動を行う。特に足関節の底屈・背屈運動は，関節拘縮，筋力低下予防ならびに深部静脈血栓予防として重要であり，定期的に看護師が促すとともに患者が積極的に実施できるよう支援する。

▶介達牽引　介達牽引（スピードトラック牽引）はスポンジバンドを皮膚に当てその上から弾性包帯で巻く方法で，牽引力は弱いが着脱が容易で皮膚刺激が少ないという利点がある。一方，弾性包帯がずれて効果的に牽引ができない，包帯の巻き方が強すぎる，または下肢の循環不良により浮腫が増強して包帯がきつくなるなどのトラブルが生じる危険がある。毎日包帯を巻き直すとともに，ベッドサイドに行く際に，包帯がずれていないか，きつくないか観察する。

3 | 腓骨神経麻痺予防の援助（図3-1）

①牽引療法中は定期的に，またベッドサイドに行くたびに下記を観察する。
- 牽引状況と腓骨頭（ひこつとう）が圧迫されていないか
- 足背の第1〜2趾（足の指）付け根の感覚障害がないか
- 母趾（ぼし）（第1趾）と足関節の背屈ができるか

②良肢位を保持する際，タオルや砂囊は腓骨神経が走行している腓骨頭に当たらないように置く。

4 | 精神的安寧の援助

①転倒恐怖や骨折したことへの自責の念など，患者の思いを十分に傾聴する。
②突然の入院による社会生活の心配事を傾聴し，家族へ連絡をとり対処できるよう配慮する。
③回復状況は些細な変化も伝え，意欲的に治療やリハビリテーションに取り組めるよう言葉をかける。

5 | 手術療法時の援助

いずれの術式においても，早期リハビリテーション，早期社会復帰を目指す。基本的に

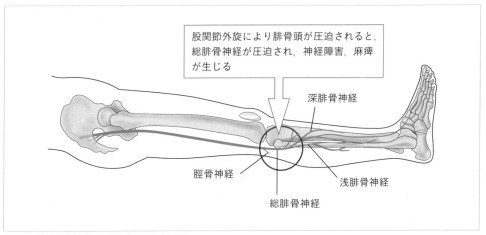

図3-1　腓骨神経麻痺が生じる圧迫部位

は，次節Ⅱで述べる，人工股関節全置換術を受ける患者の看護と同様である。

6 | 離床後安全で効果的なリハビリテーションへの援助

基本的には，次節Ⅱの変形性関節症の患者の看護と同様である。

Ⅱ 変形性膝・股関節症患者の看護

変形性膝関節症と変形性股関節症は，発生機序・原因は異なっても，起立，歩行時に疼痛があり思うように動けない，長時間・長距離を歩けない，バランスを崩して倒れるなど，共通してADLに問題が生じる。日常生活そのものと，社会的な交流や参加，自己実現に制限や制約が生じQOLが低下しやすい。

両関節症とも，まずは起立・歩行を支持するための筋力アップ目的の運動療法，起立，歩行時に膝関節・股関節への荷重（下肢や体幹に重量がかかる）を減らすための減量，疼痛コントロールなどの保存療法を行う。しかし，関節の変形が進行し日常生活やQOLの著しい低下をきたす場合には，手術療法が行われる。手術療法は自分の骨を形成するものと，人工関節に置換する術式がある。

両関節症の看護には共通する内容が多いため，本稿では，**人工股関節置換術**（total hip arthroplasty；THA）を受ける患者の看護を中心に展開し，コラムで人工膝関節全置換術の特徴的な点を述べる。

Ⓐ アセスメントの視点

1. 身体的側面

THAは術後疼痛が強い。疼痛によって呼吸や循環が抑制され合併症が発症し，早期体動やリハビリテーションが遅れる。ADL低下とともに精神機能も低下し，術後せん妄のリスクが生じる。また，人工物が体内に挿入されたことによる感染や，下肢の循環不良による深部静脈血栓症と肺血栓塞栓症のリスク，股関節脱臼のリスク，腓骨神経麻痺のリスクがある。その他，人工関節に置換する際，筋肉や骨を切開しているため出血量は多く，出血性ショックのリスクがあり，貧血も生じる。すなわちTHAは侵襲の高い手術で，生命に直結する合併症のリスクがあり，術後回復の遅延や長期化の問題が起こり得る。

さらに，手術対象者である変形性関節症や大腿骨頭壊死症の患者の特徴として，患部以外の関節の変形や筋力低下に関連した立位，歩行状態からの転倒リスクや，ステロイド薬など薬物による症状コントロール状況と，副作用による感染などの合併症リスクのアセスメントが重要となる。

　手術室において，THA は感染のリスクが高いため，手術室は最も清潔基準が高いバイオクリーンルームを使用し，執刀医は特殊な術衣を装備し手術を行う。手術部位誤認防止に関して，変形性股関節症が両側にある場合は，どちらの側か両側を行うか，の確認は重要である。また，神経障害に関しては，筋弛緩薬の使用により股関節が外旋しやすく，特にからだを側臥位にローテーションさせる際には腓骨神経麻痺に注意が必要である。

2. 心理的側面

　THA を受けた患者の生活体験は，手術前は痛みや歩容の悪さに制約される生活，術後6週ごろは制約される生活からの解放，術後6か月〜3年は人工関節と折り合いをつけた生活の再構築へと変化する[1]。

　手術を受けるまでの保存期は，痛みと折り合いをつけながら生活している。

　保存療法では疼痛から日々日常生活に支障をきたし，限界を迎えた場合に手術療法に踏み切る。覚悟はしても，手術や術前の準備へ不安が生じやすい。

3. 社会的側面

　変形性股関節症は発症年齢や経過はさまざまであるが，女性に多く，特に成人期では妻，母の役割を果たすために，痛みを我慢して無理をしていることがある。患者が女性で家族のことを心配している場合には，術後も早期社会復帰を目指し，焦り，無理をすることもある。

B　生じやすい看護上の問題

- 手術と術後経過への不安
- 術後疼痛
- 深部静脈血栓症と肺血栓塞栓症のリスク
- 股関節脱臼のリスク
- 術後感染症のリスク
- 腓骨神経麻痺のリスク
- セルフケア不足と転倒のリスク

C　看護目標と看護の実際

1. 手術前の看護

　外来では，手術前準備として自己血貯血（手術時の輸血準備）や，筋力低下予防のリハビリテーションを行う際に，患者に貧血や疲労などの不具合はないかを確認する。また，手

術への不安を軽減し，手術後の夢や希望などポジティブな面にも焦点を当て，患者が現実的な期待をもてるようにする。心身ともに最良の状態で手術に臨めるよう支援することは，患者の QOL 向上につながる。

> **看護目標**
> - 手術や術後経過への不安を軽減する
> - 術後疼痛や術後合併症など 2 次障害を予防する
> - セルフケアの向上を目指す
> - 転倒を予防する

1 | 手術と術後経過への不安軽減への支援

患者の不安や心配事を傾聴し，クリニカルパスなどを用いてオリエンテーションを行う。手術後は長期間苦しんできた疼痛（とうつう）から解放され，ADL・QOL が向上することを患者がイメージできるようにする。

また，以下の股関節症に関連した症状や機能低下・障害を中心にフィジカルアセスメントを行い，術前検査結果と併せて全身状態を把握する。さらに，医師のインフォームドコンセントに同席し，患者の受け止めを理解するとともに，必要事項は補足説明し，医師への対応を求め，患者の安心感が高まるようにかかわる。

2 | 術後疼痛，術後合併症・2 次障害の予防への支援

①術後疼痛への支援

術後疼痛を軽減し，早期体動・離床を図り，リハビリテーションに取り組むことが，術後合併症や 2 次障害を予防し早期回復につながることを指導する。NRS（numeric rating scale），VAS（visual analogue scale），フェイススケールなど疼痛スケールで疼痛の程度を把握するとともにそれぞれのスケールの特徴を説明し，術後に使用するスケールを決定する。また，疼痛コントロールについては，医師や薬剤師と連携し，術後予定されている鎮痛薬と PCA（patient-controlled analgesia）ポンプを使用する場合はその方法を説明し，患者が安心して使用できる準備をする。

②術後合併症・2 次障害の予防

また，以下の情報を収集し，術後合併症や 2 次障害のリスクをアセスメントし，患者に予防方法を指導する。

❶ 身長・体重

肥満は術後の人工関節への荷重が大きく，人工関節の耐久年数に影響するとともに，感染リスクが増大する。

❷ 関節リウマチ（rheumatoid arthritis：RA）の有無

罹患している場合，治療薬と症状コントロール

❸ 検査

- 呼吸機能：胸部 X 線やスパイログラムから術後無気肺，肺炎のリスク

第
2
編

構造と機能

症状と病態生理

治療　診察・検査・

疾患と診療

看護　症状に対する

検査と治療に伴う看護

3

患者の看護　疾患をもつ

過程の展開　事例による看護

- 循環機能：ECG や電解質から術後不整脈，脱水，ショックのリスク。血液凝固データから深部静脈血栓症，肺塞栓症のリスク
- 栄養・代謝・免疫・アレルギー：貧血，血糖値，栄養状態，う歯や歯周病の有無，アトピー性皮膚炎や白癬（水虫）の有無から術後アレルギー反応や感染，褥瘡など皮膚損傷のリスク
- 認知機能：術後せん妄のリスク

3 セルフケア向上と転倒予防への支援

　患者の認知機能や ADL，運動機能を評価するとともに，安全にリハビリテーションを進めるためのセルフケア指導を行う。特に，回復期に入ると自力で洗面，トイレでの排泄ニードが高まる。その意欲は望ましいが，一人で移動することの転倒リスク，それが回復遅延となることを理解できるようていねいに説明する。また，以下の機能を評価しアセスメントし，セルフケア指導に活用する。

①症状

　股関節痛，トレンデレンブルグ歩行（患肢で立つと，骨盤の健側が下降し，体幹は健側に揺れる［第 1 編図 2-20 参照］），大腿四頭筋・大殿筋などの筋肉の萎縮，脚長差（左右脚の長さが異なる）

②股関節の変形は片側か両側か

　術後の起立，移乗，歩行に影響する。両側の場合，今回手術する側と反対側の状態と治療状況を確認する。

③股関節機能判定基準（日本整形外科学会）

　疼痛，関節可動域（range of motion；ROM），歩行能力，腰かけや階段昇降など日常生活の支障 4 項目を点数化し，総合的な評価をする。

④ADL（acties of daily living, activities of daily life, 日常生活動作）の評価

　日常生活の移動動作，食事動作，更衣動作，整容動作，排泄動作，入浴動作など

⑤下肢の ROM

　RA がある場合は症状が出現している関節とその ROM

⑥筋力低下の程度

　MMT（manual muscle test, 徒手筋力テスト）

2. 手術中の看護

　手術部位誤認予防では，特に変形性股関節症が両側にある場合は，どちらの側か両側か，の確認は重要である。

　手術体位の影響である褥瘡好発部位や腓骨神経麻痺などの神経障害予防として，手術直前の皮膚や神経障害の有無を観察し，圧迫部位は除圧を図り最適な術中体位にする。感染予防対策である医師の特殊な術衣装備は汗をかきやすいため，手術室の室温を下げることがある。患者の術中低体温は術後感染リスクが高くなるため，術中の清潔操作に影響がな

いように，滅菌布や温風シートによって保温する。これはシバリングの予防ともなる。

　手術中の深部静脈血栓予防として，健側の下肢には弾性ストッキングを装着する。手術直後に，患肢は医師が消毒液をぬぐい取り，弾性包帯を大腿部まで巻く。看護師は下肢の循環障害が起きていないか，足趾の色を観察し確認する。

┃ 3. 手術後の看護

1 ┃ 術後の全身状態安定への援助

　術後はバイタルサイン測定や下肢の知覚，循環，運動機能を中心に全身状態を観察し，循環動態が安定しているかをアセスメントする。

①全身麻酔，手術侵襲による全身状態：バイタルサイン，出血量・尿量と輸液・輸血量の IN/OUT バランス，腸管の動き（腸蠕動音），意識レベル

②患部周囲に挿入されたドレーンからの出血量と性状

2 ┃ 術後疼痛緩和への援助

①術前に決めた疼痛スケールで疼痛の程度を評価し，安楽な体位とし，安心できる言葉をかけ，マッサージなど鎮痛薬以外のケアを実施する。

②医師の指示に沿った鎮痛薬を，患者の意向を確認し使用する。鎮痛薬使用後は副作用の出現に注意する。

③疼痛による影響が生じていないかを把握する。

3 ┃ 深部静脈血栓症と肺血栓塞栓症の予防への援助

①下肢の観察
- ホーマンズ徴候：仰臥位で膝を伸展させた状態で足関節を背屈すると，腓腹部に不快感や痛みが生じる。
- 腓腹部の静脈と周囲の皮膚に炎症がないか。

②全身状態と血液データの確認
　脱水徴候や FDP-D ダイマーを確認する。

③下肢の循環を促す援助
- 手術当日から患肢に弾性包帯を巻き，健肢は弾性ストッキングや間欠的空気圧迫器具を着用する。
- 足関節の背屈運動を促す。

④脱水予防の援助
　水分摂取を促す。

⑤肺血栓塞栓症状出現の観察
　特に初回離床時は注意が必要である。

4 股関節脱臼の予防への援助

①THAのアプローチ法の把握

　術後の股関節脱臼は，アプローチ法によって脱臼を起こしやすい肢位が異なる（図3-2）。手術では骨頭を置換する際，股関節を支えている筋肉や関節包を切開し，脱臼させ，その股関節の動きが術後の脱臼肢位に相当する。

- **前方アプローチ**：内転，外旋，伸展
- **後方アプローチ**：内転，内旋，90度以上の深い屈曲

②アプローチ法に沿った脱臼肢位の指導

- 脱臼肢位を日常生活の場面で想起できるように，パンフレットや動画などの教材で図示する，または，車椅子移乗の場面を設定してデモンストレーションする。

③股関節を支える筋力アップの運動（表3-1）

- 下肢伸展挙上運動（straight leg raising；SLR）：大腿四頭筋など尺運動や殿周囲筋力運動（大殿筋，中殿筋など）を進める。その施設に理学療法士などリハビリテーション専門のスタッフがいれば，訓練した内容を病棟においても継続する。
- 術後急性期の運動は，出血，疼痛，倦怠感など患者の状態に合わせて実施する。

④運動による筋肉痛，疲労の緩和

- 筋肉痛：経皮用鎮痛薬であるパップ剤や軟膏を使用する。
- 疲労：足浴をする場合，脱臼肢位に注意する。

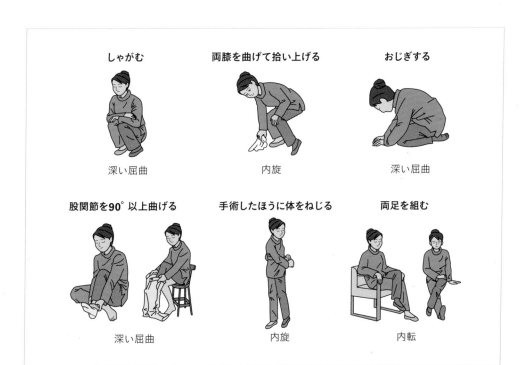

しゃがむ
深い屈曲

両膝を曲げて拾い上げる
内旋

おじぎする
深い屈曲

股関節を90°以上曲げる
深い屈曲

手術したほうに体をねじる
内旋

両足を組む
内転

図3-2 THA（後方アプローチ）後に股関節脱臼しやすい日常生活動作

表3-1　筋力強化運動

運動	強化する主な筋肉	主な筋肉の動き	方法
下肢伸展挙上運動	大腿四頭筋 大腿直筋 内側広筋 外側広筋 中間広筋	・膝関節の伸展	・仰臥位で運動する脚と反対側の膝関節を曲げて膝を立てる ・運動する側の脚は膝を伸展して10°程度挙上したまま数秒キープ ・運動する側の膝を伸展して，膝を台に押し付けるように力を入れて数秒キープしてもよい
殿周囲筋力運動	大殿筋 中殿筋	・股関節の伸展・外旋 ・股関節の外転 ・歩行時接地側の足で体重を支える	・腹臥位で下腿後側・上方へ挙上（股関節の伸展） ・両膝を立て殿部を上方へ浮かせてキープ
足関節運動	腓腹筋・ヒラメ筋 後脛骨筋 長母指屈筋 前脛骨筋 長母指伸筋	・下腿屈筋（足の底屈） ・下腿伸筋（足の背屈）	・足趾（足の指）の底背屈運動 ・足関節の底背屈運動

5 ｜ 創傷治癒促進と感染予防への援助

①身体の清潔

・特に患肢と患側の殿部の清拭，陰部洗浄を行う。

・創部の清潔を保つ：シャワーの許可が得られたら創部を泡で優しく洗う。患者が洗い方を習得できるよう指導し，できない場合は看護師が補助する。

②皮膚トラブル対処

・患肢にテープかぶれや弾性ストッキングによる皮膚トラブルが生じた場合，水疱形成やかゆみが強く，引っ掻いてしまい，範囲が広がる。

・皮膚を強くこすらないよう，柔らかい布や素材で押さえて拭き，清潔を保つ。

・適切な軟膏（担当医もしくは皮膚科医師処方）を塗布する。

③真菌，白癬の清潔と治療

・予防として，皮膚と皮膚が密着している陰部，鼠径部は洗浄して乾かす。

・爪白癬がある場合，清拭や足浴で清潔を保ち，処方されている抗真菌薬を塗布する。

6 ｜ 腓骨神経麻痺，深部静脈血栓，褥瘡予防への援助

本章Ⅰ「大腿骨頸部骨折患者の看護」に準じる。

7 ｜ セルフケア向上と転倒予防への支援

　術前に評価した患者の認知機能やADL，運動機能について，術後経過に沿って適宜評価する。また，術前に行った安全にリハビリテーションを進めるためのセルフケア指導を想起してもらい，経過に沿った患者の認知機能やADL，運動機能の変化に合わせて適切な指導を行う。特に，リハビリテーションが進み，車椅子や松葉杖での移動が可能となり

自立度が高まると，患者の安全への注意が甘くなり，転倒のリスクは継続する。患者の意向を尊重しつつ，どのような行動が安全か納得して行動できるようていねいに説明し，できていることは賞賛する。

4. 在宅療養移行の看護

1　股関節脱臼と転倒の予防ならびにADL拡大と社会活動参加への支援

　社会復帰後は入院期間中の施設と環境が異なり，注意する医療者もいなくなるため，セルフケアと同居する家族の協力が必要となる。退院前から社会復帰後の生活を想定した脱臼予防の指導と練習を行う。また，和様式の生活スタイル，たとえば畳の部屋では直接畳に横座りや正座をするなどは，脱臼のリスクが高い。家屋や家具を整備し，脱臼・転倒予防に備えることが望ましい。

　人工股関節全置換術では，身体障害者4級（両側では3級）が申請可能である。社会福祉サービスは住んでいる地域により異なる。

2　感染予防継続への支援

　社会復帰に向け，以下の指導を行う。

①創部を中心に患肢に傷をつくらないようにする。

②シャワー・入浴時に，創部はこすらずに優しく泡で洗う。

③健康管理に準じた風邪予防や免疫力アップを図る。

④創部の炎症所見や疼痛が出現した場合，早期に病院に連絡し受診する。

Column 　**人工膝関節全置換術の術後の特徴**

　手術後は膝関節置換部位の修復が完成するまで，膝関節を過度に屈曲しないよう，起立・移動・歩行の際に膝折れに注意が必要である。術後の膝関節ROMは0～120度に制限され，社会復帰後の生活では正座が困難となる。

　また，術後2～3か月は膝関節の腫脹・疼痛が残り，日常生活もしばらく不便となる。徐々に腫脹・疼痛は軽減していくことを説明し，また，運動後は患部を保冷剤や湿布薬で冷却することを指導し，精神的に追い込まれないように支援する。しかし，腫脹・疼痛が増強する場合，人工関節の感染が疑われるため，我慢せずに病院へ相談するか受診するよう指導する。

III 悪性骨腫瘍患者の看護

　悪性骨腫瘍は，骨軟部腫瘍のなかでも骨肉腫，ユーイング肉腫，軟骨腫瘍などの**原発性悪性骨腫瘍**と，ほかのがんが骨に転移した**続発性骨腫瘍**に分類される（図3-3）。

　原発性悪性骨腫瘍は好発年齢が様々で，若年層にもみられることが特徴である。たとえば，骨肉腫やユーイング肉腫は学童期に多く，軟骨肉腫は中高年に多くみられる。また，転移性骨腫瘍は50歳以上に多い。

　転移性骨腫瘍の原発巣は，肺がん，乳がん，腎がん，前立腺がんの順に多い。

　ここでは，原発性悪性骨腫瘍の看護について述べる。

　原発性悪性骨腫瘍は学童期から青年期に発症することが多いため，診断時から患者だけではなく，家族を含めて支援することが重要である。治療は全身的治療の化学療法と局所的治療の手術療法を併用するため，化学療法で使用する抗がん剤の特徴を踏まえた看護，手術療法では術式に応じた看護を行う。約1年という長期にわたる治療経過のなか，患者・家族は心の揺らぎや迷いを抱えながらも治療にかかわる意思決定を何度もしていかなければならない。さらに初発の治療終了後も，再発・転移など病状に応じた意思決定をしていく必要がある。

　看護師は診断時から患者・家族と信頼関係を築き，納得して意思決定ができるよう支援していくことが重要である。

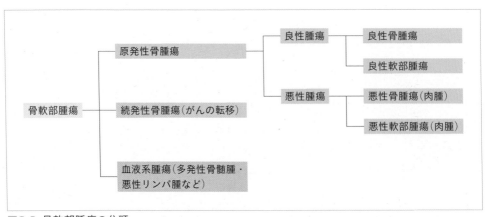

図3-3　骨軟部腫瘍の分類

第
2
編

構造と機能

症状と病態生理

診察・検査・
治療

疾患と診療

症状に対する
看護

検査と治療に
伴う看護

3
疾患をもつ
患者の看護

事例による看護
過程の展開

A アセスメントの視点

1. 身体的側面

1 自覚症状

　主な症状は疼痛，腫脹，可動域制限，病的骨折などである。疼痛は，原発性悪性骨腫瘍において主訴となることが多い。運動負荷による疼痛だけではなく，安静時にも生じる。発症から診断までの期間が長いため，数週間から数か月間疼痛が持続している患者も多い。そのほかに，局所の熱感，発赤が生じる場合がある。

2 検査に伴う身体的苦痛

　確定診断のためには血液検査，X線検査，MRI，CT，骨シンチグラフィー，EDG-PET，生検などが行われる。これらの検査により苦痛が生じていないか，観察を行う。

3 化学療法に伴う有害事象

　手術の前後に補助として化学療法が行われることが多い。ほかのがんと比較して大量の抗がん剤を使用するため，有害事象が強く出現することが多い。主に使用する薬剤は，塩酸ドキソルビシン（アドリアマイシン），メトトレキサート（メソトレキセート），シスプラチン，イホスファミド（イホマイド）などである。出現する骨髄抑制，悪心・嘔吐，下痢，口内炎，倦怠感，脱毛，腎障害などに対するケアが必要である。

　術後化学療法は，手術によってもたらされた身体障害を抱えながら実施する。外来で6か月〜9か月間行われることが多いため，長期にわたってセルフケアが必要となる。

4 周手術期ケア

　手術療法では，約80％の患者に患肢を温存する患肢温存術（広範切除術）を行うが，腫瘍が重要な神経や血管を巻き込んでいる場合には切断・離断術をすることもある。広範囲手術の場合は人工関節置換術，骨移植術，関節固定術などで四肢を再建することになるため，術後は疼痛，後出血，患肢の循環障害の観察を行い，人工物を使用した場合は感染徴候を確認する。術後の患肢の安静による循環障害や神経障害を起こす可能性があるため，疼痛の有無，知覚の程度を観察する。下肢の場合は腓骨神経麻痺を生じる可能性があるため，足関節や足趾の背屈障害の有無と程度，断端部の浮腫，感染徴候を確認する。

5 幻肢痛

　幻肢痛とは，実際に存在しない四肢の痛みをいう。幻肢痛は四肢の切断後1週間程度

で出現し，6か月程度で和らぐ。幻肢痛は15歳くらいから生じるが，強さ，頻度などは個人差が大きい。幻肢痛の有無や程度を観察する。

6 │ 再発や転移による苦痛

　治療を行った後は，外来通院で経過を観察することとなる。療養生活において症状の再燃がないか自ら観察することや，症状出現時には報告をするなどのセルフケアが必要となる。また，再発や転移に伴う身体的苦痛を早期発見，対処ができるよう，外来においても継続支援が必要である。

■ 2. 心理的側面

1 │ 入院が必要となったことに対する患者・家族の受け止め

　8割以上の患者に疼痛が出現するが，自覚症状が軽い場合もある。自覚症状が軽い患者は，入院が必要となったことを理解したり，受け止めたりすることが難しい。入院に対する患者・家族の言動や表情を注意深く観察する。

2 │ 検査に伴う苦痛

　学童期にある患者の場合，検査を受けることが初めてである場合が多い。検査に対する不安や恐怖がないか，患者の言動・表情を観察する。

3 │ 診断時の衝撃

　悪性骨腫瘍と診断されると，早期に治療が開始となる。患者・家族に病名の告知と今後の治療方針の説明がなされる。患者だけではなく，両親の精神的動揺が激しくなる場合もあるため，患者・家族の疾患に対する受け止めや理解の程度，言動を観察する。

4 │ 治療の選択に対する不安

　入院期間の短縮化により，多くは手術の前日の入院となることが多い。患者・家族が十分に説明を受けたうえで入院，治療に臨んでいるか，観察を行う。また，治療方針を理解し，納得したうえで治療を行ったとしても，患者・家族の気持ちは揺れ動き，様々な感情を生じる。患者・家族の言動・表情を注意深く観察し，その揺らぎに気づき，寄り添う看護が必要である。

5 │ 障害受容

　切断・離断術を行った場合，手術後しばらくすると，患者は患肢が切断されたことを実感する。自らが選択した術式であっても，実際に身体の一部が失われたことを受け入れることは難しい場合もあるため，患者の表情・言動を注意深く観察する。

6 ｜ 再発・転移の告知を受けた場合の衝撃

再発や転移という知らせは，患者・家族にとって大きな衝撃をもたらす。事実を正しく理解できなかったり，治療法が選択できなかったりする可能性がある。患者の発達段階に応じた説明方法を選び，患者が治療に臨めるよう根気強く支援を行う。

▌ 3. 社会的側面

1 ｜ 入院による社会生活に及ぼす影響

原発性の悪性骨腫瘍の好発年齢は若く，入院期間も長い。学童期から青年期にある患者は，学業，進学，就職，結婚，学習環境を整えることや職場との調整など，進学，就業などのライフイベントにおける支援は重要である。

2 ｜ 家族への支援

比較的若い世代に発症する疾患であり，子どもが診断を受けた場合の両親の衝撃，世帯主が診断を受けた場合の家族の経済的負担，両親が診断を受けた際の子どもへの影響など家族に与える影響も大きい。患者とともに，家族を含めて支援をする体制を整えていく必要がある。

3 ｜ 有害事象に対するセルフケア能力

化学療法や手術療法により様々な有害事象を生じる。年齢，発達段階に応じてオリエンテーションの方法を検討する。化学療法に伴う有害事象の対応や手術療法後の安静，体位制限などの理解ができているか観察を行う。セルフケア能力に応じて，家族の協力を得ることや必要な社会資源の導入を検討する。

4 ｜ 退院後の社会生活における影響

治療を受けることにより，進学，就職，結婚などのライフイベントや経済的状況に大きな影響を及ぼす。患者・家族の思いや障害受容の様子を把握する。また，必要な社会制度を活用できているか，確認，調整を行う。状況に応じて，身体障害者手帳や介護保険の申請，高額療養費制度の活用など，医療ソーシャルワーカーと協働することも必要である。

Ｂ 生じやすい看護上の問題

1 ｜ 急性期・増悪期

• 局所の身体的苦痛により，日常生活行動が制限される可能性がある。

- 緊急入院や病名告知を患者・家族が受け入れられない可能性がある。
- 入院や治療により，発達課題に及ぼされる影響を調整できない可能性がある。

2 | 周術期

- 化学療法の有害事象による身体的苦痛や日常生活行動の制限がある。
- 化学療法を継続する意欲が低下する可能性がある。
- 家族の不安や苦痛が増強する可能性がある。
- 有害事象に対するセルフケアが十分に行えない可能性がある。
- 術式について意思決定できない可能性がある。
- 術後合併症を起こす可能性がある。
- 切断術を受けた患者の，幻肢痛が生じる可能性がある。
- 手術による身体障害が受容できない可能性がある。

3 | 慢性期（在宅・地域における療養生活）

- 長期にわたる化学療法により，闘病意欲が低下する可能性がある。
- 学校や職場などの社会生活の変化を受け入れることが困難となる可能性がある。
- 再発，転移などによる強い衝撃を受ける可能性がある。
- 術後感染を起こす可能性がある。

4 | 終末期

- 療養先の選択において，患者・家族が意思決定できない可能性がある。
- トータルペインにより安寧（あんねい）を保つことができない可能性がある。
- 患者の状態変化を家族が受け入れられない可能性がある。

C 看護目標と看護の実際

1. 急性期・増悪期の看護

看護目標
- 疼痛が軽減し，日常生活行動の制限が最小限となる
- 緊急入院時や病名告知を受けた患者・家族の精神的苦痛が軽減できる
- 患者が自ら治療を選択できる
- 発達課題に対する影響を最小限にできる

1 | 疼痛が軽減し，日常生活行動の制限が最小限となる

　疼痛（とうつう）を最小限とするために，患部の安静を保つことが必要であるが，良肢位と関節可動域の保持が重要である。疼痛が強い場合は医師の指示に基づき，鎮痛薬を投与する。

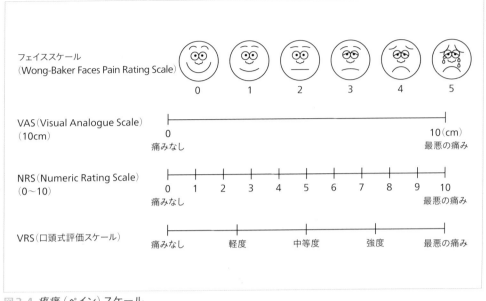

図3-4 疼痛（ペイン）スケール

第
2
編

構造と機能

症状と病態生理

診察・検査・治療

疾患と診療

症状に対する看護

検査と治療に伴う看護

3

疾患をもつ患者の看護

事例による看護過程の展開

　安静時や鎮痛薬使用後の評価を行うために，統一した指標で観察を行う。学童期の患者は疼痛を表現することが難しい場合があるため，使用する疼痛スケールを検討する（図3-4）。

　病的骨折や疼痛などにより日常生活動作への影響を確認し，援助を行う。移動方法や安楽な姿勢などについて，理学療法士とともに検討し，より良い方法で援助を行う。

2 ｜ 緊急入院時や病名告知を受けた患者・家族の精神的苦痛が軽減できる

　入院時や告知を受けた後は，病気が悪性であったことに対する衝撃，長期に及ぶ入院・治療に対する不安，患肢を切断するかもしれない恐怖など様々な思いを抱く。患者・家族の思いを傾聴し，寄り添うことが重要であるが，思いを表出できない場合も少なくない。看護師は患者・家族の言動，表情をていねいに観察し，思いを寄せることが必要である。

3 ｜ 患者が自ら治療を選択できる

　治療方針や学業，就業の継続など，患者は診断直後の苦悩を抱えながら様々な意思決定をしていかなければならない。意思決定にあたり，十分な説明を受けられているか確認し，必要な情報提供や説明の場の調整を行う。また，一度決定したことであっても患者・家族の思いは揺らぐ。看護師はその心情を理解し，患者・家族の揺らぎを共有する。また，学校や職場との調整が必要な場合には，その調整を行う。

4 ｜ 発達課題に対する影響を最小限にできる

　小児期の患者であれば，治療中の学業の継続について，学校側と調整を行うよう働きかける。施設内で活用できるシステムがあれば，訪問教育などの手続きを行う。就業してい

る患者であれば，休職についての調整ができるよう情報提供を行う。職場の情報収集を行い，産業医や産業保健師の活用方法についても説明を行う。

▌2. 周術期の看護

> **看護目標**
> • 治療への不安を軽減する
> • 化学療法の有害事象を軽減するためのセルフケアを支援する
> • 手術に伴う合併症に対処する
> • 幻肢痛が最小限となるよう対処する
> • 身体障害を受容できるようケアを行う

1 治療に対する不安が最小限となる

多剤併用化学療法や手術療法により，身体的苦痛が大きくなる場合がある。それに伴い，治療を継続することや治療効果に対する不安を抱えることがある。患者の言動・表情を観察し，治療継続への精神的支援を行う。

2 化学療法による有害事象が最小限となるようセルフケアができる

悪心出現時には，無理に食事を摂取しなくてよいことや，食べやすいものを選択すること，制吐剤が使用できることを説明する。制吐剤を使用した場合は患者とともにその評価を行い，次回の対応が自らできるよう教育的かかわりをする。

また，骨髄抑制に対する教育をあらかじめ行い，感染予防行動がとれるようにする。手洗い，含嗽の方法や口腔内を清潔に保つ方法の指導や便秘・下痢の観察を行い，肛門周囲に感染の原因となるトラブルがないようにすることなど，具体的な方法を説明する。学童期の患者は文章のみでは理解ができない場合もあるため，絵を添えたリーフレットなどを用いてわかりやすく説明する。また，理解ができるよう繰り返し説明を行う。

3 手術に伴う合併症の早期発見，対処ができる

全身麻酔による手術の全身的影響の観察を行い，異常の早期発見に努める。術後は患肢の良肢位を保ち，神経障害の合併を予防する。また，医師の指示の下，手術後の深部静脈血栓症を予防するために医療用弾性ストッキングやフットポンプを使用する場合がある。正しく使用し，医療関連機器圧迫損傷（medical device related pressure ulcer：MDRPU）を発生しないようにする。

4 幻肢痛が最小限となる

幻肢痛は強さ，頻度，出現時期など個人差が大きい。医師の指示により麻薬，非ステロイド性抗炎症薬，抗うつ薬などを投与し，効果を観察する。また，神経ブロックやリハビリテーションによる残存部位の代償機能により幻肢痛が予防，軽減できる場合もあるた

め，各部門との調整を行っていく。患者には幻肢痛を我慢しないよう説明を行う。また，幻肢痛と断定することによって感染徴候を見逃すことのないよう，観察を継続して行う。

5 ｜ ボディーイメージの変化と向き合うことができる

患者が自ら選択したうえでの身体障害であっても，現実を目の当たりにして受け入れられない場合がある。早急に受け入れを促すのではなく，患者とともに段階を踏んで向き合うケアを実施する。

3. 慢性期(在宅・地域における療養生活)の看護

看護目標 ・再発などへの不安軽減や障害への適応に向けた支援を行う
・変化する社会生活に適応できるよう支援を行う
・継続的なセルフケアのための患者教育を行う

1 ｜ 悪性骨腫瘍とともに生きていくことを受容できる

退院後も再発や遠隔転移などの可能性があり，その不安や身体障害への適応という課題に取り組みながら，生活をしていかなければならない。外来通院となり，医療者との接触が少なくなるため，外来受診の限られた時間のなかで，患者や家族の言動を観察しアセスメントしていく必要がある。そのため，診断時から外来通院までの一連の情報共有ができるよう，施設内での連携も必要である。

2 ｜ 社会生活の変化に対して徐々に適応できる

学校や職場，家庭などでの役割変化を生じる。退院後に直面する課題があり，障害受容を促す支援を行う。外来と病棟での情報共有や，組織横断的に活動している相談窓口と協働することにより，継続した支援が行えるようにする。

3 ｜ セルフケアを継続することができる

手術療法にて人工物を使用して再建術を行った場合，患部の感染予防を継続していかなければならない。退院後も継続して患肢を観察することや，異常があった場合に受診行動に移すことができるよう，入院中から患者教育を行っていく。

また，術後化学療法を通院しながら実施するため，長期にわたるセルフケアを継続していることをねぎらいながら，闘病意欲を維持できる支援が必要である。

4. 終末期の看護

看護目標 ・トータルペインが最小限となるよう支援する
・家族への支援を行う

1 トータルペインを最小限とし安楽に過ごすことができる

患者の苦痛を把握し，安楽に過ごせるよう支援を行う。薬剤調整を行い，疼痛を最小限とする。また，合併症を予防していくことも重要である。施設によっては緩和ケアチームやがん性疼痛看護認定看護師，臨床心理士などと協力をして，全人的な苦痛（トータルペイン）を取り除く支援を行う。

2 家族の受容

患者の死期が近いことを受け入れられなかったり，患者に対してどのように接していけばよいか迷い，苦悩したりする家族もいる。また，患者が若年者の場合，患者のきょうだいに対してどのように説明をすればよいか悩む場合もある。看護師は医師からの説明の場の調整や説明に同席し，その場での家族の観察を行うことや説明内容に対する理解を確認する。病院内の緩和ケアチームやがん専門看護師，小児看護専門看護師などの多職種と協働して，患者とともに家族ケアを行っていくことが重要である。また，最期を迎える療養先の選択を行ううえで迷いが生じる場合もある。医療ソーシャルワーカーと協働して，患者・家族が望む療養先の選択ができるようにする。

Ⅳ 椎間板ヘルニア患者の看護

椎間板ヘルニアは，椎間板の髄核が脱出することにより，脊髄神経や神経根を圧迫して症状が出現する。ヘルニアの発生部位により症状が異なる。皮膚の知覚障害はデルマトームを，運動障害はミオトームを参照する（図 3-5）。

ここでは，椎間板ヘルニアの中で最も発生が多い腰椎椎間板ヘルニアの看護について述べる。腰椎椎間板ヘルニアは，突然の下肢への放散痛や腰痛を伴う激痛で発症することが多い。しかし，診断後 60％ 以上でヘルニアの退縮変化がみられ，多くは 3 か月以内に症状も軽快する。手術適応は 20 〜 50％ で，保存的治療後 3 か月を経過しても症状が改善しない場合，腰痛がひどく日常生活に著しく支障をきたす場合など，症状の強さに関係して手術的治療となる。

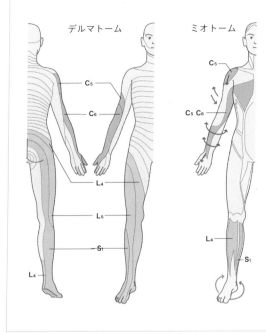

図3-5 デルマトーム・ミオトーム

髄節高位	おもな運動機能
C5	• 肩関節屈曲・外転・伸展 • 肘関節屈曲・回外
C6	• 肩関節内転 • 肘関節屈曲・回内 • 手関節背屈
L4	• 足関節背屈
L5	• 股関節伸展 • 膝関節屈曲
S1	• 足関節底屈

A アセスメントの視点

1. 身体的側面

1 疼痛と神経障害の程度

強さ，部位，程度，知覚状態，循環状態，運動障害，症状の経過
障害されている部位による変化を考える。

2 治療内容や効果とその理解

❶保存的療法

①薬物療法　服用回数，持続時間，副作用の有無

　❶NSAIDs：ジクロフェナクナトリウム，ロキソプロフェンナトリウム水和物など

　❷神経障害性疼痛鎮痛薬：トラマドール塩酸塩・アセトアミノフェン配合錠，プレガバ
　　リンなど

②ブロック療法（硬膜外ブロック，坐骨神経ブロック，神経根ブロック）　実施回数，症状の効果や変化

③運動療法　リハビリテーションの実施状況・内容，筋力，可動域，症状の変化

④軟性コルセット，硬性コルセットの実施状況

・術式，入院期間，術後の経過，症状の変化，ADL の変化

3 日常生活での支障となること

食事，排泄，睡眠，休息，活動・運動，衣服の着脱の状況

2. 心理的側面

　突然の激痛で発症することが多く，診断後も保存的療法を続けるなかで症状が変化するため，これ以上悪化するかもしれないと感じ，今後の生活や手術療法への不安が生じる可能性がある。好発年齢が働き盛りの男性であることから，責任ある役割を担っている患者が多く，役割が遂行できなくなることや，周りに相談できずストレスを生じやすい。

3. 社会的側面

　好発年齢が働き盛りであることから，責任ある役割を担っている患者が多く，十分な休養が取れないこと，入院治療に専念できず症状が進行してしまう可能性がある。

B 生じやすい看護上の問題

・疼痛，神経障害，循環障害，運動障害による日常生活の支障
・疼痛，神経障害，循環障害，運動障害による日常生活の支障による精神的ストレス
・治療法やヘルニアを悪化させない日常生活動作の知識不足
・症状に伴う社会的役割遂行の低下

C 看護目標と看護の実際

看護目標	・疼痛をコントロールできる
	・神経症状による日常生活の障害が軽減できる
	・症状の悪化の防止と早期発見ができる
	・症状や治療，役割変化に伴う不安が軽減できる

1. 急性期・増悪期

1 疼痛をコントロールできる

❶安楽な体位の工夫
　急性期の疼痛は激痛であることが多く，寝返りを打つこともできないほど苦痛となることがある。姿勢による椎間板の内圧は，臥位は立位の 1/4，座位は立位の 1.4 倍であり，

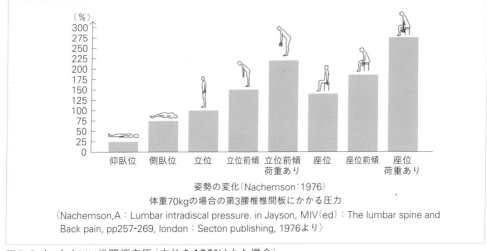

図3-6　ナッケムソン椎間板内圧（立位を100％とした場合）

臥位になったほうが椎間板の内圧が下がり疼痛を感じることが少ないといわれている（ナッケムソン［Nachemson］，1976，図3-6）。

　急性期では疼痛が増強しないように仰臥位か側臥位をとり，脊椎を過度に前屈，後屈せず，膝を屈曲し膝下枕を入れるなど腸腰筋を弛緩させる安楽な体位をとる。

❷牽引療法や薬物療法が効果的に実施できるように支援する

　疼痛時の薬物療法はNSAIDs（ボルタレン®，ロキソニン®など）や，非オピオイド鎮痛薬（トラムセット®やリリカ®など）や神経障害性疼痛鎮痛薬で疼痛コントロールを行う。鎮痛緩和のためには，医師の指示に従って疼痛が生じる時間を予測することや，活動する前までに鎮痛効果が得られるように薬剤のコントロールを行う。

　牽引療法は，頸椎や腰椎牽引によって脊髄周辺の軟部組織の伸張，脊髄の椎間関節や椎間板への圧迫力を軽減することで症状の軽減を期待して，実施される。腰椎椎間板の牽引は骨盤にベルトを装着した骨盤牽引で実施され，介達間欠牽引法と介達持続牽引法がある。前者は10〜15秒の牽引と5秒の休止を10〜15分程度実施する。後者は1日1〜2時間程度を徐々に時間を延ばして実施する。後者は5kg程度の重錘（おもり）から開始し，両者とも体重の3分の1から2分の1程度を限度とする。体位は腰椎が前弯しないように股関節，膝関節を屈曲し，腰背部がリラックスできるように膝下に枕を入れたファーラー位〜セミファーラー位で実施する。下肢の痛みやしびれなどの神経症状が悪化する場合は過牽引を疑い，中止する。骨盤ベルトによる血行障害を起こすことがあるため，正しい方法で実施できるように支援する。

❸硬膜外ブロック，神経根ブロック療法が効果的に安全に実施できるよう支援する

　急性，慢性の痛みに対してNSAIDsの投与で症状の改善がみられない場合に実施される。

　硬膜外ブロックは，脊柱管内の硬膜外腔に薬剤を注入して広く周辺の神経をブロック

し，神経組織の血流を増加させる。カテーテルを留置すれば持続的に薬剤を注入することが可能であり，一般的には外来で，週に1回程度，5〜10回程度実施する。

神経根ブロックは，単一の神経根に直接薬剤を注入してブロックする。選択的神経根ブロックとして，障害された部位の高位診断のために行うこともある。神経根をX線で造影しながら実施する。薬剤は，強力な抗炎症鎮痛効果のある副腎皮質ステロイドや，痛覚の信号を遮断することにより鎮痛効果がある局所麻酔薬が用いられる。第4腰椎神経根は大腿四頭筋，第5腰椎神経根は前脛骨筋，長母趾伸筋，足趾伸筋の筋力を支配しているため，実施後の膝折れやつまずきなどの歩行状態に注意する必要がある。

2 | 神経症状による日常生活の障害が軽減できる

❶ADLの実施状況の確認

急性期には腰痛やしびれにより体動することも困難であり，ほとんどの日常生活に支障が出る。単根性障害（単一の神経障害）や，馬尾神経がヘルニアで障害を受ければ馬尾障害*（多根性障害）が出現し，歩行や移動，衣服の着脱，排泄，清潔行動，睡眠などが障害される可能性がある。デルマトームを参考に疼痛やしびれの出現している場所を確認し，実施できない日常生活動作に対し支援する。膀胱直腸障害に起因する支援が必要かどうかアセスメントを行い，プライバシーに配慮した支援を行う。

❷症状が悪化しない日常生活動作の支援

日常生活動作の支障は疼痛に起因している場合が多いため，疼痛コントロールとともに症状に応じたセルフケアの支援を行う。

3 | 悪化の防止と早期発見ができる

❶下肢の筋力，歩行状態の観察と評価

急性期には臥床し，同一体位でいることが安楽であることが多く，疼痛のため活動量が激減するため，下肢を中心とした筋力の低下のリスクが高まる。

❷疼痛や神経症状の観察と評価

症状の程度により，正しくコルセットを装着し，腰部が捻転しないような姿勢を保てるよう支援する。腰椎の前屈や中腰の姿勢は腰椎椎間板の内圧を高め，ヘルニアの脱出を助長し症状が悪化するため，日常生活動作を確認する。痛みやしびれの増強や新たな部位のしびれの出現，活動量や食事量・飲水量の低下から便秘のリスクが高まるので，膀胱直腸障害との鑑別を行い，悪化の早期発見を行う。

＊ **馬尾障害**：脊髄は第1-2腰椎より下端では馬尾神経といわれる神経根となっている。馬尾が障害されることで馬尾症状といわれる様々な症状（膀胱直腸障害［便秘・尿閉，便尿失禁］，性機能不全，殿部・会陰部のしびれ，下肢筋力低下）を呈する。

第
2
編

構造と機能

症状と病態生理

診察・検査・治療

疾患と診療

症状に対する看護

検査と治療に伴う看護

3
疾患をもつ患者の看護

事例による看護過程の展開

4　症状や治療，役割変化に伴う不安が軽減できる

❶患者と家族の疾患や治療の理解状況を把握する

　急激な症状により日常生活すべてに支障が出て不安感も強いため，疾患や治療について正しい意識を得られているのか理解状況を確認する。壮年期の患者が多く，インターネットなど様々な情報を入手する手段もあるため，それらの知識が正しいものかどうか確認をし，患者家族の理解状況を把握する。

❷入院や治療に伴う社会的な役割の変化を把握する

　急激な疼痛やしびれで今までの生活ができなくなり，社会的役割を持つ壮年期の患者が多いことから今後の生活や役割葛藤を生じることも多い。多くはヘルニアが自然消滅するが，再発や鎮痛治療を行っても効果が出ないこともある。手術療法などに治療方針が変更すれば入院生活が長引き，役割の変化が生じる。その人自身にどのような役割があるのか把握する必要がある。

❸患者と家族の理解状況・役割の変化に応じた支援

　医師から治療の説明を受けた後に，患者家族の疾患や治療に対する理解状況を確認する。患者の生活習慣が症状を悪化させている場合もあるため，腰椎の負担の少ない生活にて具体的に理解できているのか確認をする。症状によっては社会的役割が遂行できない場合もあるため，職場や地域で活用できる社会的サービスがあるかどうか，症状に応じた情報収集ができるよう支援する。

2. 周術期

看護目標
• 術後合併症が起こらない
• 術後の疼痛がコントロールできる
• 術後の神経症状が軽減し，術後の ADL が拡大する

1　術後合併症が起こらない

❶硬膜外血腫の早期発見と対処

　術後の創部からの出血がドレナージされず硬膜外腔に貯留した状態を，硬膜外血腫という。術後 2 日以内に出現し，血腫が脊髄や神経根を圧迫し，疼痛やしびれ，麻痺を起こす。特に，馬尾神経を圧迫すれば膀胱直腸障害が出現するため，痛みやしびれ，筋力低下の変化を十分に観察する。硬膜外血腫の防止のためにはドレーンを適時ミルキングし，閉塞なく適切にドレナージされているか確認する。

❷術後創部感染の予防・早期発見と対処

　術後 30 日以内（インプラント挿入する場合は術後 1 年以内）に起こる手術創の感染を，手術部位感染（surgical site infection：SSI）という。

　感染の危険因子は，低栄養，喫煙，肥満，高齢，糖尿病，免疫抑制薬使用，ステロイド

薬使用であり，術前には 1 か月前からの禁煙を行い，血糖コントロール，術野の洗浄（入浴）・除毛を行う。創部は，術後 24 ～ 48 時間は滅菌されたドレッシング材で覆うことが推奨され，術後の創処置は無菌操作を行い，術後 2 日以降の発熱，創部の発赤・腫脹，熱感，疼痛(とうつう)，滲出液(しんしゅつ)，創離開などの症状を観察する。

腰椎椎間板ヘルニアの手術は，ヘルニア摘出術（Love 法）や低侵襲(しんしゅう)の顕微鏡下椎間板ヘルニア除去術（micro Love 法）や内視鏡下椎間板ヘルニア除去術（micro endoscopic discectomy：MED）で行う手術があるが，インプラントを挿入する場合は，退院後も感染リスクがあることを患者に説明しておく必要がある。

❸ 硬膜損傷・髄液漏の早期発見と対処

ヘルニアの除去後に硬膜に隙間ができることや，ヘルニアが硬膜に癒着して摘出時に硬膜が損傷することがある。手術中に十分に修復できず髄液(ずいえき)が漏出すると，ドレーンから漿(しょう)液性の髄液(えき)が流出して低髄圧症状（頭痛，悪心(おしん)，嘔吐(おうと)）を起こすことがある。髄膜炎のリスクがあるため，ドレーンからの排液の性状を確認し，髄膜刺激症状（頭痛，項部硬直，ケルニッヒ徴候，ブルジンスキー徴候）を観察する。

❹ 深部静脈血栓症の早期発見と対処

整形外科の手術における静脈血栓塞栓症のリスク（表 3-2）では，脊椎手術は中リスクであり，下肢の手術に比較すると発生率は低い。下肢深部静脈血栓症の好発部位はヒラメ静脈であるため，術前から正しく弾性ストッキングを装着し，術中～術後は間欠的空気圧迫法を用いる。特に，術後離床時に血管内の血栓が血管壁から脱落して肺の動脈を塞栓(そくせん)する可能性が高くなる（肺血栓塞栓症）ため，ホーマンズ徴候，下肢の色調，腫脹，腓腹部(ひふく)の痛みや呼吸困難感，胸部痛などの症状に注意する。特に初回離床時には必ず看護師が付き添い，深部静脈血栓症の有無と肺血栓塞栓症の有無，疼痛の程度を観察し，バイタルサインの変動に注意する。

❺ 術後呼吸器合併症の早期発見と対処

全身麻酔の侵襲により，呼吸器合併症のリスクが生じる。術後 24 ～ 48 時間以内に発生リスクが高まるため，無気肺による呼吸機能不全の有無を呼吸状態や経皮的酸素濃度で

表3-2 整形外科手術における静脈血栓塞栓症の予防

リスクラベル	整形外科手術	予防法
低リスク	上肢手術	早期離床および積極的な運動
中リスク	脊椎手術 骨盤・下肢手術 （高リスク以外の手術）	弾性ストッキングあるいは 間欠的空気圧迫法
高リスク	股関節全置換術 膝関節全置換術 股関節骨折手術	間欠的空気圧迫法あるいは低用量未分画ヘパリン
最高リスク	「高」リスクの手術を受ける患者に静脈血栓塞栓症の既往，血栓性素因が存在する場合。	（低用量未分画ヘパリンと間欠的空気圧迫法の併用）あるいは（低用量未分画ヘパリンと弾性ストッキングの併用）

出典／肺血栓塞栓症/深部静脈血栓症（静脈血栓塞栓症）予防ガイドライン作成委員会：肺血栓塞栓症/深部静脈血栓症（静脈血栓塞栓症）予防ガイドライン　ダイジェスト版, 2019

観察し，モニタリングを行う。

❻術後イレウスの早期発見と対処

全身麻酔の侵襲や鎮痛薬によって，消化器官の運動低下が生じて生理的腸管麻痺となるが，一般的に術後 48 〜 72 時間以内に自然に回復する。72 時間以降のイレウスを術後イレウスといい，術後の生理的腸管麻痺から早期に回復させるため，腸蠕動を促進するようモニタリングを行い，早期離床の支援を行う。

❼術後せん妄の早期発見と対処

術後，麻酔から覚醒後に幻覚や意識混濁など認知障害を生じることを，術後せん妄という。術後せん妄を生じることで患者がドレーン類の自己抜去や転倒・転落など危険行動を起こし，術後の安静が保てず術後回復を遅延させてしまう可能性がある。術後せん妄の要因として，手術時間，出血量，高齢，糖尿病，喫煙歴，不安，不眠，疼痛などの関連が示唆されているため，ハイリスク患者を予測し，術前から術後経過を説明して不安を軽減するとともに，術後の苦痛を軽減し，生活を整える予防的ケアを実施する。

2 ｜ 術後の疼痛がコントロールできる

❶術後鎮痛薬を的確に使用できる

術後の鎮痛管理は，ERAS（enhanced recovery after surgery）＊を考慮することが看護師の重要な役割となる。患者の疼痛を評価し，非オピオイド製剤を効果的に使用し，オピオイド使用量を減少させ，術後回復を促進させる。

3 ｜ 術後の神経症状が軽減し，術後の ADL が拡大する

❶術後早期離床ができる

術後問題がなければ，手術翌日には安静が解除され，初回離床ができ，一般的には軟性コルセットを装着し歩行可能となる。術後疼痛や下肢の神経症状が完全に回復しない場合もあり，歩行時には転倒リスクが生じる。離床による活動は，術後合併症の発生を抑え，全身機能の回復に効果的であるため，患者の状態に合わせた ADL の拡大と離床計画を実施する。

＊ **ERAS（enhanced recovery after surgery）**：術後回復の強化。エビデンスのある各種の管理方法を集学的に実施することで，手術侵襲を最小限にし，患者の回復を促進し，周術期合併症と入院期間を減少させるために実施される実施計画を ERAS プロトコルという。周術期の鎮痛管理におけるプロトコルでは，従来のオピオイドを中心とした方法でなく，オピオイド使用を最小限にするために，2 つ以上の非オピオイド鎮痛薬あるいは鎮痛法を用いることで，痛みスコアを改善させ，オピオイド使用量を減少させ，悪心，嘔吐，瘙痒，鎮静，呼吸抑制，イレウス，尿閉などのオピオイド関連の副作用を減少させる。

3. 慢性期（在宅・地域における療養生活と看護）

看護目標 ・慢性疼痛をコントロールできる
・生活習慣を改善して症状をコントロールする
・慢性症状の長期化に対する不安や役割葛藤に配慮する

腰椎椎間板ヘルニアは 60％以上が保存療法で治療でき，手術的治療と保存的治療の職場復帰率に大きな差はなく，術後 3 か月で 44.4 〜 100％が職場復帰している。低侵襲手術のほうが標準的な手術よりも職場復帰率が高く，職場復帰までの期間が短いとの報告がある。一方で，手術治療を行っても術後 1 年で 0.5 〜 4.0％，術後 2 年で 1.6 〜 9.6％，術後 5 年で 1.5 〜 8.5％が再手術を受けるとの報告がある。特に下垂足を伴う重度神経障害は外科的治療により約 4 割の改善，膀胱直腸障害を伴う重度神経障害では外科的治療を施行しても，排尿障害が約 4 割，排便障害が約 5 割で遺残するとの報告があり，慢性的な症状で日常生活に支障のある患者も少数ながら存在する。また，腰椎椎間板ヘルニアの生活要因に関して明確なエビデンスはないものの，喫煙習慣や肥満を改善して適度な筋力を保ち運動することは，その後の QOL を維持するために重要であるといえる。

1 | 慢性疼痛をコントロールできる

前述の「1．急性期・増悪期」に準じる。

2 | 生活習慣を改善して症状をコントロールする

❶ 歩行障害・転倒リスク

腰椎椎間板ヘルニアの好発部位と神経根（図 3-7）と各脊椎神経に起こる感覚障害と筋力低下（表 3-3）は表示したとおりである。腰椎椎間板ヘルニアは下肢の感覚障害と筋力低下の症状で歩行障害を起こしやすい。手術をしてもしびれなどの神経症状が残る場合も

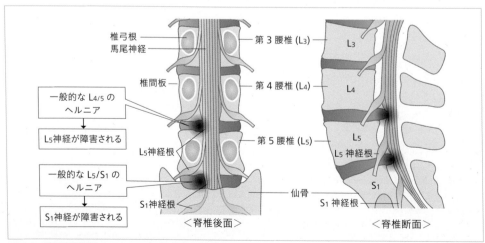

図 3-7 腰椎椎間板ヘルニアの好発部位と神経根

第
2
編

構造と機能

症状と病態生理

診察・検査・
治療

疾患と診療

症状に対する
看護

検査と治療に
伴う看護

3
疾患をもつ
患者の看護

事例による看護
過程の展開

表3-3 腰椎椎間板ヘルニアで起こりやすい感覚障害と筋力低下

神経障害の部位	感覚障害となる部位	筋力低下が起こる筋肉	歩行障害となる症状
L4神経障害	下腿内側	大腿四頭筋・前脛骨筋	膝折れ 下垂足
L5神経障害	下腿外側 足背	前脛骨筋・長母趾伸筋・足趾伸筋	下垂足
S1神経障害	下腿後面 足底外側	母趾屈筋・足趾屈筋・腓腹筋	下垂足

あり，前脛骨筋と足関節の伸筋，屈筋が障害され，下垂足などの歩行障害が起きる場合がある。筋力増強訓練を行い，歩行状態の改善を図り，転倒リスクを軽減する。

❷体位

臥床時にマットレスが柔らかいと腰が沈み，椎間板に負担がかかる。やや堅めのマットレスを使用し，仰臥位か側臥位になり，膝の下に枕を入れるなど安楽な体位をとる。臥位から起き上がる場合は，仰臥位のまま長座位にならず，いったん側臥位になり下肢を下垂し，腰部を捻転せず起き上がるようにする。

座位時は足を組むと脊柱が捻転し，腰部に左右不均衡な力が加わるため，背もたれのある，床に両足が着く高さの椅子に座る。あぐらは脊柱が前傾し円背（猫背）になることが多く，骨盤が後傾し腰部に負担がかかるため避ける。正座は，下肢の血流が悪化して神経障害を増強するため避ける。

入浴時は前傾姿勢にならないように体位に気をつけ，手が届きにくいところは柄の付いたブラシなどを利用する。ズボン，下着，靴下は，腰の負担を軽減するために椅子に座って更衣する。

排泄は，洋式トイレを使用すると腰部の負担が少ない。排便時にいきみで腹圧をかけるとヘルニアの再発のリスクが高まるため，便秘をしないように気をつける。

❸生活指導（姿勢・喫煙・運動・体重）

❶姿勢：腰椎椎間板ヘルニアは環境要因が原因となることが報告されており，図3-6にあるように座位前傾は立位前傾より椎間板への負担が大きく，車の運転やデスクワークなど前屈みの姿勢が長時間続かないように注意する。

❷喫煙：喫煙者はヘルニア発生のリスクが高いことが報告されており，たばこによる創傷治癒の遅延リスクがあるため，可能であれば禁煙指導を行う。

❸運動習慣と体重コントロール：腰椎椎間板ヘルニアで手術を要した患者はBMIが高いとの報告もあり，運動習慣を付けて適正な体重コントロールを行う。腰部に負担がかからない，正しい姿勢での歩行練習や，体幹の筋力，腸腰筋・大腿四頭筋・大殿筋・ハムストリングスなどの歩行時の筋力を高める運動を実施する。

❶ 社会的役割葛藤

壮年期の男性が多く罹患（りかん）するため，休職や腰部に負担の少ない部署への配置転換，業務変更の必要があるが，上司や職場の支援を要求することに困難感を感じ，精神的な負担を生じることがある。また，要求できずに症状を悪化させてしまうおそれがある。職場の労務管理室など，しかるべき部署に相談できるよう支援する。

❷ 家族的役割葛藤

家事や育児ができず役割葛藤が生じる場合は，自治体での子育て支援（ファミリーサポートセンター，家庭的保育事業）の活用や家事代行支援について情報収集を行う。また，壮年期の男性であれば家族内において経済的な支柱となっている場合が多く，入院や休職に伴い，家族の収入が減少して経済的に困窮するおそれがある。職場の休職制度（傷病手当）の利用や，腰椎椎間板ヘルニアによって日常生活動作ができない「脊柱の機能の障害」が認められれば，社会保障である障害年金の受給を受けることが可能である。

❸ 慢性症状が長期化することへの不安の軽減

疼痛や痺れが長期化することで日常生活の障害が継続する。疼痛のコントロールができること，神経症状による日常生活の障害が軽減できること，症状の悪化が防止でき，異常の早期発見ができることに対する支援を行い，今後の不安を含む精神的ストレスを軽減することができるような支援が重要となる。急性期，増悪期と同様に継続した援助を行う。

V 脊髄損傷患者の看護

脊髄損傷（せきずい）とは，交通事故やスポーツ外傷，高所からの転落などによる脊椎の脱臼（だっきゅう）や骨折，腫瘍（しゅよう）による圧迫や血行障害などが原因となり，運動機能や感覚機能，自律神経などに障害が生じる状態である。近年では，高齢化の影響により平地での転倒などによる軽微な外傷を原因とした高齢者の脊髄損傷が増加している。2018年に実施された外傷性脊髄損傷に関する調査では，わが国における脊髄損傷の新規発生数は年間約5000人，男女比は3：1で男性に多く，受傷時の平均年齢は66.5歳である。脊髄損傷のうち，頸髄損傷（けいずい）が88.1％と大部分を占め，胸髄・腰髄損傷は10.1％である。

脊髄損傷による障害は，受傷部位や程度により大きく異なり，時に生命の維持や日常生活，社会生活の遂行（すいこう）に影響を及ぼす。現代の医学では，一度損傷した脊髄の完全な回復は難しく，治療については研究の最中である。そのため，残存機能を生かした日常生活動作の自立，社会参加に向けた支援を多職種チームで行っていくことが重要である。

第
2
編

構造と機能

症状と病態生理

診察・検査・治療

疾患と診療

症状に対する看護

検査と治療に伴う看護

3
疾患をもつ患者の看護

事例による看護過程の展開

Ⓐ アセスメントの視点

1. 身体的側面

　脊髄損傷は，受傷の程度により，脊髄の機能が完全に失われた**完全損傷**と，脊髄の機能が一部残存している**不全損傷**に分けられる。受傷直後から数週間程度は脊髄ショックとなり，損傷部以下の機能が障害され，完全損傷では弛緩性麻痺，不完全損傷では筋緊張の亢進を認めることがある。

　脊髄損傷の損傷高位は，機能が残存している最下位の髄節名で表す。たとえば，損傷高位 C6 とは，C7 レベルの以下の機能が損傷され，C6 レベルまでの機能が残存している状態をいう（第 1 編図 1-15 参照）。損傷高位の評価には，アメリカ脊髄損傷学会（America Spinal Cord Injury Association：ASIA）による脊髄損傷の神経学的分類のための国際基準が用いられることが多い。重症度の評価にはフランケル（Frankel）分類（表 3-4）が広く用いられている。

1 ┃ 運動麻痺

❶**完全麻痺**　脊髄ショックを脱した後も，損傷高位以下の運動・感覚機能がすべて消失した状態。

❷**不全麻痺**　損傷高位以下の運動・感覚機能が一部残存した状態。

　❶**中心性脊髄損傷**：脊髄損傷のなかには，受傷直後に出現する下肢や排泄機能に関する障害が軽減後，上肢に優位な障害が残存する中心性脊髄損傷がある。

　❷**脊髄半側切断症候群**：脊髄の半側が切断されると，損傷側に運動・深部感覚障害を認め，反対側に表在感覚障害を認める。ブラウンセカール症候群ともいう。

　❸**前脊髄動脈症候群**：脊髄の前半が損傷されると，運動麻痺，表在性感覚障害を認め，深部感覚は残存する。

❸**四肢麻痺**　頸髄の損傷により，両上肢，体幹，両下肢の運動・感覚機能が障害または消失した状態。

❹**対麻痺**　第 2 胸髄以下の損傷により，両下肢の運動・感覚機能が障害または消失した状態。

表 3-4　フランケル分類

A（Complete）	損傷高位以下の運動・感覚機能とも完全喪失。
B（Sensory only）	損傷高位以下の運動は完全麻痺，感覚はある程度残存。
C（Motor useless）	損傷高位以下にある程度の運動機能は残存するが，実用性はない。
D（Motor useful）	損傷高位以下に実用的運動機能が残存し，多くの例で補助具の有無にかかわらず歩行可能。
E（Recovery）	運動・感覚・括約筋の障害はない。反射異常はあってもよい。

2 ┃ 感覚障害

　完全損傷では，損傷高位以下の感覚がすべて失われる。不全損傷では，損傷高位以下の感覚が一部残存する。また，疼痛やしびれなどの異常感覚が出現することもある。

3 ┃ 呼吸障害

　第4頸髄以上の完全損傷では，横隔膜の運動麻痺により自発呼吸が困難となり，人工呼吸器の装着が必要になる。第5頸髄以下の頸髄・胸髄損傷では，肋間筋と腹筋の麻痺により咳嗽や排痰が十分に行えず，換気障害を起こしやすい。

4 ┃ 自律神経障害

　脊髄損傷では，損傷高位により交換神経と副交感神経の不均衡が生じ，起立性低血圧や発汗障害，体温調節機能の低下などの自律神経障害が起きる。交換神経は第1胸髄から第3腰髄までで標的臓器を支配，副交感神経は第2-4仙髄より標的臓器を支配している。そのため，脊髄損傷では副交感神経優位の状態となる。

　第5-6胸髄以上の損傷では，尿や便の充満，導尿の刺激，創傷など麻痺域への刺激により交感神経が興奮状態となり，自律神経過反射が起きる。急激な血圧上昇により脳出血など生命に危険を及ぼす可能性もある。その他，頭痛や顔面紅潮，発汗，徐脈などがある。

5 ┃ 排尿障害

　第2-4仙髄には排尿中枢があり，このレベルより上位の損傷では核上型膀胱，このレベルでの損傷やこれより下位の損傷では核・核下型膀胱といわれ，損傷部位により病態が異なる。

　核上型膀胱では，排尿中枢は障害されず，尿意は消失するが，排尿反射は残っている。そのため，膀胱に尿がたまっても脳からの抑制を受けず，反射的に排尿が起こり失禁する。これを自動膀胱という。急性期では，膀胱は弛緩し，排尿筋は無収縮となり尿閉となる。脊髄ショックを脱すると，排尿筋過活動と排尿筋括約筋協調不全を生じ，膀胱内圧が高くなり，多量の残尿が起こる。この状態が継続すると，膀胱尿管逆流や腎不全を起こすことがある。

　核・核下型膀胱では，排尿中枢が障害され，尿意・排尿反射とも消失する。そのため，膀胱に尿がたまっても，排尿筋の麻痺により排尿することができず，尿失禁（溢流性）が起こる。これを自律膀胱という。手圧で尿を排出することができるが，残尿が増加しやすい。

6 ┃ 排便障害

　第2-4仙髄には排便中枢があり，仙髄を含む損傷では，結腸が弛緩し排便反射が起こら

第2編

構造と機能

症状と病態生理

診察・検査・治療

疾患と診療

症状に対する看護

検査と治療に伴う看護

3 疾患をもつ患者の看護

事例による看護過程の展開

ないため，便失禁を起こす可能性のある便秘になる。仙髄より上位の損傷では，結腸と肛門に痙性が起こり，外肛門括約筋を随意的に働かせることができなくなる。また，腸の蠕動も低下し，結腸全体に便の貯留が起きる。

急性期では，胃腸管の活動が抑制されて蠕動が低下し，腸管麻痺症状が出現する危険性がある。脊髄ショックを脱すると，徐々に回復し排ガスがみられるようになる。第8胸髄以上が損傷されると，腹筋による努責ができなくなり，排便しにくくなる。

7 性機能障害

男性の場合，第2-4仙髄の勃起中枢より上の脊髄が損傷されると，勃起や射精の障害が生じる。また，運動・感覚機能の障害により性行為自体にも困難を生じやすくなる。

女性の性機能は，女性ホルモンに影響されており，基本的に妊娠・出産は可能であるが，自律神経過反射などのリスク管理を行う。性行為自体については，膣の潤滑や体位などの工夫が必要である。

2. 心理的側面

脊髄損傷は交通事故や転倒・転落など，突然の受傷が原因となることが多く，急性期では入院や治療による戸惑い，精神的ショックが大きい。そして，徐々に思うように動かない，感じない四肢の状態から現状を認識し，混乱や不安，喪失感などが出現する。

リハビリテーション専門病院に療養場所を変更すると，回復への期待をもつが，機能訓練実施後も微々たる回復に対する絶望やあきらめ，見通しの立たない現状に対する焦りが出現し，精神状態が不安定になりやすい。その後，日常生活動作を獲得する過程のなかで，患者は障害が残存した自己のからだと向き合い，対処能力を身に付け，葛藤しながら障害を受け止めていくようになる。しかし，その過程は一方向ではなく，適応と退行を行き来することがある。

3. 社会的側面

脊髄損傷者は，急性期病院での治療終了後，リハビリテーション専門病院で日常生活動作に対する機能訓練を行うことが多い。そして，社会復帰に向けて職業訓練施設に入所することもあり，日常生活を再開するまでには長い時間を必要とする。そのため，入院のための治療費，生活環境整備のための住宅改修や福祉用具に関する費用，患者が世帯主だった場合は，家族の生活費など経済的負担がある。また，今までの生活が中断され，会社や家庭などで患者が担っていた役割を他者へ変更したり，家族には介護者としての役割が加わったり，患者の関係者が受ける影響も少なくない。

B 生じやすい看護上の問題

- 脊髄ショックによる呼吸・循環動態の変動
- 運動麻痺，感覚障害による合併症の出現
- 運動麻痺，筋力低下による日常生活動作の低下
- 突然の受傷，障害の残存による精神的な落ち込み
- 障害の残存による生活スタイルの変更

C 看護目標と看護の実際

1. 急性期の看護

受傷直後から脊髄ショックを脱するまでを急性期とする。この時期には，生命の維持，2次的損傷の予防を中心とした全身管理を行い，合併症を予防しながら，早期からの離床，リハビリテーションを行うことが重要である。

> **看護目標**
> - 呼吸・循環・排泄機能などに異常がないか留意する
> - 合併症を予防する

1 全身管理と異常の早期発見

- 受傷直後から数週間は，脊髄ショックとなり，呼吸・循環・排泄機能などに変動をきたしやすい状態であるため，全身状態の観察を行い，異常の早期発見に努める。
- 脊髄損傷の治療は，頸髄損傷では頭蓋直達牽引などによる整復，フィラデルフィアカラーの装着などによる固定を中心とした保存療法と，脊椎の固定や除圧を目的とした手術療法がある。いずれの治療においても，損傷した脊髄の安静を保ち，2次的損傷を起こさないようにする。

2 合併症の予防

- 手術などにより安静臥床を余儀なくされる場合が多く，関節拘縮や筋力低下などの2次的合併症を起こす危険性が高い。そのため，早期より関節拘縮の予防や残存筋力の維持，呼吸機能低下の予防を目的としたリハビリテーションを行う。
- 安静臥床による局所への圧迫，体位変換や移乗動作などによる摩擦やずれ，発汗や失禁による皮膚の湿潤などにより褥瘡が発生しやすく，発生後は治療に難渋することも多い。そのため，定期的な体位変換による良肢位の保持，体圧分散マットレスや車椅子クッションなど適切な用具の使用，座位姿勢や車椅子乗車中の除圧動作指導，摩擦やずれの少ない方法での移乗，尿失禁・便失禁をしないような排泄コントロールを行う。

- 脊髄損傷者は，何らかの排尿障害があり，尿路感染症や腎障害などを起こしやすい。そのため，排尿状態だけでなく全身状態の観察を行う。また，カテーテルを留置したり，間欠導尿を行ったりする場合は清潔操作で実施する。

2. 回復期の看護

脊髄ショックを脱し，日常生活動作（ADL）を獲得するまでを回復期とする。この時期には，急性期同様に合併症の予防を行い，残存機能を維持しながら日常生活動作を拡大できるように，実施可能な動作から段階的に進めていく。また，患者本人が障害と向き合い，これからの生活を再構築していけるよう，家族を含めた心理的な支援も重要となる。

看護目標
- 残存機能を維持しながら日常生活動作を拡大する
- 生活再構築のための支援を行う
- 障害受容のための支援を行う

1 日常生活動作拡大に対する支援（表3-5）

- ベッドのギャッチアップを使用し，起立性低血圧の状態を観察しながらベッド上での座位保持訓練を行う。その後，車椅子での座位バランスを観察しながら乗車時間が延長できるよう理学療法士と連携し，適切な車椅子や車椅子クッションを選定する。
- 寝返り，起き上がりなどベッド上での基本動作訓練を行った後，車椅子移乗，プッシュアップなど，車椅子上での動作訓練へ移行していく。
- 食事，整容，更衣，排泄，入浴などの日常生活動作訓練を行い，作業療法士と連携し，ユニバーサルカフや自助具などを選定する。

表3-5 損傷高位別の運動機能・ADL

損傷高位	運動機能	ADL
C1-C3	頭部の前屈回転	・人工呼吸器が必要。 ・ADL は全介助が必要。 ・環境制御装置，電動車椅子（舌または頭部などでコントロール）が必要。
C4	頭頸部の運動 肩甲骨の挙上	・ADL は全介助が必要。 ・環境制御装置，電動車椅子（顎でコントロール）が必要。
C5	肩関節運動 肘関節屈伸・回外	・ADL は大部分に介助が必要。 ・手関節を固定した自助具による食事，整容が可能。 ・手動車椅子（滑り止めハンドリム，滑り止めグローブ）で移動可能。 ・電動車椅子（ハンドコントロール）で移動可能。
C6	肩関節内転 手関節背屈	・ADL は中等度の介助が必要。 ・ユニバーサルカフを使用して食事，整容，自己導尿が可能。 ・移乗は前後移動で可能，排便は特殊便座で可能。
C7	肘関節伸展 手関節掌屈	・ADL は一部介助で可能，または自立。 ・移乗は側方移動で可能，排便は洋式トイレで可能。 ・改造車の運転が可能。
C8-T1	指の屈曲	・車椅子で，ADL は自立。
T12	骨盤の引き上げ	・長下肢装具とロフストランドクラッチで歩行訓練が可能。
L4	膝関節伸展	・短下肢装具と杖で実用歩行が可能。

- 排尿日誌を記入し，排尿機能の状態を評価する。排尿機能の状態から自然排尿，間欠自己導尿，留置カテーテルなどの排尿方法を医師と検討し，手技の獲得や管理方法について指導する。
- 排便パターンや排便機能を評価し，自然排便が困難な場合は，緩下剤や坐薬，浣腸など薬物の種類や量などについて医師と検討し，調整する。また，失禁しないような排便間隔や時間を検討し，必要に応じて摘便する。トイレへの移乗，トイレでの座位が可能な場合は，トイレの環境を整備し，動作訓練を行う。
- 訓練実施後も介助が必要な日常生活動作については，家族や介護ヘルパーなど周囲の支援者へ介助方法について指導を行う。

2 | 生活再構築に対する支援

- リハビリテーション専門病院での訓練実施後，どこで，どのように生活するか，患者・家族の意向を確認し，身体的状態や社会的状態などから多職種チームで今後の生活方法や支援計画について検討し，共有する。
- 患者・家族が今後の生活や，そのための準備について具体的にイメージできるよう，支援計画は行動レベルで提示する。可能な場合は，外出や外泊の機会を設ける。
- 生活を再構築するためには，社会資源の活用が不可欠である。社会福祉サービスの利用には申請から時間を要するため，入院早期から医療ソーシャルワーカーと連携し，検討する。

3 | 障害受容に対する支援

- 患者・家族の心理的状態に配慮し，医師から現在の状態や機能回復の予後などについて説明を受ける機会を調整する。医師からの説明後は，患者・家族の言動に注意し，反応を確認する。
- 適宜，患者・家族の思いを傾聴する場を設け，少し先の未来に到達可能な目標を提示することで，自己効力感を高めていけるようにかかわる。
- 同じような障害の患者との交流によるピアカウンセリングや，患者の心理的状態に応じた情報提供を行う。

▌3. 在宅療養移行の看護

　在宅療養への移行においては，獲得した日常生活動作が実際の生活場所で実施できるように環境を整備し，復職や復学などの社会参加に向けた支援を行う。また，患者自身で残存する障害を管理し，合併症を予防するための健康管理教育を行うことが重要である。

第2編
構造と機能
症状と病態生理
診察・検査・治療
疾患と診療
症状に対する看護
検査と治療に伴う看護
3 患者の看護 疾患をもつ
事例による看護過程の展開

看護目標 • 日常生活動作が生活の場で実施できるよう住環境を整える
• 復職，復学など社会参加に向けた支援を行う
• 患者自身が障害を理解し，健康を維持できるようにする

1 住宅環境の調整

- 自宅の生活環境を図面や写真，実際に訪問するなどで確認し，改修の必要性や内容，福祉用具の導入などについて理学療法士や作業療法士，建築業者，福祉用具業者などと検討する。脊髄損傷者の住宅改修は，玄関，トイレ，浴室など大規模な場合が多く（図3-8，図3-9），改修困難な場合には，転居などを含めて生活場所について検討することが必要である。
- 重度の障害が残存し，在宅での生活が困難と予測される場合は，療養病院への転院や施設への入所などについても検討する。

2 社会資源の活用

- 脊髄損傷患者の在宅療養生活には，介護福祉サービスや福祉用具が必要になる場合が多い。65歳以上の場合や，40歳以上65歳未満で脊柱管狭窄症や後縦靱帯骨化症など脊髄損傷に関連する特定疾病がある場合は，介護保険制度による介護福祉サービスを優先的に利用する。40歳未満の場合は，身体障害者手帳を取得し，障害者総合支援法による障害福祉サービスを利用する。年齢や受傷経緯，障害の状態，所得の状況などから利用できる社会資源は違うため，医療ソーシャルワーカーや行政職員と検討する。
- 褥瘡処置や排泄介助などで訪問看護を利用する場合，介護保険を利用できる脊髄損傷者であっても，頸髄損傷は「厚生労働大臣が定める疾病等」に該当するため，医療保険が

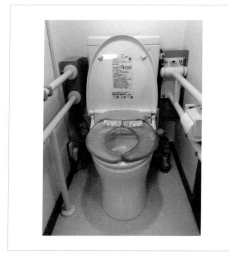

図3-8 便座にアクションパッドを設置

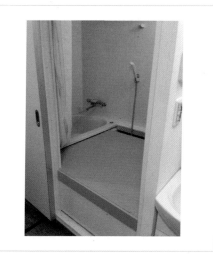

図3-9 ユニットバスを高床に改修

適用になる。

- 退院前には，退院前カンファレンスの場を設け，院内多職種チームから在宅支援チームへ情報提供し，継続する支援内容やサポート体制について具体的に検討する。
- 復職や復学を目標とする場合は，会社や学校と現状や今後の課題について共有し，必要な環境調整を行う。また，徐々に社会生活に適応できるよう，短時間からの就労や学習，配置転換などについても調整する。

3 健康管理に対する教育

- 座位時間が増加すると，褥瘡が発生するリスクが高くなる。そのため，褥瘡を予防できるよう除圧方法や鏡を用いた皮膚の観察方法，衣類の選択などについて指導する。
- 食事や水分摂取量，生活リズムの変化などにより排泄に変調をきたす可能性がある。排泄管理は，在宅療養や社会参加の実現において重要な問題である。食事や水分の摂取，外出時の排尿管理，生活リズムに合わせた排便コントロール方法などについて指導する。
- 自律神経過反射が起こった場合は，血圧を下げるよう体位を整え，原因となるものを除去する，衣服を緩めるなどする。原因が不明，状態が改善しない場合は，救急車を呼ぶ，かかりつけ医に連絡するなど対応方法について指導する。
- 気温や湿度の変化，屋外での活動時間の増加により，うつ熱となりやすい。そのため，体温調節の方法や外出時の注意点などについて指導する。
- 受傷からの経過により関節拘縮，痙縮，異所性仮骨，陥入爪などが出現しやすい。そのため，からだの観察方法や爪の切り方，転倒予防の方法などについて指導する。
- 脊髄損傷患者は健常者に比べ，基礎代謝量や運動量が少なく，肥満になりやすい。そのため，栄養摂取や車椅子で実施可能な運動について指導する。
- 脊髄損傷患者にとってスポーツ活動は，体力の維持・向上だけでなく，ストレスの軽減や障害受容にもつながる。また，社会参加の一つであり，紹介や体験の機会を設けるのもよい。

第
2
編

構造と機能

症状と病態生理

診察・検査・治療

疾患と診療

症状に対する看護

検査と治療に伴う看護

3 疾患をもつ患者の看護

事例による看護過程の展開

演習課題

1 大腿骨頸部骨折患者の保存療法と手術療法に伴う看護について整理してみよう。

2 変形性膝・股関節症患者の保存療法時の看護について整理してみよう。

3 変形性膝・股関節症患者の手術療法時の術前・術後の看護のポイントについて箇条書きにしてみよう。

4 腰椎椎間板ヘルニア患者の看護を保存療法，手術療法に分けて，そのポイントをまとめてみよう。

5 脊髄損傷患者の急性期，回復期・慢性期の看護の方法について整理してみよう。

6 悪性骨腫瘍患者の看護のポイントを診断期，治療期，経過観察期，再発・転移期，終末期に分けてまとめてみよう。

文献

1）日本整形外科学会・日本脊椎脊髄病学会監修，日本整形外科学会診療ガイドライン委員会・腰椎椎間板ヘルニア診療ガイドライン策定委員会編集：腰椎椎間板ヘルニア診療ガイドライン，改訂第3版，南江堂，2021.

参考文献

・日本整形外科学会診療ガイドライン委員会編：原発性悪性骨腫瘍診療ガイドライン，南江堂，2022.
・中馬広一編：がん看護実践シリーズ12 骨軟部腫瘍，メヂカルフレンド社，2007.
・日本緩和医療学会ホームページ，https://www.jspm.ne.jp/guidelines/pain/2010/chapter02/02_02_02.php
・日本小児がん看護学会：小児がん看護ケアガイドライン2018，http://jspon.sakura.ne.jp/doc/guideline/Pediatric_Oncology_Nursing_Care_Guidelines_2018.pdf
・肺血栓塞栓症/深部静脈血栓症（静脈血栓塞栓症）予防ガイドライン作成委員会：肺血栓塞栓症/深部静脈血栓症（静脈血栓塞栓症）予防ガイドライン ダイジェスト版，2019，https://www.medicalfront.biz/html/06_books/01_guideline/index.html
・CDC：手術部位感染（Surgical site infection ;SSI）予防のためのガイドライン，2017.
・ERAS: 安全な周術期のためのロードマップ apsfニュースレター Volume 2, No. 1・June 2019，https://www.apsf.org/ja/article/eras
・Miyakoshi N, Suda K, et al.：A nationwide survey on the incidence and characteristics of traumatic spinal cord injury in Japan in 2018, Spinal Cord, 59（6），626-634, 2021.
・Frankel HL, Hancock DO, et al.：The value of postural reduction in the initial management of closed injuries of the spine with paraplegia and tetraplegia, Paraplegia, 7（3），179-192, 1969.
・澤田理紗，伊藤奈緒子：実践講座リハビリテーション看護 脊髄損傷患者の排泄管理；総合リハビリテーション，46（9），845-851，2018.
・住田幹男，田中宏太佳，他編：脊髄慢性期マネジメントガイド，NPO法人日本せきずい基金，2010.
・田島文博，他：脊髄損傷者に対するリハビリテーション，脊椎外科，30（1），58-67，2016.
・陶山哲夫編：脊髄損傷リハビリテーション実践マニュアル，Medical Rehabilitation, 22, 2002.
・日本排尿機能学会/日本脊髄障害医学会/日本泌尿器科学会/機能障害の診療ガイドライン作成委員会編：脊髄損傷における下部尿路機能障害の診療ガイドライン2019年版，中外医学社，2019.
・古澤一成：脊髄損傷のリハビリテーション医療総論；本邦の脊髄損傷の特徴を生かしたリハビリテーション，The Japanese Journal of Rehabilitation Medicine, 7（56），524-530，2019.
・益田宗彰，坂井宏明：慢性期脊髄損傷患者における臨床現場での課題，脊椎脊髄ジャーナル，33（10），945-952，2020.
・美津島隆：エビデンスに基づく脊髄損傷リハビリテーション；自律神経障害への対応，Journal of Clinical Rehabilitation, 26（5），458-463，2017.

第 **4** 章

事例による
看護過程の展開

● 事例をもとに運動器疾患患者の看護を学ぶ。

I　椎間板ヘルニア患者の看護

A　事例の概要

1. 患者プロフィール

患者：Aさん，40歳，男性
家族構成：妻38歳，娘10歳，息子8歳
職業：配送業（トラック運転と配達）
既往歴：なし
嗜好品：飲酒1日2合，喫煙1日20本20年間
診断名：腰椎椎間板ヘルニア　第4腰椎と第5腰椎の間（L4/L5）
身長・体重：身長173cm，体重82kg，BMI27.4（肥満1度）
下肢伸展挙上テスト（SLRT）：陽性
主訴：腰部痛，左殿部痛，下腿外側痛，足背部痛，同部位のしびれ

2. 入院までの経緯

　レントゲン画像，MRIの結果，腰椎椎間板ヘルニアと診断された。馬尾神経障害がないため保存療法の指示を受けたが，腰痛NRS9，左殿部から下肢のしびれが強くトイレ歩行も困難であること，患者の体重が重く妻だけでは歩行介助できないことから入院となった。

3. 発症までの現病歴

　高校でバレーボール部に所属　その時に初めて腰痛と右大腿外側，下腿外側の痛みが出現し，受診したところ第4腰椎と第5腰椎の間（L4/L5）の腰椎椎間板ヘルニアと診断された。鎮痛薬を処方され，安静にして症状が消失。運動障害はなかった。

　大学を卒業後就職し，運動や重いものを持つなどすると時折腰痛があったが特に受診はせず，湿布やマッサージをして様子をみていた。ここ2〜3年，トラックの運転時に同じ姿勢でいるとその後痛みが出ることが時折あった。また，トラックの荷台から運搬用の架台に荷物を移動する時に腰痛が起こることがあったが，翌日には軽快することが多かった。今回最後の配送先へ10kgの白米2袋を配送時に，腰部に激痛が走り動けなくなった。何とか仕事を終え同僚に介抱してもらい，自宅に帰るが痛みは引かず，翌朝は起き上がることもできなかった。症状は左殿部から左大腿後外側，左下腿外側，左足背部のズキズキとした疼痛とそれに伴う同部位のピリピリとしたしびれであった。

　翌日以降寝返りもできず，トイレに行くときも妻に支えてもらい，下着を下ろすこともできなかった。あまりの激痛で睡眠もとれない日が2日間続いたため，妻の運転する車で病院を受診した。

B　経過による事例の展開

1. 入院時の状況

1　治療内容（保存療法）

▶ 薬物療法

• プレガバリン　1回75mg，1日2回。1週間後から1回150mg，1日2回に増量。

• セレコキシブ　1回100mg，1日2回

第
2
編

構造と機能

症状と病態生理

診察・検査・治療

疾患と診療

症状に対する看護

検査と治療に伴う看護

疾患をもつ患者の看護

事例による看護過程の展開

4

- ロキソプロフェンナトリウム水和物湿布剤　50mg 頓用（疼痛時）
- 硬膜外ブロック，効果のない場合は神経根ブロック

▶ 運動療法

- 疼痛の状況に応じ，筋力増強，姿勢保持のリハビリ
- 体動時に腰部の保護と疼痛緩和目的での軟性コルセットの使用

2 | 安静度

制限なし。疼痛時は車椅子（くるまいす）使用可能。

2. 急性期の看護計画

1 | 看護上の問題

- ＃１　腰椎椎間板ヘルニアの神経根圧迫による急性疼痛
- ＃２　神経症状による日常生活の障害
- ＃３　腰椎椎間板ヘルニアの悪化や異常の早期発見
- ＃４　症状や治療，役割変化に伴う不安

2 | 看護目標・看護計画

＃１　薬物療法や治療法を理解し疼痛がコントロールできる

（1）OP（観察計画）

- 下肢痛，腰痛の有無と程度
- 下肢のしびれの有無と程度
- 筋力低下の有無
- 体位保持による腰背部痛の有無と程度
- ブロック療法や鎮痛薬の持続時間と効果
- 治療や鎮痛に関する理解度

（2）TP（ケア計画）

- 安楽な体位の工夫（コルセットの装着・側臥位・膝下枕など）
- 疼痛が増強する移動時の工夫（車椅子・歩行器）
- 薬物療法の効果を判断し，一定時間ごとの内服を管理する
- 硬膜外ブロック，神経根ブロックの治療補助

（3）EP（指導計画）

- 疼痛が増強する体位を避けるような指導
- 薬剤の効果時間と次の服薬時間の指導
- 腰椎椎間板ヘルニアの禁忌体位（腰椎の捻転（ねんてん），極度の前屈姿勢）

#2 疼痛や神経症状による日常生活の障害が改善する

(1) OP（観察計画）

- 下肢痛，腰痛の有無と程度
- 下肢のしびれの有無と程度
- 膀胱直腸障害の有無（尿意，便意，排便状況）
- 筋力低下の有無
- 疼痛によって制限された日常生活状態の観察

  （睡眠状況・排泄状況・清潔行動・体動や歩行状況・飲水や食事量）

(2) TP（ケア計画）

- 疼痛が少ない排泄行動の支援

  （ポータブルトイレ，車椅子を使用したトイレへの移動の支援）

- 疼痛が少ない清潔行動の支援

  （清拭の実施。前屈姿勢をとらないケリーパッドを使用した洗髪）

- 食べやすい食事の工夫

  （臥床状態で食べることができる食形態［おにぎり］やフォーク，ストローの利用）

- 転倒しないような履物，環境整備

(3) EP（指導計画）

- 日常生活動作が実施しやすい動作の指導

  （ベッドの高さ，ベッドからの起き上がり方，前屈や同一体位を取り続けない姿勢，歩き方）

- 転倒のリスクと予防法の指導
- 排便コントロールの指導
- 運動療法

  （正しい姿勢，体幹の筋力，腸腰筋・大腿四頭筋・大殿筋・ハムストリングスなどの歩行時の筋力を高める運動指導）

#3 症状の変化を理解し，悪化や異常をセルフモニタリングできる

(1) OP（観察計画）

- 下肢痛，腰痛の増強，変化
- 下肢のしびれの増強，変化
- 筋力低下の増強，変化
- 膀胱直腸障害の増強，変化

(2) TP（ケア計画）

- 症状のある部位を図示し患者と変化を共有する
- 症状の強さを NRS などで数値化し具体化する

(3) EP（指導計画）

- L4/L5 の椎間板ヘルニアで起きる筋力低下と神経障害の部位の指導
- 膀胱直腸障害の症状とセルフモニタリング方法の指導（セルフチェック用紙の記入）

第2編

構造と機能

症状と病態生理

診察・検査・治療

疾患と診療

症状に対する看護

検査と治療に伴う看護

疾患をもつ患者の看護

4 過程による看護 事例による看護の展開

#4 症状や治療，役割変化に伴う不安が軽減する

（1）OP（観察計画）

- 不安な言動や表情の有無
- 家族の支援状況
- 職場の支援状況

（2）TP（ケア計画）

- 病状や治療，今後の経過に関して，家族を含め医師から説明を受ける
- 医師からの説明で理解できなかったことの有無を確認し，補足する
- 不安の原因について話を聞く

（3）EP（指導計画）

- 職場の社会資源について
- 経済面や社会面に関して，MSWと共に情報提供をする

3 実施評価（入院後2週間）

#1 薬物療法や治療法を理解し疼痛がコントロールできる

　入院後硬膜外ブロックを実施し，腰痛NRSは2〜3，左殿部から下肢のしびれは持続中。1週間後に内服薬が増量し，徐々に疼痛は自制内でコントロールできた。

#2 疼痛や神経症状による日常生活の障害が改善する

　トイレは車椅子で移動し，自力で排泄を実施できた。当初は便意があってもいきむことができず，排便が3日間ないことがあったが，下剤を服用し，水分摂取を十分にすること，いきむときは両足をしっかり床に着けるなど姿勢を正すこと，硬膜外ブロックの効果もあり疼痛が少なくなったことで，コントロールできるようになった。

#3 症状の変化を理解し，悪化や異常をセルフモニタリングできる

　膀胱直腸障害についての知識を指導した。セルフモニタリングができ毎日症状を記録できた。入院時から症状は悪化せず経過できた。

#4 症状や治療，役割変化に伴う不安が軽減する

　入院は2週間であったため，職場では病気休暇を申請した。退院後2週間程度の自宅療養も必要であったため，職場の労務管理室に報告した。経済面は減収とならず，家族役割の不足は生じなかった。

3. 周術期の入院までの状況

1 患者の情報

　初回の退院後2週間で職場復帰した。2か月間はトラックでの配送業務には就かず，事務業務をしていた。腰痛はNRSで3〜4と変わらずあったが，指導された運動療法を実施して生活に注意していた。その後，職場で配送担当者が少なく業務に支障が出ていること

とから，配送業務に復帰した。

　1か月に一度外来受診し硬膜外ブロックを実施し，注射直後は痛みが軽減したものの時間が経つと同様に痛みが出てあまり効果はなかった。3か月目に神経根ブロックを実施し，いくらか痛みは軽減した（NRS=1）。初回入院から4か月後，前傾姿勢で荷物を移動しようとした時に再び強い腰痛が出現し左殿部の感覚がなくなってしまった。自宅に戻り様子を見ていたが，会陰部にもしびれが出現し，膀胱直腸障害ではないかと不安に思い，翌日すぐに病院を受診した。MRI検査とCT検査を実施し診断の結果，前回の入院時と同様に第4腰椎と第5腰椎の間の腰椎椎間板ヘルニアで，馬尾神経を圧迫していないものの前回よりヘルニアが大きく脱出していると診断され，手術療法を勧められた。

　身長173cm，体重85kg，BMI28.4（肥満1度）で，退院後体重が増加した。

　下肢伸展挙上テスト（SLRT）：陽性

　主訴：腰部痛，左殿部から下腿外側痛，足背部痛，同部位のしびれ，会陰部のしびれ

　腰痛NRS：5〜6

　排尿や排便に支障はない。

　嗜好品は前回の入院時と変わらず，飲酒1日2合，喫煙1日20本20年間。

2 ｜ 治療内容

　手術療法（術式：LOVE法）を行う。

▌ 4. 周術期の看護計画

1 ｜ 看護上の問題

＃1　術後合併症

＃2　術後の疼痛がコントロールできない

＃3　手術までの期間が長く，筋力低下により，術後ADLが改善しない

2 ｜ 看護目標・看護計画

＃1　術後に神経症状が消失あるいは軽減する
　　　術後に硬膜外血腫，髄液漏，深部静脈血栓症，創出血，感染，イレウス，せん妄を起こさない

（1）OP（観察計画）

・下肢痛，腰痛の有無と程度

・筋力低下の有無

・下肢のしびれの有無と程度

・低髄圧症状（頭痛，悪心，嘔吐）の有無

・髄膜刺激症状（頭痛，項部硬直，ケルニッヒ徴候，ブルジンスキー徴候）の有無

第
2
編

構造と機能

症状と病態生理

診察・検査・治療

疾患と診療

症状に対する看護

検査と治療に伴う看護

疾患をもつ患者の看護

4 事例による看護過程の展開

- 同一体位保持による腰背部痛の有無と程度
- 深部静脈血栓症，浮腫の有無

  （ホーマンズ徴候の有無・Dダイマー値・水分出納）
- 足趾・足関節の自動運動の有無と程度
- 下肢の循環状態（足背動脈の左右差，足先の冷感）・鎮痛薬の持続時間と効果
- 創部・ドレーンからの出血の有無，量，性状
- 感染徴候の有無（体温の変動，CRP，白血球などの検査値，創状態，創周囲の腫脹）
- 留置カテーテル中の尿量，性状
- 栄養状態（アルブミン，総たんぱく，ヘモグロビンなどの検査値）
- 肺炎の有無，無気肺，呼吸状態
- イレウスの有無・腸蠕動聴取
- せん妄の有無（不穏な言動，睡眠状態）

（2）TP（ケア計画）

- 安楽体位を工夫する
- 側臥位への体位変換を行う（腰部を捻転しない）
- コルセットの装着を介助する
- 神経症状出現時は医師に連絡する
- ドレーンの管理を行う
- 医師の指示によって鎮痛薬を投与する
- 足趾・足関節の底背屈運動を行う
- 間欠的空気圧迫装置を用いて足部を刺激する
- 弾性ストッキングを使用する
- 無菌操作によって創部ドレッシング材を交換する
- 保清を援助する
- 留置カテーテル挿入中の陰部洗浄を行う
- 術後1日目から車椅子に乗り離床する

（3）EP（指導計画）

- 術後一時的にしびれや筋力低下が生じることがあることを説明する
- 疼痛や神経症状が増強した場合は，すぐに伝えてもらう
- 痛みを我慢しないように説明する
- 痛みが少ない体位変換の方法を確認する
- 低髄圧症状，髄膜刺激症状，深部静脈血栓症の症状を説明する
- 早期離床の必要性を説明する

#2　術後鎮痛薬を的確に使用できる

（1）OP（観察計画）

- 下肢痛，腰痛の有無と程度（NRSなどの数値評価スケール，VASなどの視覚的評価スケール，顔

の表情のイラストで評価するフェイススケールなどを利用）

- 下肢のしびれの有無と程度
- 鎮痛薬（オピオイド，非オピオイド）の持続時間と効果
- ADL，姿勢の現状
- 精神的不安やストレス状況
- 睡眠状況，呼吸状態
- オピオイドの副作用症状（消化器症状，頭痛，呼吸状態）の有無

（2）TP（ケア計画）

- 患者の痛みの程度が表現しやすい評価スケールを使用する
- 先行鎮痛方法の実施（痛みが発生していない段階から鎮痛薬を使用する）
- 患者自身が痛みを管理できる患者制御鎮痛法（PCA）を行う
- 安静時の痛みがない，痛みによる体動困難がない，深呼吸や体位変換が行えているなど痛みのアセスメントを実施する
- NRS＞3，VAS＞3の場合，除痛の介入を行う

（3）EP（指導計画）

- 鎮痛方法（先行鎮痛方法，患者制御鎮痛法）や効果的な鎮痛方法について指導する
- 痛みの評価方法について指導し，看護師と共通の認識をもてるようにする

#3　術後早期離床ができる

（1）OP（観察計画）

- 下肢痛，腰痛の有無と程度
- 筋力低下の有無と活動性の確認
- 下肢のしびれの有無と程度
- 麻酔の侵襲（頭痛，悪心，嘔吐）の有無
- 呼吸状態
- イレウスの有無，腸蠕動音聴取

（2）TP（ケア計画）

- 術後1日目より30分程度の短時間から開始し，車椅子での離床を行う
- 食事時はコルセットを装着し，起座位の姿勢で摂取する
- 排泄は術後1日目からできる限り車椅子に乗りトイレで実施する
- 計画的にリハビリを行い，筋力の低下を防ぐ

（3）EP（指導計画）

- 術後合併症の予防やERAS（enhanced recovery after surgery：術後回復の強化）に早期離床が有効であることを指導する
- 離床計画を患者とともに共有し，計画的に離床を行う。

第2編

構造と機能

症状と病態生理

診察・検査・治療

疾患と診療

症状に対する看護

検査と治療に伴う看護

疾患をもつ患者の看護

4 事例による看護過程の展開

3 │ 実施評価

　全身麻酔，手術時間 50 分，出血量 40mL，ドレーンを挿入して手術室から帰室した。術後の経過は良好であり，ドレーンからの異常な排液はなく，術後 2 日目にドレーンは抜去した。手術翌日に軟性コルセットを装着し，起座位にて車椅子を使用し，トイレに行き自力で排尿した。その後順調に離床できたため，間欠的空気圧迫装置は術後 2 日目までの使用で終了した。創部痛は鎮痛薬を使用し自制内であった。腰痛は突っ張り感があったが術前のような痛みはなかった。下肢と殿部のしびれは変わらずあるが，歩行に問題はなかった。硬膜外血腫，髄液漏，深部静脈血栓症，創出血，感染，イレウス，せん妄などの術後合併症の症状はなく，術後の疼痛がコントロールでき，術後の ADL は拡大した。

▍ 5. 術後の状況

　術後 2 日目にドレーンが抜去となってから，術後 3 日目から創部にドレッシング材を装着したままシャワー浴が可能となり，術後 5 日目に軟性コルセットを装着し自力での歩行可能となった。術後 7 日目に抜糸を行い，創離開なし，創部感染なし。術後の腰痛はほとんどなく，会陰部のしびれなし，左殿部から下腿外側のしびれなし，足背部の皮膚の違和感のみ残存している。術後 1 日目から理学療法が開始となり，歩行訓練，下肢・腹部筋力訓練，正しい姿勢保持を実施している。長く続いた症状が軽減し，馬尾神経障害がなかったことへの安心感が得られたとともに，ヘルニアの再発率が数％あることを知り，不安を感じている。

▍ 6. 回復期の看護計画

1 │ 看護上の問題

#1　腰椎椎間板ヘルニアが再発するおそれがある

#2　慢性症状が長期化することへの不安と，生活の再構築に支障が出るおそれがある

2 │ 看護目標・看護計画

#1　腰椎椎間板ヘルニアの再発を予防する日常生活行動がとれる
　　　生活習慣を改善し症状をコントロールできる

（1）OP（観察計画）

- 職場環境，業務内容
- 生活様式（寝具・車の運転）
- 体重
- 運動習慣
- 喫煙の有無

- 排便習慣，食習慣，飲酒の習慣
- 日常の姿勢

（2）TP（ケア計画）

- 筋力トレーニングの実施
- 理学療法士や医師との連絡調整

（3）EP（指導計画）

- 腰の負担を避ける正しい姿勢の指導
- 退院後を見越した継続した筋力トレーニング（体幹の筋力，腸腰筋・大腿四頭筋・大殿筋・ハムストリングスなどの歩行時の筋力）の指導
- 腰椎椎間板ヘルニアに影響する要因の指導（運動習慣の継続，禁煙，寝具，車の運転）
- 排泄コントロールの指導

#2　職場復帰に向け必要な社会的支援が受けられる
　　　家族内の役割が遂行できる

（1）OP（観察計画）

- 家庭や職場環境
- 社会復帰後の役割
- 仕事内容
- 活用できる社会資源の有無
- 社会復帰に対する不安や意欲

（2）TP（ケア計画）

- MSWによる経済問題の調整と支援
- 家族と多職種を交えた退院指導の調整

（3）EP（指導計画）

- 傷病手当，障害年金に関する説明
- 職場復帰までの経過と期間の説明

3 ｜ 実施評価（退院時）

#1　腰椎椎間板ヘルニアの再発を予防する日常生活行動がとれる
　　　生活習慣を改善し症状をコントロールできる

　腰椎椎間板ヘルニアの症状で長期間生活に支障が出ていたため，喫煙や肥満による生活習慣を改善し，少しでも再発のリスクを少なくしたいという意欲がみられた。腰部に負担の少ない姿勢や運動の必要性を理解し，ウォーキングなど生活様式のなかで無理なく実施できる運動習慣を獲得できた。

#2　職場復帰に向け必要な社会的支援が受けられる
　　　家族内の役割が遂行できる

　医師の指導を受け，2週間後に外来受診し，その後2年間は経過を観察する。軟性コル

セットを2か月装着し，職場復帰は術後1〜2か月後に設定した。トラックによる配送業務は腰に負担がかかりやすいため，事務部門に配置転換を希望した。治療費は高額療養費の申請を行い，経済的負担を軽減させた。今後症状が悪化した場合は初回受診日が明確であるため，障害の程度によって障害年金の申請も可能と指導を受けた。

II 筋強直性ジストロフィー患者の看護

　筋強直性ジストロフィー（DM）は，多様な表現型をとる慢性多臓器性疾患である。常染色体優性遺伝形式をとる遺伝性疾患で，原因遺伝子の違いから1型（別名：スタイナート病）と2型に分けられ，日本ではほとんどが1型である。DMの症状経過は一定ではなく様々な重症度，発症年齢を示す。特に軽症の場合は無自覚，未診断のことも多く，報告された患者数，有病率は実際よりも低いと考えられている。

　DM1型（DM1）は，筋ジストロフィー（指定難病113）の一つである。19番染色体上のミオトニンタンパクキナーゼ遺伝子内の非翻訳領域におけるCTG（シトシン，チミン，グアニン）基反復配列が異常に多く，その反復回数が多いほど発症年齢が早く，症状が重症であることが認められている。進行性の筋萎縮・筋力低下，筋強直現象（ミオトニー）を特徴とした全身疾患で，発症年齢によって特徴的な症状が異なる（表4-1）。診断では，斧様顔

表4-1 DM1の発症年代別病型分類

臨床病型	発症年齢	リピート数	特徴的症状
先天型	〜生後4週	> 1,000	筋緊張低下・呼吸不全，哺乳力低下，精神発達遅滞
小児型	1〜10歳	50〜1,000	学習障害，知能低下，筋緊張現象（ミオトニー）
成人（古典）型	10〜30歳	50〜1,000	筋緊張現象（ミオトニー），筋力低下，白内障
軽症型	20〜70歳	50〜100	白内障，ごく軽度の筋強直現象（ミオトニー）

出典／日本神経学会監，「筋強直性ジストロフィー診療ガイドライン」作成委員会編：筋強直性ジストロフィー診療ガイドライン2020，南江堂，2020，p.5.

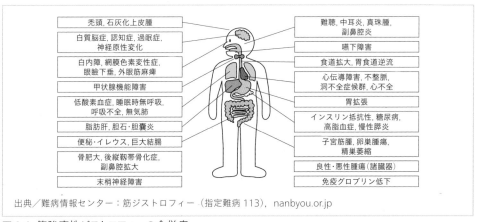

出典／難病情報センター：筋ジストロフィー（指定難病113），nanbyou.or.jp

図4-1 筋強直性ジストロフィーの合併症

貌，筋緊張現象（ミオトニー）といった症状のほか，呼吸障害，嚥下障害，不整脈，心伝導障害，高次脳機能障害といった中枢神経症状などが手がかりとなる（図4-1）。

DMは常染色体優性遺伝であることから，家族内に複数の患者が存在することが多く，療養介護の面でも問題となることが多い。

 事例の概要

1. 患者プロフィール

患者：Bさん，27歳，女性
家族構成：18歳から一人暮らし。隣県に両親，兄（32歳）が在住（二世帯住宅）
職業：地方公務員（一般職）
既往歴：なし
診断名：筋強直性ジストロフィー（1型）疑い

2. 入院までの経過

1年ほど前に起床時の倦怠感，頭痛，日中の強い眠気から，慢性疲労症候群を疑い心療内科を受診した。抑うつ症状や不眠の自覚がないものの，診察中に複数回ペンを落としたことから指の力が以前より弱くなっていることがわかり，脳神経内科で検査を受けた。針筋電図，臨床症状から筋強直性ジストロフィーが疑われたものの，日常生活で困るほどではないことから，Bさんが遺伝学的検査に同意せず，診断には至らなかった。また，明らかな呼吸機能の低下がみられなかったことから，3か月後に再度受診することとなったが，Bさんは「何となく気乗りがしない」と思って受診しなかった。

その後も，日中の強い眠気が続き，朝起きられないことから時々遅刻するようにもなった。2か月くらい前から，ペットボトルのふたが開けられない，パソコンを使っていると手や指が疲れてうまくキーボードが扱えないなど，手指の筋力が低下していることを感じるようになった。心配になって両親に相談し，脳神経内科を受診することを決め，確定診断，および症状の維持・改善目的で入院となった。

3. 入院後の経過

入院後，呼吸機能検査，12誘導心電図，負荷心電図検査，24時間ホルター心電図検査，睡眠時呼吸検査などが行われた。夜間に数回，心拍数が上がることがあり，睡眠中に呼吸が弱くなったり，止まったりすることがあり，経皮

的酸素飽和度（SpO$_2$）が84％まで低下することもあった。動脈血二酸化炭素分圧が50mmHgと上昇していることから，夜間のみ非侵襲的人工呼吸療法（NPPV）を行うことになった。

心機能検査では異常がなく，耐糖能異常や脂質異常も認められなかった。

両親ともに，DM1の自覚症状，他覚的所見がないことから，医師が遺伝カウンセリングを勧め，遺伝学的検査を提案し，Bさん，両親共に同意した。結果は4週間後である。

リハビリテーション科の医師，理学療法士，作業療法士の診察を受け，翌日から運動パフォーマンス向上に向けた包括的プログラムが開始された。Bさんは歩行機能が維持されていたことから，①ウォームアップ（セラプラストを使用したつかみ運動など，掌背屈運動，前腕から手関節の回内・回外運動），②エアロバイク®やトレッドミル，③棒体操，④自力でできるストレッチと他動的可動域訓練，⑤パフォーマンス向上に向けた包括的プログラムとしてスキルスクリーン（ビーズ手芸キット），⑥呼吸理学療法がプログラムされた。ウォームアップによって，手掌の筋強直が軽減した。Bさんは，訓練室では指示された運動を行い，ほかの患者やスタッフと時折談笑し，楽しそうな様子がみられることもあった。病棟でも，同年代の患者や看護師たちと冗談を言ったり，将来の希望について話したりしていた。しかし，病室内では，ウォームアップや棒体操などの自主トレーニングをする姿はみられなかった。

4. 病状説明と病状認識

❶医師からの病状説明
「筋強直性ジストロフィーは遺伝性の疾患です。自覚症状が少ないため，昨年，Bさんに遺伝学的検査を勧めましたが，症状が出てきたら検査しますとおっしゃっていました。今回は，ミオトニーというDM1の典型的な症状が出ているようなので，改めて検査を勧めます。この

第
2
編

構造と機能

症状と病態生理

診察・検査・治療

疾患と診療

看護

症状に対する看護

検査と治療に伴う看護

疾患をもつ患者の看護

4
事例による看護過程の展開

病気は，ご両親のどちらか，あるいは両方が病気の原因となる遺伝情報を持っていて，それがお子さんに伝わります。DM1 の場合は，保因者（キャリア）ということがなく，必ず発症するといわれていますが，遺伝子異常の程度によって現れる症状は様々です。お父様もお母様も，DM1 を疑う自覚症状や客観的所見が見当たらないので，もしも遺伝子異常があったとしても無症状で，B さんも症状が軽いまま経過するかもしれません。」

「DM1 は全身の臓器に様々な症状が出ますが，その出方は様々です。B さんは今のところ，心臓や腎臓の機能には問題がありませんが，夜間に呼吸機能が少し低下してきています。今後は，不整脈などの症状が出る可能性も考えられます。この病気には根本的な治療法はなく，今後は様々な症状に対処していくことになります。今は，夜間の人工呼吸療法（非侵襲的陽圧換気療法）を継続し，今の状態をできるだけ維持できるようリハビリテーションに取り組んでい

くとよいと思います。また，現在の症状に対して，筋力維持と筋強直現象を改善するための包括的プログラムでリハビリテーションをしていきましょう。リハビリテーションは，訓練室の中だけで行うものではなく，そこで方法を修得して，ご自身の生活のなかで取り組んでいく必要があります。」

❷ B さんの認識

「今まで何でもなかったけれど，今の状態は遺伝によるものらしい。もしも結婚して子どもが生まれたら，その子も障害者になってしまうかもしれない」

「検査結果が出るまで時間があるし，症状が進むかどうかはわからないのだから，今後のことを今心配しても仕方がない」

❸ B さんの家族の認識

「遺伝性の病気と聞いて驚いています。でも，動きが改善されれば一人でも生活できそうなので，今のところは安心していられますね。将来のことは，みんなでゆっくり考えましょう。」

B アセスメントと看護のポイント

1. アセスメント

1 身体的状況

DM1 の症状の進行は多様で，無自覚，無症状であることも多い。一方で，呼吸機能障害，嚥下機能障害，不整脈・心伝導障害のような医学管理が必要なもの，高次脳機能低下などの中枢神経症状がみられることもある。このため，身体的状況を把握するために，運動機能，呼吸状態，心電図，嚥下機能，排便状況を定期的に確認する必要がある（表 4-2）。

B さんには把握ミオトニー症状がみられる。このことから，食事の時に箸を安定して持つことができるか，着替えの時にボタンはかけられるか，筆記用具の使用やパソコンのキーボードの使用に影響はないかなどを確認する必要がある。また，日中の傾眠傾向，頭痛の有無など，睡眠障害に起因した症状の有無，呼吸状態，労作時の脈拍数や不整脈の有無などを確認し，症状の有無，症状自覚の有無を把握する。

NPPV 療法を正しく実施するには，B さんが一人で適切にマスク装着ができるかを確認する必要がある。手指の筋力低下で操作しにくかったり，呼吸機能低下による低換気を自覚していないために NPPV 療法の必要性を実感できなかったりするため，NPPV 療法を中断することがあるのではないかと考えられる。一方，NPPV 療法を導入してから，朝は

表4-2　筋ジストロフィーのQOL/ADL, 全身状態に影響の大きい障害・合併症の予防に必要な検査

	定期的に実施 （例：1回/年程度）	一定間隔で実施 （例：数年ごと程度）	必要時実施
運動機能障害	血液検査（CKなど） 身体診察		筋CT/MRI
中枢神経障害	問診	画像検査（脳MRI/CTなど） 神経心理学的評価	画像検査（SPECTなど） 電気生理学的検査
眼科的疾患	眼科検診		
耳鼻咽喉科疾患	オージオグラム	耳鼻咽喉科検診	
歯科学的疾患	歯科検診		
消化管障害	便潜血検査, 検血 腫瘍マーカー	腹部X線/CT 内視鏡検査（可能な場合）	
糖脂質代謝異常, 肝臓・胆嚢疾患, 腎機能障害, 内分泌機能異常, 腫瘍	血液検査（糖脂質代謝指標, 肝胆道系酵素, アンモニア, 腎機能, シスタチンC, 電解質など） 検尿 ・腹部エコー	血液検査（内分泌, ビタミンD, 腫瘍マーカーなど） 精密糖代謝（日内変動, 糖負荷試験）	腹部CTなど
末梢神経障害・頸椎症		頸椎X線	電気生理学的検査 画像検査（頸椎MRIなど）

＊注：検査頻度は標準的な目安を示したが, 患者の重症度・症状には幅があるため, 個々の症例に応じて内容・頻度は変更されうる。自覚症状・検査異常がある場合は, その内容・程度に応じて, より頻回な検査実施や検査項目の追加を考慮する。

出典／日本神経学会監,「筋強直性ジストロフィー診療ガイドライン」作成委員会編：筋強直性ジストロフィー診療ガイドライン2020, 南江堂, 2020, p.33.

すっきりと目覚めることができるようになり, 日中の活動量も増えてきたことを実感しているため, 治療の効果を自覚してもらい, 治療が継続できるような支援をする必要がある。

2 ｜ 心理的状況

　DM1の中枢神経系の症状には, 無気力, 無関心, 認知機能障害, 易疲労性などがある。鑑別には, 頭部の画像検査（MRI, PET, 脳血流シンチグラフィー）や神経心理学的検査（ウェクスラー成人知能検査の数字記号-コーディングテストなど）が手がかりとなるものの, 罹病期間や年齢によって症状が多彩であることから, DM1の神経心理学的状況のすべてを網羅して評価することはできない。Bさんはのんびりした穏やかな性格であり, 診断を淡々と受け止めているようにみえるが, DM1の特徴による関心の低さや認知機能障害を表している可能性も考えられる。しかし, Bさんなりの受け止め方なのか, 症状の特徴なのかは軽々に判断できず, Bさんとの信頼関係を築きながら理解を深めていく必要がある。

3 ｜ 社会的状況

　DM1は医療費助成制度, 身体障害者手帳, 療育手帳などの対象である。また, 障害年金, 特別障害者手当, 傷病手当金の所得保障を受けることができる。症状が進行した時には, 生活支援のために介護保険法や障害者総合支援法を利用することもできる。また, 症状が軽度で職業に就くことができる場合には, ハローワークで難病患者就労サポーターによる相談業務や, 障害者総合支援法の就労移行支援を利用することができる。身体的状

況，心理的状況をアセスメントし，可能な限り自立した生活が維持できるよう，社会支援制度の活用状況を把握する。また，家族やボランティアなどのインフォーマルサポートも重要である。ある程度自立して生活できる場合でも，内服管理，リハビリテーション，疲労の程度，症状の有無などに関するセルフケア意欲が低いことがある。本人が無自覚のまま疲労蓄積や低換気が続くと，朝起きられない，無断で遅刻，欠勤するといった問題が生じ，周囲から無責任である，だらしがないと誤解されることもある。このような問題を避け，安定した社会生活を維持するために，周囲の人々からのセルフケア支援が必要であり，その支援ネットワークを把握，構築することが重要である。

　Bさんは一人暮らしで，仕事に就いている。職業継続に影響する症状があるか，就業形態を変更する必要があるかについて，Bさんの仕事内容や仕事のしかたなどを聴取しながら，アセスメントする必要がある。また，両親や兄など家族からの支援を望むことができるかを，それぞれの考えや関係性を把握して判断する。この際，Bさん自身の考えや思いを十分に考慮してアセスメントする。

2. 看護上の問題

\#1　両手指の筋力低下によって日常生活動作が困難なことがある

\#2　症状の自覚しにくさと把握ミオトニーによる操作しにくさに伴い，NPPV療法を適切に実施できないことがある

\#3　遺伝疾患の発症，サポート体制の未構築，疾患に関する情報不足により，家族内の役割，関係性に影響を及ぼす可能性がある

3. 看護目標

「筋力を維持し，自立した日常生活，社会生活を送ることができるよう，家族とともに生活を再構築する」という方針で，以下の目標を設定した。

\#1　機能訓練に継続して取り組み，自立した生活に必要な筋力を維持することができる

\#2　マスク装着がしやすい方法を修得し，NPPVを適切に実施することができる

\#3　本人と家族が無理なく生活を再構築できるよう，サポート体制を構築する

4. 看護の実際

1 ┃ 筋力の維持に向けた支援

　DM1は進行性の筋疾患であり，関節可動域の維持や廃用性筋力低下の予防が重要であるとされる。一方で，運動療法や作業療法の効果に関する研究成果が少ないのが現状である。しかし，筋力や持久力が維持できれば，自立した社会生活を送ることも可能である。

　Bさんは，リハビリテーションスタッフが一緒の時には一生懸命訓練に取り組むが，一人で自主トレーニングを続けることができない。その理由を聞いてみたところ，「トレー

ニング室での訓練だけで疲れてしまい，ついのんびりしたくなる」と答えた。ウォームアップだけでも実施するとからだを動かしやすくなると伝えても，曖昧な表情をするだけだった。Bさんなりに自主トレーニングの必要性を理解しているものの，なかなか積極的になれないようであった。廃用性筋力低下によって介護が必要となる状態にはなりたくない，という思いもある。特に両親や兄に迷惑をかけたくないと考えていた。

　そこで，Bさんが可能な限り自立した生活を送ることができるよう，筋力を維持するという目標を看護師，医師，リハビリテーションスタッフ，Bさん，家族と共有した。そして，Bさんが一人でもできる自主トレーニングメニューを厳選し，電話やビデオ通話などで家族の協力を得て実施することとした。

2 | 適切なNPPV療法の実施に向けた援助

　Bさんは，睡眠時の呼吸状態で換気低下がみられたため，NPPV療法が導入された。しかし，明らかな呼吸苦などの自覚症状がなく，手指の筋力低下によってマスク装着が難しいことから治療の離脱が予測された。一方，起床時の頭痛やだるさ，日中の強い眠気は改善されていると自覚しているため，これらをアウトカムとしてセルフケア教育を実施した。また，マスク装着の難しさについては，理学療法士と協働して，Bさんが実施しやすいように工夫した。まず，ウォームアップによって手指の運動機能が一時的に改善する可能性があると考え，理学療法士にウォームアップ方法を指導してもらい，就寝前のマスク装着を看護師が確認することとした。また，指先に力が入りにくいことから，固定ベルトのつまみ方を工夫し，Bさん本人が自信をもって実施できるよう援助した。

3 | サポート体制の構築

　Bさんには把握ミオトニーと呼吸機能低下がみられるものの，就業や一人暮らしを継続することは可能である，と本人，家族，医療スタッフは判断した。一方，自主トレーニングやNPPV療法を継続するためには，周囲からの見守りが効果的であると考えられた。

　DM1は遺伝性疾患であるが，これまでBさんの両親や兄，親戚にDM1と診断された人はいなかった。家族にとっても突然の出来事であり，これからの家族計画に大きな影響を及ぼすこととなった。遺伝に関する本人，家族への情報提供や意思決定において，今後遺伝カウンセリングを含めたサポート体制が必要になると考えられた。このため，希望すればいつでも遺伝カウンセラーに紹介することを伝えた。また，疲労やストレスを蓄積しないよう，働き方において職場の理解や配慮が必要であり，働き方を調整する方法を相談した。さらに，身体障害者手帳の申請について情報提供した。

参考文献
・花山耕三編著：臨床につながる神経・筋疾患, 医歯薬出版, 2018, p.68-75.
・日本神経学会監修,「筋強直性ジストロフィー診療ガイドライン」作成委員会編：筋強直性ジストロフィー診療ガイドライン2020, 南江堂, 2020.

第1編／第1章 | 1 | 解答 2

関節の動く範囲を，関節可動域（range of motion；ROM）といい，ROM の測定は，運動器疾患の重症度や治療前後の評価に用いられる。単位は度である（p.28 参照）。

第1編／第2章 | 1 | 解答 2

前額面で脊柱が弯曲した状態を脊柱側弯という。図は脊柱側弯の診察法の一つである。

脊椎を前屈させた時に左右の高さの差があり（1～1.5cm 以上），これを肋骨隆起（rib hump）という（腰部隆起［lumbar hump］の場合もある）。特に軽度側弯症の発見に有用である。そのほか，①肩の高さの左右差，②左右どちらかの肩甲骨が浮き出ていないか（winged scapula），③ウエストラインの左右非対称性がないかなども診察のポイントとなる。

第1編／第2章 | 2 | 解答 4

膝関節のギプス固定は，下垂足，足の背屈不能などが生じやすい。これは長期にわたる膝関節の固定により，腓骨神経麻痺が生じやすいためである。

選択肢 4 は下垂足であり，自らの力で背屈ができない状態にある。よって正答は 4 となる。

第1編／第3章 | 1 | 解答 3

幻肢痛は，切断後に切断された四肢の一部がまだあるかのように不快な痛みを感じることをさす。そのため，選択肢 3 の「切断し喪失した部位に生じる」が正答となる。

第1編／第4章 | 1 | 解答 3, 4

選択肢 1 は設問の SpO$_2$ が 97％であるため，適切ではない。選択肢 5 は設問の設定からは状況が判断できない。

選択肢 2，4 は第 5 頸髄レベルの損傷から読み取る。胸郭運動は呼吸筋が障害されているため，選択肢 2 は適切ではない。腹式呼吸は横隔膜の機能が保たれているため，選択肢 4 は適切である。

選択肢 3 は，呼吸数の低下から浅い呼吸であり，無気肺を生じやすいため適切である。

　本書第2編第3章掲載疾患のうち，代表的な2疾患を取り上げ，情報関連図を作成しました。下記QRコードを読み込んでいただくと，ご覧いただけます。

情報関連図

それぞれの疾患における看護の流れとともに，看護師の思考過程を相関図で表しました。
臨床の看護師が，患者の情報から必要な看護をどのように導くか，「見える化」しています。

　▶ 椎間板ヘルニア　　　　　　　　　　　　　▶ 脊髄損傷

掲載イメージ

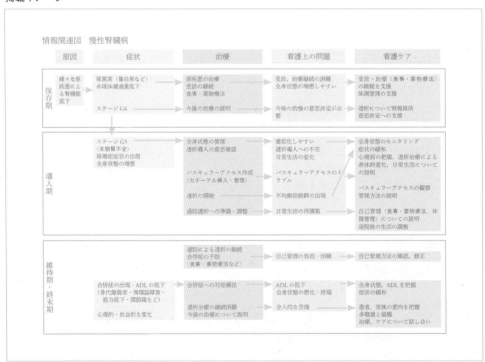

索引

欧文

ALS … 172
BMD … 79
CM関節症 … 54
CRPS … 122, 172
CT検査 … 74
DIP関節 … 32
DISH … 184
DXA(法) … 79, 235
ERAS … 331
FRS … 244
IP関節 … 32
MADS … 219
MCP関節 … 32
MFH … 231
MMP-3 … 239
MMT … 71
MP関節 … 32
MRI検査 … 76
NRS … 47, 244
OT … 93
OYL … 184
O脚 … 56
PIP関節 … 32
PIP関節背側脱臼骨折 … 134
PRE … 87
PTB装具 … 108
PVS … 81
RICE … 144
ROM … 28, 70
RSD … 122, 172
SLB … 108
SLRテスト … 177
UPS … 230
VAS … 47, 244
VRS … 244
X脚 … 56
X線検査 … 74
Z延長術 … 101

和文

あ

アキレス腱周囲炎 … 187
アキレス腱断裂 … 153
悪性骨腫瘍 … 224, 316
悪性線維性組織球腫 … 231
悪性軟部腫瘍 … 230
足関節 … 33
足関節果部骨折 … 141
足関節捻挫 … 145
亜脱臼 … 147
圧挫症候群 … 122
圧迫骨折 … 117
軋轢音 … 120
アプレーテスト … 156
安静時痛 … 46

い

異常可動性 … 120
痛み … 44
痛みの評価スケール … 48
1次性転位 … 117
1次痛 … 41
一過性神経伝導障害 … 162
遺伝性運動感覚神経障害 … 172
遺伝性ニューロパシー … 171
医療者評価型スコア … 47

う

ヴァレーの圧痛点 … 177
ウェルドニッヒ-ホフマン病 … 172
内がえし … 33
内がえし捻挫 … 145
運動器症候群 … 219
運動機能 … 71
運動器不安定症 … 219
運動神経 … 39
運動痛 … 46
運動麻痺 … 59
運動浴 … 93
運動療法 … 86

え

エーラス-ダンロス症候群 … 194
遠位指節間関節 … 32
炎症性斜頸 … 174
遠心性神経 … 39

円背 … 58

お

横骨折 … 116
黄色靱帯骨化症 … 184
凹足 … 57
オスグッド-シュラッター病 … 209
オステオン … 22
折りたたみナイフ現象 … 62, 167
温熱療法 … 91

か

回外 … 28
外骨腫 … 222
外固定 … 125
外傷性頸部症候群 … 146
外傷性股関節脱臼 … 152
外傷性骨髄炎 … 195
外傷性骨折 … 114
外傷性脱臼 … 147
外旋 … 28
介達外力 … 116
介達牽引 … 87, 285
介達骨折 … 116
介達痛 … 119
外転 … 28
回内 … 28
開排 … 33
開排制限 … 33
外反股 … 54
外反膝 … 54
外反足 … 57
外反肘 … 53
外反母趾 … 57, 217
開放骨折 … 115
開放断裂 … 153
海綿骨 … 22
カウザルギー … 171
鉤爪指 … 166
仮骨 … 118
仮骨形成期 … 118
下肢義肢 … 106
下肢骨折 … 136
下肢伸展挙上試験 … 177
下肢装具 … 108
下肢長 … 69
下肢深部静脈血栓症 … 218
顆状関節 … 28
過伸展 … 28

下垂手…165
下垂足…56
過成長…143
仮性肥大…62
画像検査…74, 277
下腿骨骨幹部骨折…139
肩腱板損傷…158
滑液…26
滑液包炎…216
滑膜…26, 46
滑膜関節…26
滑膜性骨軟骨腫症…211
滑膜切除術…97
可動域…70
可動関節…26
金網副子…85
化膿性関節炎…197
仮義足…106
渦流浴…93
ガレアッツィ骨折…132
ガレー骨髄炎…195
感覚…60
感覚機能…71
感覚障害…60
ガングリオン…188
間欠性跛行…64
間欠的牽引…87
観血的骨接合…124
観血的整復固定…95, 124
観血的整復術…124
環軸関節回旋位固定…153
患者立脚型スコア…47
冠状面…26
関節…26
関節運動の異常…49
関節液…26
関節液検査…81, 275
関節窩…26
関節可動域…28
関節鏡検査…80, 272
関節鏡視下手術…99
関節形成術…97
関節固定術…97
関節水症…46
関節制動術…99
関節切開術…97
関節造影検査…77
関節置換術…97
関節痛…46

関節頭…26
関節内注射…94
関節内注入…293, 294
関節軟骨…26
関節ねずみ…210
関節不適合性…214
関節包…26
関節遊離体…210
関節リウマチ…238
関節離断術…103
完全骨折…116
乾癬性関節炎…202
完全損傷…335
完全脱臼…147
完全麻痺…59
環椎…39
嵌頓現象…156
陥入骨折…116
がんの骨転移…227
カンバス牽引…137
寒冷療法…91
関連痛…47

き

キーンベック病…207
機械受容器…40
偽関節…118
奇形…52
起座困難…256
義肢…105
偽痛風…200
ぎっくり腰…176, 182
機能義足…106
機能訓練…126
機能性側弯症…173
機能的装具療法…125
亀背…58
ギプスカット…283, 284
ギプス固定…279, 281
ギプスシーネ…85
ギプスシャーレ…85
ギプス障害…281, 282
ギプス副子…85
ギプス包帯法…84
キャスト包帯法…84
球関節…28
90°-90°牽引…139
求心性神経…39
急性灰白髄炎…168

急性骨髄炎…195
急性脊髄前角炎…168
急性腰痛症…176
胸郭出口症候群…206
狭窄性腱鞘炎…186
鏡視…80
鏡視下手術…80
協調運動訓練…87
強直…50
強直性脊椎炎…201
強直性脊椎骨増殖症…184
胸椎…39
極超短波治療…92
ギラン-バレー症候群…171
キルシュナー鋼線…88
亀裂骨折…116
近位指節間関節…32
筋萎縮…62
筋萎縮性側索硬化症…172
筋強直性ジストロフィー…355
筋緊張…62
筋区画…159
筋区画症候群…159
筋拘縮症…62
筋細胞…34
筋疾患…61
筋収縮…34
筋ジストロフィー…189
筋生検術…82
筋性拘縮…49, 62
筋線維…34
金属枠コルセット…110
筋断裂…153
筋電図…80
筋電図検査…271
筋肉…34
筋肉痛…46
筋の緊張…34
筋力強化運動…314
筋力測定…71

く

クーゲルベルク-ヴェランダー病…
　172
屈曲…28
屈曲拘縮…50
屈曲骨折…117
クラウゼ法…104
鞍関節…28

クラッチフィールド牽引…90
グリソン牽引…88, 285
クリック…156
くる病…235
クレンザック継手…108

け

頸肩腕症候群…205
経口与薬…292
痙性斜頸…175
痙性歩行…63
痙性麻痺…59
頸体角…54
頸椎…39
頸椎症性脊髄症…185
頸椎脱臼…152
頸椎捻挫…146
経皮的電気刺激療法…92
経皮的与薬…292
頸部挫傷…146
頸部装具…110
鶏歩…63, 167
ケーラー病…210
外科頸骨折…128
血液検査…82
結核性脊椎炎…198
血管腫…186, 229
血管造影検査…78
血管柄付き遊離皮弁移植…105
結合織性仮骨…118
血行障害…46
血行性骨髄炎…195
結合組織性拘縮…49
結合組織内骨化…22
血腫凝固期…117
月状骨軟化症…207
血友病性関節症…81
腱…36
腱移行術…102
腱移植…101
牽引刺激徴候…177
牽引法…87, 286
腱延長術…101
肩関節…28
肩関節周囲炎…207
肩関節脱臼…150
腱切り術…101
肩甲骨高位症…53
肩鎖関節脱臼…149

幻肢痛…103, 299, 317
腱鞘…186
腱鞘内注射…94
懸垂ギプス包帯…129
腱の損傷…153
腱板…158
腱縫合術…101

こ

高位麻痺…165
交感神経系…39
交感神経節ブロック…94
後十字靱帯損傷…156
後縦靱帯骨化症…183
拘縮…49, 253
硬性コルセット…110
硬性装具…107
硬性墜下性歩行…63
構築性側弯症…173
口頭式評価スケール…244
後方挙上…28
後方固定術…100
後方引き出し徴候…157
硬膜外腫瘍…186
硬膜外ブロック…94
硬膜内髄外腫瘍…186
絞扼性神経障害…168
後療法…126
股関節…33
呼吸訓練…87
五十肩…207
骨移植…96
骨格筋…34
骨芽細胞…22
骨関節結核…198
骨幹端…25
骨幹端線維性欠損…224
骨幹部…25
骨吸収…22
骨巨細胞腫…223
骨切り術…95
コックアップスプリント…107
骨形成…22
骨減少…25
骨硬化…25
骨細胞…22
骨シンチグラフィー…78
骨髄…22
骨髄炎…195

骨性仮骨…118
骨性強直…51
骨折…114
骨接合術…95
骨折線…116
骨増加…25
骨粗鬆症…232
骨端核…25
骨端症…208
骨端線…25
骨端軟骨板損傷…143
骨痛…46
骨頭…26
骨透亮像…224
コットン骨折…141
骨軟化症…235
骨軟骨腫…222
骨肉腫…225
骨パジェット病…236
骨盤牽引…88, 285
骨盤骨折…136
骨盤輪骨折…137
コッヘル法…150
骨片の転位…117
骨膜…22
骨密度…79
骨密度測定…79
骨梁…22
固定法…83
孤立性骨嚢腫…223
コレス骨折…132
混合性疼痛…45
コンパートメント症候群…159
コンピューター断層撮影…74

さ

再造形…22
再造形期…118
再造形機転…118
作業義手…105
作業義足…106
作業療法…93
鎖骨骨折…127
挫傷…146
挫創…146
サフォー症候群…202
挫滅症候群…122
挫滅創…146
猿手…165

三果骨折…141

し

シーヴァー病…210
自家矯正…143
視覚的評価スケール…47, 244
弛緩性麻痺…59, 63
磁気共鳴画像…76
色素性絨毛結節性滑膜炎…81
軸索…36
軸索断裂…162
軸椎…39
自己記入スコア…47
四肢周囲…69
四肢切断術…103
四肢麻痺…60
矢状面…26
自助具…255
視診…68
指節間関節…32
持続的牽引…87
膝蓋骨骨折…139
膝蓋跳動…68
膝関節…33
失調性歩行…63
膝内障…155
自動運動…86
自動介助運動…86
自発痛…46
ジフテリア…171
脂肪腫…229
脂肪塞栓…122
脂肪肉腫…231
斜頸…174
斜骨折…116
車軸関節…28
尺屈…32
尺骨管症候群…170
尺骨神経損傷…166
シャルコー関節…52
シャルコー - マリー - トゥース病…171, 173
舟状骨骨折…134
周辺締結法…139
手関節…32
手根管症候群…169
種子骨…25
手指の骨折…133

手術療法…95
シュプレンゲル変形…53
シュモール結節…180
腫瘍…221
腫瘍様病変…221
シュワン細胞…36
ショイエルマン病…210
上衣腫…186
掌屈…32
踵骨…210
踵骨骨折…141
上肢義肢…105
上肢骨折…127
上肢装具…107
上肢長…69
上肢落下徴候…158
掌蹠膿疱症…202
踵足…56
上腸間膜動脈症候群…174
小児骨折…142
上皮小体機能亢進症…236
常用義手…105
常用装具…107
上腕骨外側上顆炎…208
上腕骨遠位部骨折…129
上腕骨顆上骨折…129
上腕骨近位部骨折…128
上腕骨骨幹部骨折…129
触診…68
褥瘡の予防…262
植皮術…104
侵害受容器…40
侵害受容性疼痛…44, 45
心筋…34
針筋電図検査…272
神経…36
神経移行術…103
神経移植術…103
神経移動術…103
神経学的診察法…71
神経筋再教育…87
神経根症…181, 185
神経根造影検査…78
神経根ブロック…78
神経鞘…36
神経障害性疼痛…45
神経鞘腫…186, 230
神経性拘縮…49
神経切除術…103

神経線維腫症…173
神経線維束…36
神経断裂…163
神経痛…46
神経伝導速度…80
神経剥離術…102
神経病性関節症…52
神経ブロック…94
神経縫合術…102
人工関節置換術…97, 295
人工骨頭…98
人工骨頭置換術…97
人工膝関節全置換術…315
診察…68
伸縮包帯…85
腎性骨ジストロフィー…237
靱帯…26, 36
靱帯結合…26
靱帯損傷…143, 156
靱帯の損傷…153
シンチグラフィー…78
伸張運動…87
伸展…28
伸展拘縮…50
深部感覚…60

す

随意性脱臼…147
髄鞘…36
水中訓練…93
髄内腫瘍…186
髄内釘…95
水平面…26
髄膜腫…186
髄膜瘤…185
数値評価スケール…47, 244
ズーデック骨萎縮…122, 172
筋の損傷…153
ストレス撮影…74, 277
スパーリングテスト…178
スピードトラック牽引…285
スポーツ障害…114
スミス骨折…133

せ

生活不活発病…219
生検術…82
脆弱性骨折…115
星状細胞腫…186

星状神経節ブロック…94
正中神経損傷…165
成長軟骨板…25
成長板…25
整復…124
生理的外反…53
生理的前弯…39
生理的彎曲…39
脊髄…38
脊髄液検査…275
脊髄円錐…38
脊髄腫瘍…185
脊髄症…181
脊髄髄膜瘤…185
脊髄性筋萎縮症…172
脊髄造影…75
脊髄造影検査…77
脊髄損傷…159,334
脊柱…39
脊柱管拡大術…100,183
脊柱靱帯骨化症…183
脊椎…39
脊椎カリエス…198
脊椎関節炎…200
脊椎骨折…135
脊椎固定術…100
脊椎すべり症…179
脊椎分離症…179
切開生検術…83
赤筋…34
線維性強直…51
線維軟骨結合…26
遷延治癒…119
前額面…26
全強直…50
潜在性二分脊椎…185
穿刺後頭痛…276
前十字靱帯損傷…157
漸増抵抗運動…87
尖足…56
尖足防止装具…108
尖足予防…264
仙椎…39
先天性拘縮…49
先天性骨性斜頸…174
先天性側弯症…174
先天性変形…52
前方挙上…28
前方固定術…100

前方引き出し徴候…157
前腕骨骨幹部骨折…132

そ

造影剤…78
創外固定…126
装具…107
側方挙上…28
側弯症…57,173
阻血性拘縮…49,62
速筋…34
足根管症候群…170
外がえし…33
外がえし捻挫…145

た

ダーメンコルセット…110
体幹装具…110
代謝性骨疾患…232
体性神経系…39
体操療法…86
大腿骨頸部骨折…137,304
大腿骨骨幹部骨折…138
大腿骨頭壊死症…215
大腿骨頭すべり症…215
対立運動…32
楕円関節…28
打診…69
脱臼…147
脱臼骨折…134,147
他動運動…86
多発ニューロパシー…171
打撲…146
短下肢装具…108
短骨…25
単純骨折…115
弾性墜下性歩行…63
弾性固定…148
弾性包帯…84
断端包帯…299
単発性骨嚢腫…223
単麻痺…59

ち

知覚神経…39
遅筋…34
遅発性尺骨神経麻痺…170
肘関節…28
肘関節脱臼…151

中手指節関節…32
中心性股関節脱臼…152
中枢神経系…36
中枢性神経障害性疼痛…45
肘頭骨折…131
肘内障…151
肘部管…169
肘部管症候群…169
超音波検査…77
超音波療法…92
長下肢装具…108
長管骨…25
聴診…69
蝶番関節…28
直達外力…116
直達牽引…88,285
直達骨折…116
治療用装具…107

つ

墜下性歩行…63
椎間板…39
椎間板症…181
椎間板造影検査…78
椎間板ヘルニア…176,324,346
椎弓形成術…100
椎弓切除術…100
対麻痺…59
槌趾…57
痛覚神経ブロック…94
痛風…199
突き指…134
槌指…54,154

て

低位麻痺…165
ティールシュ法…104
底屈…33
底屈位…56
締結法…95
抵抗運動…87
停止…36
低周波通電治療…92
ティネル徴候…162
テーピング…84
テニス肘…208
手の腱の断裂…155
手の先天異常…193
デブリドマン…126

デュシェンヌ筋ジストロフィー…189
デュピュイトラン拘縮…49
デルマトーム…324, 325
転位…117
転移性骨腫瘍…227
転移性腫瘍…186
電気生理学的検査…79
電気療法…91

と

等運動性収縮…34
頭蓋直達牽引…90
投球肩…206
橈屈…32
凍結肩…207
ドゥケルヴァン病…186
橈骨神経損傷…164
等尺性収縮…34
動態撮影…74
等張性収縮…34
疼痛…44, 244
疼痛回避歩行…62
糖尿病性ニューロパシー…171
逃避性歩行…62
動脈性血行障害の徴候…131
動脈造影検査…78
動揺関節…51
動力義手…106
トーヌス…34, 62
特発性側弯症…173
徒手筋力テスト…71
徒手整復術…124
ドレーマン徴候…215
トレムナー反射…72
トレンデレンブルグ徴候…63, 203
トレンデレンブルグ歩行…64
トンプソンテスト…154

な

内固定…95, 125
内旋…28
内臓損傷…122
内転…28
内軟骨腫…221
内軟骨性骨化…22
内反股…54
内反膝…54
内反足…57
内反肘…53

軟骨内骨化…22
軟骨肉腫…228
軟性墜下性歩行…63
軟性コルセット…110
軟性装具…107

に

肉芽組織形成期…118
肉ばなれ…153
2次性転位…117
2次痛…41
二重エネルギーX線吸収(測定)法…79, 235
二分脊椎…185
ニューロパシー…168
ニューロン…36

ね

寝返り困難…256
捻挫…144
捻転骨折…117

の

脳性麻痺…167
脳脊髄液検査…82
能動義手…105
ノーマンズランド…155

は

バートン骨折…133
バイオフィードバック療法…87
背屈…32
背屈位…56
廃用症候群…219, 258, 259
廃用性拘縮…49
白鳥のくび(状)変形…54
跛行…62
破骨細胞…22
はさみ脚歩行…63
白筋…34
発痛物質…46
ばね現象…187
ばね膝…157
ばね指…187
ばね様固定…148
ハバース管…22
ハバードタンク…93
馬尾…38
バビンスキー反射…72

パラフィン浴…91
針生検術…83
バレーリュー症候群…146, 181
ハローベスト…110
半月板損傷…155
反射機能…72
反射性交感神経性ジストロフィー…122, 172
絆創膏…84
反張膝…56
反復性脱臼…148
貼付剤…293
ハンマー足趾…57

ひ

ピアノキーサイン…150
皮下骨折…115
皮下断裂…153
引き寄せ鋼線締結法…95, 139
非骨化性線維腫…224
腓骨神経損傷…166
腓骨神経麻痺…166, 307
膝くずれ…157
膝大腿骨顆部骨壊死…211
皮質骨…22
ビタミンD依存性くる病…236
ビタミンD抵抗性くる病…236
尾椎…39
ヒビ…116
皮膚移植…104
皮膚性拘縮…49
ヒポクラテス法…150
びまん性特発性骨増殖症…184
非薬物療法…83
表在感覚…60
表在反射…72
表情評価スケール…47, 244
病巣清掃術…126
病的骨折…115
病的反射…72
疲労骨折…114

ふ

ファーレンテスト…169
フィンケルシュタインテスト…187
フェイススケール…244
フォルクマン管…22
フォルクマン拘縮…49, 62, 84, 130
フォンレックリングハウゼン病…173

不完全骨折…116
不完全脱臼…147
複合感覚…60
副交感神経系…39
副甲状腺機能亢進症…236
複合性局所疼痛症候群…122, 172
複合組織移植…105
複雑骨折…115
副子法…85
不顕性骨折…116
ブシャール結節…54, 205
不全強直…51
不全損傷…335
不全麻痺…59
物理療法…86
不動関節…26
ブライアント垂直牽引…139
フライバーグ病…210
ブラント病…210
ブレーデンスケール…260
ブロディ骨膿瘍…195
フロマン徴候…166
粉砕骨折…116
分娩麻痺…163

へ

平滑筋…34
閉鎖骨折…115
閉鎖断裂…153
平面関節…28
ペインスケール…321
ベーラー角…141
ベネット…134
ヘバーデン結節…54, 205
ヘリカルCT…74
ペルテス病…209
ヘルニア…100
変形…53
変形性関節症…203, 214
変形性股関節症…203, 308
変形性膝関節症…204, 308
変形性脊椎症…181
変性すべり症…179
扁平骨…25
扁平足…57, 217
片麻痺…60

ほ

包帯…84

歩行困難…247
歩行周期…63
歩行障害…62
歩行能力の障害…62
歩行方法の指導…249
ボタン穴変形…54
ポット骨折…141
ポットの3徴候…198
ホットパック…91
骨…22
ホフマン反射…72
歩容異常…62
ポリオ…168
ホルネル徴候…164

ま

マイクロサージャリー…96, 105
膜性骨化…22
マクマレーテスト…156
末梢神経系…36
末梢神経障害…168
末梢性神経障害性疼痛…45
松葉杖…250
マトリックスメタロプロテアーゼ-3…239
麻痺性側弯症…174
麻痺性歩行…63
マルゲーニュの圧痛…119
マルファン症候群…173, 193
マレットフィンガー…54, 154
慢性骨髄炎…195

み

ミエリン鞘…36
ミエログラフィー…77
ミオトーム…324, 325
未分化多形肉腫…230
ミルウォーキー・ブレース…110

む

むち打ち損傷…146
無分離すべり症…179

も

モートン病…171
問診…68
モンテジア骨折…132

や

夜間痛…46
野球肩…206
野球肘…208
薬物療法…94

ゆ

ユーイング肉腫…229
遊脚相…62
有茎植皮…104
有痛弧徴候…158
誘発筋電図…80
遊離植皮…104

よ

腰椎…39
腰椎穿刺…276, 277
腰椎椎間板ヘルニア…332
腰痛症…182
腰部脊柱管狭窄症…183
腰部捻挫…146
翼状肩甲骨症…53

ら

ラセーグ徴候…177
螺旋骨折…116

り

理学療法…85
離断性骨軟骨炎…210
立脚相…62
リモデリング…22
良肢位…264
良肢位保持用装具…107
良性骨腫瘍…221
良性軟部腫瘍…229

る

類骨…118
類骨骨腫…222, 224

れ

冷膿瘍…198
レーザー治療…92
裂離骨折…117

ろ

ロコモティブシンドローム…219

ロコモ度テスト…219
ロッキング現象…156
肋骨骨折…127

わ

若木骨折…143
鷲手…166
腕神経叢損傷…163

新体系看護学全書

成人看護学⑪

運動器

2007年12月10日	第1版第1刷発行	定価(本体3,200円+税)
2010年12月3日	第2版第1刷発行	
2012年2月10日	第3版第1刷発行	
2018年12月10日	第4版第1刷発行	
2022年11月30日	第5版第1刷発行	
2024年1月31日	第5版第2刷発行	

編　集｜代表　金子　和夫©　　　　　　　　　　　　　　　　〈検印省略〉

発行者｜亀井　淳

発行所｜**株式会社メヂカルフレンド社**

https://www.medical-friend.jp
〒102-0073　東京都千代田区九段北3丁目2番4号　麹町郵便局私書箱48号
電話｜(03) 3264-6611　振替｜00100-0-114708

Printed in Japan　落丁・乱丁本はお取り替えいたします
ブックデザイン｜松田行正(株式会社マツダオフィス)
印刷｜港北メディアサービス(株)　製本｜(有)井上製本所
ISBN 978-4-8392-3400-3　C3347　　　　　　　　　　000624-023

■■■■■■■■■■ 新 体 系 看 護 学 全 書 ■■■■■■■■■

専門基礎分野

人体の構造と機能❶ 解剖生理学
人体の構造と機能❷ 栄養生化学
人体の構造と機能❸ 形態機能学
疾病の成り立ちと回復の促進❶ 病理学
疾病の成り立ちと回復の促進❷ 微生物学・感染制御学
疾病の成り立ちと回復の促進❸ 薬理学
疾病の成り立ちと回復の促進❹ 疾病と治療1 呼吸器
疾病の成り立ちと回復の促進❺ 疾病と治療2 循環器
疾病の成り立ちと回復の促進❻ 疾病と治療3 消化器
疾病の成り立ちと回復の促進❼ 疾病と治療4 脳・神経
疾病の成り立ちと回復の促進❽ 疾病と治療5 血液・造血器
疾病の成り立ちと回復の促進❾ 疾病と治療6
内分泌／栄養・代謝
疾病の成り立ちと回復の促進❿ 疾病と治療7
感染症／アレルギー・免疫／膠原病
疾病の成り立ちと回復の促進⓫ 疾病と治療8 運動器
疾病の成り立ちと回復の促進⓬ 疾病と治療9
腎・泌尿器／女性生殖器
疾病の成り立ちと回復の促進⓭ 疾病と治療10
皮膚／眼／耳鼻咽喉／歯・口腔
健康支援と社会保障制度❶ 医療学総論
健康支援と社会保障制度❷ 公衆衛生学
健康支援と社会保障制度❸ 社会福祉
健康支援と社会保障制度❹ 関係法規

専門分野

基礎看護学❶ 看護学概論
基礎看護学❷ 基礎看護技術Ⅰ
基礎看護学❸ 基礎看護技術Ⅱ
基礎看護学❹ 臨床看護総論
地域・在宅看護論 地域・在宅看護論
成人看護学❶ 成人看護学概論／成人保健
成人看護学❷ 呼吸器
成人看護学❸ 循環器
成人看護学❹ 血液・造血器
成人看護学❺ 消化器
成人看護学❻ 脳・神経
成人看護学❼ 腎・泌尿器
成人看護学❽ 内分泌／栄養・代謝
成人看護学❾ 感染症／アレルギー・免疫／膠原病
成人看護学❿ 女性生殖器
成人看護学⓫ 運動器
成人看護学⓬ 皮膚／眼
成人看護学⓭ 耳鼻咽喉／歯・口腔

経過別成人看護学❶ 急性期看護：クリティカルケア
経過別成人看護学❷ 周術期看護
経過別成人看護学❸ 慢性期看護
経過別成人看護学❹ 終末期看護：エンド・オブ・ライフ・ケア
老年看護学❶ 老年看護学概論／老年保健
老年看護学❷ 健康障害をもつ高齢者の看護
小児看護学❶ 小児看護学概論／小児保健
小児看護学❷ 健康障害をもつ小児の看護
母性看護学❶
母性看護学概論／ウィメンズヘルスと看護
母性看護学❷
マタニティサイクルにおける母子の健康と看護
精神看護学❶ 精神看護学概論／精神保健
精神看護学❷ 精神障害をもつ人の看護
看護の統合と実践❶ 看護実践マネジメント／医療安全
看護の統合と実践❷ 災害看護学
看護の統合と実践❸ 国際看護学

別巻

臨床外科看護学Ⅰ
臨床外科看護学Ⅱ
放射線診療と看護
臨床検査
生と死の看護論
リハビリテーション看護
病態と診療の基礎
治療法概説
看護管理／看護研究／看護制度
看護技術の患者への適用
ヘルスプロモーション
現代医療論
機能障害からみた成人看護学❶
呼吸機能障害／循環機能障害
機能障害からみた成人看護学❷
消化・吸収機能障害／栄養代謝機能障害
機能障害からみた成人看護学❸
内部環境調節機能障害／身体防御機能障害
機能障害からみた成人看護学❹
脳・神経機能障害／感覚機能障害
機能障害からみた成人看護学❺
運動機能障害／性・生殖機能障害

基礎分野

基礎科目 物理学
基礎科目 生物学
基礎科目 社会学
基礎科目 心理学
基礎科目 教育学